Dr. med. Wolfgang Miehle

Gelenk- und Wirbelsäulen- rheuma

Informationen für
den Patienten

Rat und Hilfe
bei entzündlichen und
degenerativen
Gelenk- und Wirbelsäulen-
krankheiten:
chronische Polyarthritis,
Gicht, Arthrose,
Bandscheibenverschleiß,
Bechterewsche Krankheit

Dieses Buch wäre ohne die Mitarbeit meiner Frau Gesa nicht entstanden. Ich danke ebenso Frau Sennes, die auch beim zehnten Entwurf einer Seite nie aufgab, und Frau Böckstiegel, die mich bei allen krankengymnastischen Übungen beriet. Frau Neumüller danke ich dafür, daß sie alle Anregungen und Ideen zeichnend umsetzte.

Meiner Frau Gesa gewidmet

© 1987 by EULAR Verlag, Basel
ISBN 3 7177 0133 9

Inhalt

Vorspann

Dieses Buch wurde für Menschen geschrieben, die an chronischer Polyarthritis, anderen Polyarthritiden, Arthrose, Gicht, einer anderen Form des Gelenkrheumatismus oder an der Bechterewschen Krankheit und anderen entzündlichen, beziehungsweise verschleißbedingten Wirbelsäulenkrankheiten leiden.

Dr. med. Wolfgang Miehle, Leitender Arzt der Klinik Wendelstein, Rheumazentrum der BfA in Bad Aibling, erklärt den «Rheumakranken», wie entzündliche und degenerative Gelenk- und Wirbelsäulenerkrankungen entstehen, wie sie verlaufen und welche Behandlungsmöglichkeiten und Heilungschancen es nach dem heutigen Stand der Medizin für sie gibt.

Voraussetzungen für einen Erfolg der Behandlung sind der gezielte Einsatz aller therapeutischen Möglichkeiten durch den Arzt und die Bereitschaft des Patienten, bei seiner Behandlung aktiv mitzuwirken.

Was der Patient selbst tun muß, um seine Krankheit in den Griff zu bekommen, und wie ihm vom Arzt dabei geholfen werden kann, stellt dieser neue *Gelenk und Wirbelsäulen-Rheuma-Ratgeber* ausführlich und für jeden verständlich dar. Wer den ärztlichen Ratschlägen des erfahrenen Rheumatologen vertrauensvoll folgt, kann den Verlauf seiner Erkrankung günstig beeinflussen.

Dr. med. Wolfgang Miehle

Geboren 1944 in Garmisch-Partenkirchen. Studium der Medizin in München. Assistenzjahre an der I. Medizinischen Klinik des Rheumazentrums Bad Abbach (Leiter: Prof. Mathies) und an einer internistischen Klinik in München (Leiter: Prof. Michel). 1979 Oberarzt an der II. Medizinischen Klinik des Rheumazentrums Bad Abbach. Zahlreiche wissenschaftliche Publikationen; ärztlicher Herausgeber und Mitarbeiter einiger Zeitschriften. Seit 1981 Leitender Arzt der Klinik Wendelstein, Rheumazentrum der BfA, in Bad Aibling.

Vorwort – in Bewegung bleiben!

Als Arzt habe ich mich lange mit der Frage der Verantwortung beschäftigt: *Wie weitgehend muß oder darf ich meinen «Rheumapatienten» über seine Krankheit informieren?* Nicht, daß ich Ihnen, dem Patienten, etwas verheimlichen will, sondern vielmehr in der Sorge, ob durch die notwendige vereinfachte Darstellung medizinischer Zusammenhänge nicht viele Fragen unbeantwortet bleiben oder falsche Hoffnungen geweckt werden können, wie es in letzter Zeit häufig durch sensationell aufgemachte Zeitungsartikel geschieht. Auch soll die genaue Schilderung relativ seltener, schwerer Krankheitsbilder und -verläufe ja nicht unnötig verängstigen. Ausgehend vom Satz *«Information = Motivation»* braucht jeder Gelenk- und Wirbelsäulenkranke die sachlich richtige, die verständnisvolle Information, um mit seiner Krankheit leben zu lernen. Diese Information ist Voraussetzung für eine *vertrauensvolle Zusammenarbeit zwischen Arzt und Patient* mit dem gemeinsamen Ziel, durch die beste Therapie einen günstigen Krankheitsverlauf zu erreichen.

Die heutige Rheumatologie mit ihren Möglichkeiten – Medikamente, Operation, Krankengymnastik, Beschäftigungstherapie und physikalische Maßnahmen – ist inzwischen weit fortgeschritten, auch wenn das ersehnte, alles heilende Medikament noch nicht gefunden ist. Sie als Patient sollten sich jedoch immer vor Augen halten, *daß wir mit den Behandlungsmöglichkeiten, die uns heute zur Verfügung stehen, viel erreichen können.*

Voraussetzungen, um Ihre Krankheit günstig zu beeinflussen, sind der gezielte Einsatz moderner und bewährter Methoden durch den Arzt und Ihre Bereitschaft, täglich bei der Therapie mitzuarbeiten und Ihren Teil der Verantwortung für einen Behandlungserfolg zu übernehmen.

Die bei Visiten sehr häufige Frage: «Hätte ich überhaupt meine Krankheit verhindern können?» läßt sich im Augenblick (noch) nicht zufriedenstellend beantworten: Eine rheumatische Erkrankung zu verhindern ist nur sehr bedingt möglich. Das gelingt nur bei den durch Haltungsstörungen und Abnützungserscheinungen entstandenen degenerativen Gelenk- und Wirbelsäulenleiden. Hier müssen Sie selbst dafür sorgen, daß Sie schädigende Einflüsse wie Fehlbelastungen, Überbeanspruchung und Fehlhaltungen, die Ihr tägliches Leben zu Hause und im Beruf mit sich bringen, ausschalten und ein eventuelles Übergewicht beseitigen. Andererseits treten verschleißbedingte Gelenk- und Wirbelsäulenkrankheiten häufig auch ohne äußere Gründe auf. Sie lassen sich dann ebensowenig verhindern wie die entzündlichen Gelenk- und Wirbelsäulenkrankheiten. Um so wertvoller ist deshalb die früh einsetzende und regelmäßige Behandlung, die das Leiden wirkungsvoll zum Stillstand bringt, erträglich macht oder in seinem Fortschreiten verzögert. Der planvolle Einsatz aller Maßnahmen vom ersten Auftreten der Krankheit an und von da ab Ihre ständige enge Zusammenarbeit mit dem Arzt sind also für den Behandlungserfolg von großer Bedeutung.

Ein Buch über Gelenk- und Wirbelsäulenrheuma muß die dreimal unterstrichene Forderung an den Rheumakranken voranstellen: *In Bewegung bleiben!* Das bedeutet nicht Leistungssport, aber auch nicht nur

2- bis 5minütiges Gehtraining täglich. Sie, der Patient, müssen das für Sie günstige und hilfreiche Maß der richtigen Bewegung erkennen lernen. Die eindringliche Forderung allein genügt allerdings nicht – der Arzt muß seinen schmerzgeplagten Patienten informieren, warum das «In-Bewegung-Bleiben» so überaus wichtig und warum ein richtig und zuverlässig durchgeführtes tägliches Bewegungstraining unerläßlich ist. Lassen Sie sich also bitte erklären: *Der Mensch ist so alt wie seine Blutgefäße. Der Mensch ist aber auch so alt wie seine Gelenke.* Gesunde Gelenke erlauben ausreichende körperliche Bewegung für den Gesunden. Ein Kranker aber mit schmerzenden Knie- und Hüftgelenken wird sich aus Angst vor Schmerzen möglichst wenig bewegen. Das Ergebnis dieser Schonung der Gelenke und der Wirbelsäule, dieser nur für den Augenblick gewonnenen Schmerzfreiheit, ist jedoch schlecht, denn: Der die Gelenke auskleidende Knorpel wird überwiegend durch Sauerstoff und Nährstoffe enthaltende Gelenkflüssigkeit ernährt, die nur durch Bewegung des Körpers (Druck) zu ihm gelangen. Bewegungsarmut bedeutet demgemäß eine Unterernährung des Knorpels und kann zu früher Arthrose führen. Muskeln, Bänder und Sehnen verkümmern, wenn sie nur selten eingesetzt werden. Sowohl die Muskelmasse als auch die -funktionsfähigkeit nehmen ab. Sehr häufig entstehen Wirbelsäulenschmerzen durch das Erschlaffen der Muskeln. Bewegung ist auch ein anregendes Element für unsere unter mangelnder Beanspruchung leidenden Knochen. Wer sich nicht bewegt, dessen Körper wird nicht ausreichend mit Sauerstoff versorgt, dessen Herz und Lungen werden nicht ausreichend trainiert. Bewegungsarmut ist geradezu eine (negative) Aufforderung an unseren Körper, Gewicht anzusetzen. Sie zieht außerdem eine erhebliche Einschränkung im täglichen Leben nach sich.

Sie sehen selbst: Das Vermeiden von Schmerzen, der Verzicht auf Bewegung, ist immer sehr teuer erkauft. Der Begriff «Risikofaktor», also eine die Krankheit auslösende, verstärkende oder begünstigende Bedingung, ist heute in aller Munde. Für Sie, den Gelenk- und Wirbelsäulenkranken, bedeuten Bewegungsarmut und Bewegungseinschränkung Risikofaktoren Ihres Leidens – schädliche Bedingungen, die Sie selbst bekämpfen können und müssen. Ausreichende Bewegung ist auch sehr wichtig für das Vorbeugen, die Vorsorge im Rahmen der verschleißbedingten (degenerativen) Erkrankungen. Die Medizin kann das Entstehen vieler rheumatischer Erkrankungen zwar nicht verhindern, aber ihren Ablauf lindern und unter Kontrolle bringen, wenn Sie als Patient mithelfen. Gerade Bewegungsmangel führt oft zu vorhersehbaren, berechenbaren Folgen: dem schnellen Fortschreiten der Erkrankung, der Versteifung der Gelenke, der Funktionseinschränkung der Wirbelsäule, den jeden Tag spürbaren Einbußen an Beweglichkeit! Verzicht auf Bewegung des erkrankten Gelenks oder des fehlgehaltenen Wirbelsäulenabschnitts heißt also Beschleunigung des Krankheitsverlaufs. Wir dürfen zwar nicht zum Leistungssport aufrufen, müssen aber doch an den Kranken die leidenschaftliche Aufforderung richten: *«Bleiben Sie in Bewegung!»* Das setzt vor allem Willen und Motivation voraus. Ihre Aufgabe ist es, den Willen zur Bewegung täglich in die Tat umzusetzen, die des Arztes, seinen Patienten immer wieder zu sagen, warum Bewegung sein muß. Wie ein roter Faden wird sich die immer begründete Forderung um das tägliche Bewegen, die tägliche Gymnastik durch alle Kapitel dieses Buches ziehen – obwohl wir um die Schmerzen unserer Patienten und um die ständige Mühsal ihres Kampfes gegen das Leiden wissen und gerade weil wir versuchen, da, wo es möglich ist, zu lindern und zu helfen.

Bad Aibling, Frühjahr 1987
Wolfgang Miehle

Rheuma, Rheumatismus, Gicht?

**Rheuma –
ein uraltes Leiden der Menschen**

Rheo (ich fließe), Kata – (herab): *krankhaft fließende Erscheinungen*, die zum Beispiel in Form kalten Schleims vom Gehirn in die Extremitäten fließen – das waren die Grundlagen des Überbegriffs «Rheuma», der, ebenso wie der Ausdruck «Rheumatismus», einer wissenschaftlichen Sprachregelung nicht gerecht wird. *Der gemeinsame Nenner aller hinter diesen Begriffen stehenden Krankheiten ist der fließende, ziehende Schmerz.*

Eine in den letzten Jahren entstandene, jetzt gültige Definition lautet:

«Krankheiten, die sich am Bewegungsapparat abspielen (Muskeln, Sehnen, Knochen, Bänder, Muskelhüllen), die Schmerzen verursachen, bei denen Bewegungseinschränkungen auftreten und die möglicherweise innere Organe (Herz, Lunge, Leber usw.) miterkranken lassen.»

Der Formenkreis der rheumatischen Erkrankungen kann folgendermassen gegliedert werden:
in den *entzündlichen* Rheumatismus und den *degenerativen* Rheumatismus.
Erkranken können Gelenke, die Wirbelsäule und Weichteile.
Diese Einteilung ist brauchbar. Nie darf allerdings vergessen werden, daß viele der beschriebenen Krankheiten Ausdruck einer Allgemeinerkrankung des Körpers sind und daß sie verschiedene Ursachen haben, die nach unterschiedlichen Behandlungsmethoden verlangen. Auch heute noch werden sie gern von Ärzten und Patienten *in einen Topf* geworfen. Das können Sie selbst mit einem Experiment feststellen: Fragen Sie auf einem belebten Platz, einer belebten Straße Ihres Wohnorts jeden Vorübergehenden: «Haben Sie Rheuma?» Von einhundert Menschen werden etwa sechzig diese Frage bejahen. Genauer nachfragend werden Sie erfahren, daß der Begriff Rheuma auch heute noch einfach ein Sammelname für sehr viele, sehr verschiedene Krankheiten ist. Fast jede Krankheit der Welt scheint unter diesen Hut zu passen.

Krebs und Herzkrankheiten, Tuberkulose und Diabetes (Zuckerkrankheit) kommen zusammen in der Gesamtbevölkerung seltener vor als rheumatische Erkrankungen. «Ois ziagt-Syndrom» sagen die Bayern, «Fa male tutto» die Italiener, «aching all over» die Amerikaner. Alle meinen das Gleiche: ziehende, fließende Schmerzen in den Muskeln, Bändern, Gelenken, der Wirbelsäule; eben *«rheumatische Beschwerden»*. Keineswegs ist Rheuma eine Alterskrankheit; viele frühbeginnende Erkrankungen beweisen das! Gehen wir noch einmal kurz zurück auf die Einteilung des rheumatischen Formenkreises (siehe Seite 9): Zwei *Paradebeispiele für den entzündlichen Rheumatismus* sind die *chronische Polyarthritis* und die *Bechterewsche Erkrankung (Spondylitis ankylosans)*. Verschleißbedingte Rheumatismen an den Gelenken nennen wir *Arthrosen*, an der Wirbelsäule *Chondrose, Spondylose* und *Spondylarthrose**. Ein Beispiel für *Weichteil-*

* Chondrose = Verschleiß der Bandscheibe; Spondylose = Verschleißzeichen an den Wirbelkörpern; Spondylarthrose = Verschleißerkrankung der kleinen Zwischenwirbelgelenke.

rheumatismen: Das Schultergelenk besteht überwiegend aus Weichteilen (Muskeln, Bändern, Sehnen, Schleimbeuteln). Wenn diese Weichteile erkranken, schmerzt die Schulter, das Schultergelenk. Der Leser wird diese Krankheit, die als *Periarthropathia humeroscapularis* (peri = um herum; arthropathia = Gelenkkrankheit; humeroscapularis = Oberarm/ Schulterblatt; siehe Seite 47) bezeichnet wird, persönlich immer mehr als Gelenk-, denn als Weichteilerkrankung empfinden. Aber: Nicht das Gelenk ist erkrankt, sondern die es umgebenden Weichteile.

Die Geschichte der Medizin beweist, daß Rheuma ein der Menschheit schon lange bekanntes Leiden ist. Paläontologische Funde aus dem Mesozoikum zeigen an den 20 bis 30 Meter langen Dinosaurier-Wirbelsäulen verschleißbedingte spondylotische Veränderungen. Etwa 4000 Jahre vor Christus behandelten Chinesen rheumatische Krankheiten mit Akupunktur. Etwa 600 Jahre vor Christus erkrankte König Asarhaddon schwer rheumatisch, allen Bemühungen seines Arztes Arad-Nana (Süßholz, Massagen, schweißtreibende Mittel) trotzend. Arad-Nana formulierte die Diagnose mit einem Wort: Entzündung – die im Kopf,

Händen und Füßen lokalisiert ist und die er den Zähnen seines Königs zuschreibt, die zu entfernen er empfiehlt: Das ist der Beginn eines langdauernden, immer wieder auftauchenden rheumatologischen Irrwegs – der Fokalsanierung (Entfernung von Herden). Schon *Hippokrates* (460 bis 377 vor Christus) schilderte die Entzündung des Großzehengrundgelenks *(Podagra:* Gicht) und unterschied zwischen eitriger sowie einfacher Arthritis, die beim Abklingen gewisser Fieber auftritt, die mit chronisch werdenden Schmerzen einhergeht und die zu Deformierungen führt. Sein Begriff ist von der *Säftelehre* geprägt: Krankheit ist eine Störung des Gemisches der vier Hauptsäfte: «Blut, Schleim, gelbe und schwarze Galle». Alle Gelenkerkrankungen wurden als Arthritis (-itis = die lateinische Endsilbe für Entzündung) bezeichnet. Diese schon weitgehende Unterscheidung wurde für lange Zeit vergessen, da Galen (131 bis 201 nach Christus) alle diese Krankheitsbilder Arthritis nannte und Ischias, Podagra und Arthritis auf *eine* gemeinsame Ursache zurückführte. Den Begriff *«Rheumatismus»* prägte wahrscheinlich *Galen. Paracelsus* (1494 bis 1541) bezeichnete die rheumatischen Zustände als tartarische (Tartarus = Weinstein) Krankheiten: Wie Weinstein im Weinfaß lagern sich Schadstoffe im Körper ab und führen zu höllischen Schmerzen. Ärzte des 17. Jahrhunderts behandelten die Arthritis mit Gold, Silber, Quecksilber und anderen Metallen: *Gold galt als besonders wirksam.* In der Entdeckung/Erstbeobachtung vieler Krankheiten spielen Geschichte und

Tab. 1: Wichtige Entdeckungen der modernen Rheumatologie

1. Entstehung und Entwicklung von Krankheiten
- Aufklärung der Rolle der Rheumafaktoren in der Entstehung und Entwicklung der chronischen Polyarthritis
- Aufklärung der Rolle der Immunkomplexe* in Entstehung und Entwicklung des systemischen Lupus erythematodes
- Entdeckung der Verknüpfung von HLA-B 27 mit den seronegativen Spondarthritiden**
- Entdeckung der ursächlichen Rolle von Bakterien (Streptokokken) beim rheumatischen Fieber

2. Blutbefunde
- Zellen, die für den systemischen Lupus erythematodes typisch sind
- Entdeckung von Harnsäureüberproduktion und von spezifischen Enzymstörungen im Harnsäurestoffwechsel

3. Therapie
- Einführung des Kortisons
- Einführung von Medikamenten, die die Harnsäure vermehrt aus dem Körper ausschleusen oder sie in ihrer Synthese im Körper hemmen
- Vorbeugung des rheumatischen Fiebers

* siehe Seite 174   ** siehe Seite 56

Kunst oft eine Rolle: So ist es durchaus möglich, daß ein von van Eyck 1436 gemalter Mann unter einer *Polymyalgia rheumatica** litt: Auf dem Bild stehen die linksseitig lokalisierten Schläfenarterien deutlich hervor, die linke Hand ist diffus verschwollen. Möglicherweise litt Christopher Columbus unter einem *Reiter-Syndrom***. Ein Arzt, der ihn während seiner weiten Entdeckungsreise in die Karibik begleitete, beschrieb Arthritis und Augenveränderungen. Die Analyse der Hände auf den Gemälden von Peter-Paul Rubens während der letzten 30 Jahre seines Lebens scheint eine fortschreitende *chronische Polyarthritis* zu enthüllen. Von einer *Entzündung des Bluts* als eigentlicher Ursache des Rheumatismus sprach der Engländer Thomas *Sydenham* (1624 bis 1689). Erst in der zweiten Hälfte des 19. Jahrhunderts und im ersten Drittel des 20. Jahrhunderts erweiterten sich anatomisch-klinische, ätiologische, pathologische und therapeutische Kenntnisse. *Waaler* entdeckte mit einem Komplement verbrauchenden Test zur Syphilis-Diagnose im Serum eines Patienten, der gleichzeitig an chronischer Polyarthritis litt, den «*Rheumafaktor*». Tab. 1 zeigt die wichtigsten Entdeckungen der «modernen Rheumatologie» und demonstriert den Fortschritt auf den verschiedenen Ebenen der Therapie und Diagnostik.

Wandel der Therapie rheumatischer Krankheiten

Grundelemente der frühen Therapie rheumatischer Krankheiten waren Wärmeanwendungen, vor allem aber die Ableitung schädlicher Körpersäfte aus den erkrankten Organen auf dem Weg der Ausleerung: Purgieren, Schwitzen, Bluten, Ziehen, Erbrechen und Aderlass. Auch die Bädertherapie fand schon im nachchristlichen Rom Anerkennung: Der Wert von Thermalbädern und Schlammpackungen bei schmerzhaften Gelenkleiden wurde betont. Mit zunehmender Kenntnis um Ursache und Entwicklung verschiedener Krankheiten nahm aber die Bedeutung der an bestimmte Orte gebundenen Heilmittel ab: So erwies sich in unserer Zeit die These, daß ein Schwefelbad bei degenerativem Rheumatismus dem Körper heilenden Schwefel zuführen könne, als nicht haltbar, da die während eines Bades durch die Haut aufgenommene Schwefelmenge, verglichen mit der durch die natürliche Nahrung in den Körper gelangenden Menge, völlig unwichtig ist. Ähnliche «Schicksale» erlitten Jodquellen, Moorbäder usw.

Die *Herbstzeitlose (Colchicum autumnale)* setzte sich schon bald als Heilmittel gegen Podagra (Gicht im Großzehengrundgelenk) durch. Sie wurde im 5. Jahrhundert von Asien nach Byzanz gebracht: Danach verschwand sie von der Bühne, da Galen

sie strikt ablehnte. Im 17., 18. und 19. Jahrhundert galt *Colchicin als Allheilmittel*, unter anderem gegen Schlaganfall, Epilepsie, Schwermetallvergiftung, Asthma und gegen alle Gelenkkrankheiten. Lange Zeit konnte nur Colchicin gegen die Gicht gegeben werden. Nach der Entdeckung der der erhöhten Harnsäure zugrundeliegenden Stoffwechsel(Purin)störung wurden neue Mittel gefunden, deren vorläufig letztes Glied die Entwicklung der Gicht/Hyperurikämie-Therapie mit *Allopurinol** darstellt, einem Mittel, das die Bildung der Harnsäure im Körper hemmt.

1948 wurde *Kortison* zum erstenmal gegen eine chronische Polyarthritis eingesetzt. Seine sofort erkennbaren großartigen Resultate lösten Begeisterung aus, die aber schon bald wegen der negativen Wirkungen einer Langzeittherapie der Ernüchterung wich. Schon sehr früh galten die Bitterstoffe der *Rinde verschiedener Weidenarten (Salix)* als Fieber- und Rheumamittel. Da die Weide Sumpfgegenden bevorzugt, in denen Wechselfieber häufig vorkommt, bestätigt sich der alte Ausspruch «*Ubi morbus, ibi remedium*» (Wo die Krankheit entsteht, findet sich ein Heilmittel). Gegen Ende des 19. Jahrhunderts wurde die Salizylsäure als besonderes Medikament in die Behandlung des rheumatischen Fiebers eingeführt. Um die Jahrhundertwende von Bayer & Co. kommerziell hergestellte Acetylsalicylsäure (z.B. Aspirin) wurde zum Mittel der Wahl in der Therapie mancher rheumatischer Erkrankungen. Sehr viel später – 1961 – wurde *Indometacin* (Amuno) entwickelt.

Wie *Chloroquin/Hydroxychloroquin* (Resochin) wurde auch *D-Penicillamin* (Trolovol, Metalcaptase), schon lange als Therapeutikum einer sehr seltenen Kupfer-Speicher-Krankheit bekannt, *zufällig* als Mittel gegen die chronische Polyarthritis entdeckt. Nicht systematische Forschung, sondern der Zufall führte zu den heute am häufigsten eingesetzten langsamwirkenden Langzeittherapeutika (Basistherapeutika).

* siehe Seite 175
** siehe Seite 43

* siehe Tab. 5, Seite 75

11

Die Kopten verrieben Goldsalze, das heißt in Gold geknetetes Salz, mit Öl und salbten damit die «aufschwellenden» Kranken.

«Es erquickt das Herz, nimmt das Zittern des Herzens, das da kommt von einer Feuchtigkeit, genannt Melancholie – Gold hilft dem zitternden Herzen/nimmt die Traurigkeit und ist gut genützt, die mit sich selbst reden und phantasieren». Das schrieb Eurachius Rhodion 1546 in seinem Kräuterbuch.

Gold wird zu intramuskulären Injektionen verarbeitet und kann heute auch in oraler Form (Seite 77) gegeben werden. Mit Fug und Recht läßt sich behaupten, daß es die chronische Polyarthritis am wirkungsvollsten bekämpft.

In unser Immunsystem eingreifende *(immunmodulierende)* Methoden und Substanzen (Thymopoetin, Lymphknotenbestrahlung, Plasmapherese, Interferon), mit teilweise beachtlichen Erfolgen gerieten in jüngster Zeit in das Blickfeld: Wir müssen abwarten, inwieweit diese Therapien den Verlauf rheumatischer Erkrankungen positiv beeinflussen können.

Die *operative Therapie* der chronischen Polyarthritis hat eine kurze Geschichte: Die Gelenkinnenhautentfernung wurde zum erstenmal gegen Ende des 19. Jahrhunderts durchgeführt. Sie gehört nun seit etwa 30 Jahren zum festen therapeutischen Repertoire dieser Krankheit. Diese Operation wurde in den letzten Jahrzehnten durch eine nicht-chirurgische, *Synoviorthese* genannte Methode ergänzt. Entweder wird ein chemischer Stoff (Osmiumsäure, Varicocid) oder aber ein radioaktives Isotop (z.B. Yttrium), die die Gelenkinnenhaut veröden, in die Gelenkhöhle gespritzt.

Rheumaanekdotisches

Als schmerzlinderndes und heilsames Mittel *gegen jede Art von Rheumaschmerzen* empfahl Paracelsus: «Man wirft ganz frisches, möglichst noch warmes *Vollkornbrot* in kochendes Wasser. Sobald es richtig weich geworden ist und etwas abgekühlt ist, presst man das Wasser kräftig heraus. In den Brei gibt man den Dotter von drei frischen Eiern und reichlich Rosenöl. Das wird dann gut vermischt und geknetet. Schließlich gibt man noch eine frische Prise Safran darüber. Diesen Brei nun streicht man auf ein Tuch und legt dieses über das schmerzende Glied oder den schmerzenden Muskel». Paracelsus versichert: «*Es stillt die Schmerzen gewaltig.*».

Aus einem Buch über Katharina II. von Rußland (ca. 1780): «Die höflichen Worte können die Tatsache nicht verschleiern, daß von allen Besuchern der Kaiser den größten Eindruck auf Katharina gemacht hat. Sie meint, *ihr Rheumatismus habe durch die Langeweile bei dem Besuch des Prinzen von Preußen zugenommen* und teilt ihrem Vertrauten Grimm mit...»

Aus dem Tagebuch Samuel Pepys (Leiter der Proviantabteilung im englischen Flottenamt, später Parlamentabgeordneter): «...Heute soll der kälteste Tag seit Menschengedenken gewesen sein. Ich mache mir große Sorgen, weil ich einen Anzug getragen habe, der lange nicht gelüftet worden ist und mir deshalb wohl *Rheuma* bringen wird...»

«...Als ich nach St. James's kam, erfuhr ich, daß die Königin Viktoria heute nacht fünf Stunden gut geschlafen hat, daß sie danach aufgewacht ist, gurgelte und wieder eingeschlafen ist. Ihr Puls geht immer noch sehr rasch. Offenbar war sie so krank, daß man sie rasierte und Tauben an ihre Füße setzte und ihr die Sterbesakramente verabreichte, was so lange dauerte, daß die Ärzte böse wurden. Der König leidet mit ihr und weint, worüber sie dann weinen muß – *ein gutes Zeichen, denn es spült Rheumatismus aus dem Kopf.* Nachdem ich ein wenig mit dem Herzog von York zusammengesessen hatte...»

Anatomie und Funktion des Bewegungsapparats

Der Bewegungsapparat

Der Bewegungsapparat unseres Körpers besteht aus *Knochen, Gelenken, Bändern, Muskeln und Sehnen. Nerven* übermitteln Befehle – *Gefäße* ernähren.

Das *knöcherne Skelett* ist der Träger von Weichteilen und Organen des Menschen. Es besteht aus *Knochen*, den härtesten Teilen des menschlichen Körpers, die grundsätzlich immer gleich aufgebaut sind: außen eine mehr oder minder dicke Rindenschicht, innen ein Netz feiner Knochenbälkchen. Sie setzen sich aus Eiweiß (30–40%) und organischen Substanzen zusammen; dazu kommen lebende Zellen, Kalksalze und andere Mineralien. Den Knochen abbauende Zellen (Osteoklasten) und aufbauende Zellen (Osteoblasten) sorgen für ein Gleichgewicht. *Knochen lebt!* Er wird durch Gefäße ernährt.

Wir kennen über 500 verschiedene *Skelettmuskeln* (Muskulus = kleine Maus), die, von Blutgefäßen ernährt und von Nerven gesteuert, unserem Willen unterworfen sind. Sie beugen oder strecken Gelenke, das heißt, sie bewegen knöcherne Bestandteile, wenn sie sich zusammenziehen, also verkürzen, oder sich entspannen, also verlängern. Die Muskulatur entwickelt Kraft entweder durch Aktionen, bei denen die Muskelspannung gleichbleibt, oder durch isometrische Anspannungen. Am Ende eines Muskelbauchs gehen Muskeln in *Sehnen* über, die wie Zugseile wirken und häufig von Sehnenscheiden umhüllt sind. Die Sehnen sind am Knochen befestigt: Sie enthalten keine Blutgefäße und keine Nerven und sind deshalb schlecht ernährt. Die für den Laien sehr einfach aussehende einzelne Muskelbewegung (Otto Waalkes – «Gehirn an rechte Faust: Ausfahren!») ist in Wirklichkeit ein außergewöhnlich umfassender Vorgang: Gehirn – Rückenmark – peripherer Nerv – verschiedene Muskelgruppen – Aktion.

Anatomie und Funktion unserer Gelenke

Bevor Sie etwas über Ihre Gelenkerkrankung erfahren, müssen Sie Aufbau und Funktion eines Gelenks kennenlernen. Erst dann können Sie die krankhaften Veränderungen des Gelenks verstehen.

So ist ein Gelenk aufgebaut

Am Beispiel des Knies zeigen wir den Aufbau eines Gelenks (Abb. 1a, b). Wie jedes Gelenk besitzt das Kniegelenk *zwei knöcherne Anteile* – die Gelenkkörper. Die Beweglichkeit dieser knöchernen Verbindung wird von der Form und der Konstruktion des Gelenks bestimmt. Die beiden Gelenkkörper sind vom *Knorpel, dem Ausgangsort degenerativer Gelenkerkrankungen*, überzogen, dessen Oberfläche glatt und glänzend und der etwa einen halben Millimeter dick ist. Dank des Knorpels ist die Reibung zwischen zwei gesunden Gelenkflächen 100mal geringer als die zwischen zwei hochpolierten Eisflächen (Cotta). Jedes Gelenk ist von einer *Gelenkkapsel* umgeben, die aus zwei Schichten besteht: der *Gelenkinnenhaut, dem Ausgangsort entzündlicher Gelenkerkrankungen*, und einer äußeren, nur sehr wenig elasti-

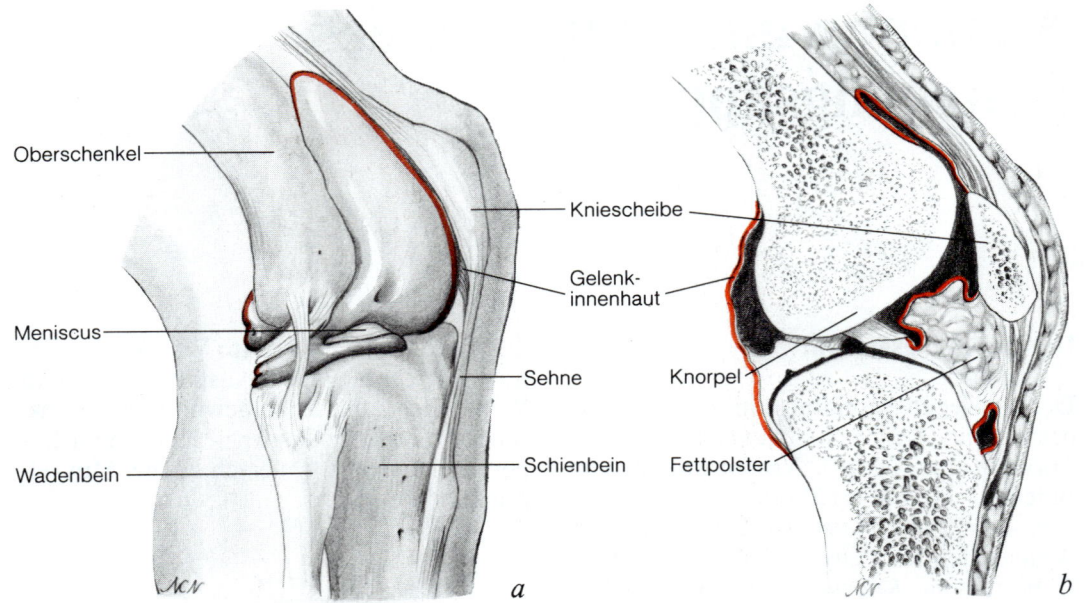

Oberschenkel

Meniscus

Wadenbein

Kniescheibe

Gelenk-
innenhaut

Sehne

Knorpel

Schienbein

Fettpolster

a

b

Abb. 1a, b: **Aufbau eines Gelenks.**
a) seitliche Ansicht: Anatomie des Kniegelenks (siehe Text Seite 13)
b) seitliche Ansicht des eröffneten Kniegelenks: Anatomie

schen Faserschicht. Die Gelenkkapsel
schützt und führt das Gelenk. Zwischen
den beiden knöchernen Gelenkanteilen
liegt der Gelenkspalt, der die *Gelenkschmiere (Synovia)* enthält, eine klare, fa-
denziehende Flüssigkeit, die zum einen das
Gelenk «schmiert», zum anderen – der
Gelenkknorpel ist ohne Anschluß an das
Blutgefäßsystem – den Knorpel ernährt.
Für diese beiden Aufgaben spielt der *«Mo-
tor Bewegung»* eine große Rolle.
Das Kniegelenk verfügt über einige Hilfs-
einrichtungen, die andere Gelenke nur zum
Teil besitzen:
– die *Bänder*: Viele Gelenke werden von
  Bändern geführt (Führungsbänder);
  Bänder verstärken die Gelenkkapsel
  mancher Gelenke (Verstärkungsbän-
  der); einige Gelenke werden zum Schutz
  vor übermäßiger Beweglichkeit durch
  Bänder gehemmt (Hemmungsbänder);
  Bänder sind außerordentlich zugfest.
– die *Zwischenscheiben*: Die Menisci des
  Kniegelenks bestehen aus einem besonderen fasrigen Schutzgewebe *(Kollagen)*.
  Solche Zwischenscheiben unterteilen
  den Gelenkinnenraum und dienen als

Stoßdämpfer (wie auch zum Beispiel die
Bandscheiben der Wirbelsäule);
– die *Schleimbeutel* (Bursae): Sie puffern
  ebenfalls und liegen oft zwischen mechanisch stark beanspruchten Stellen.

So funktioniert ein Gelenk

Zunächst müssen wir nach den Bewegungsmöglichkeiten eines Gelenks fragen. Es gibt
ein-, zwei- und vielachsige Gelenke. Ein
Beispiel für ein *einachsiges Scharnierge-
lenk*, technisch einer Türhalterung entsprechend, ist das Gelenk zwischen Oberarm
und Elle. Ein *Sattelgelenk* (z.B. das Daumensattelgelenk) hat dagegen zwei Achsen.
Bewegungen in drei Ebenen sind in Schul-
ter- und Hüftgelenk *(Kugelgelenk)* möglich
(Abb. 2a–d).
Muskeln überziehen die Gelenke und bewegen sie durch Hebelwirkung und Spannung. Zugleich fördern sie den Zusammen-
halt des Gelenks und damit seine Stabilität.
Neben gesunden Gelenkflächen und dem
Muskel-Sehnen-Apparat müssen noch viele andere Faktoren mitspielen wie die

14

Abb. 2a–d: **Gelenke.**

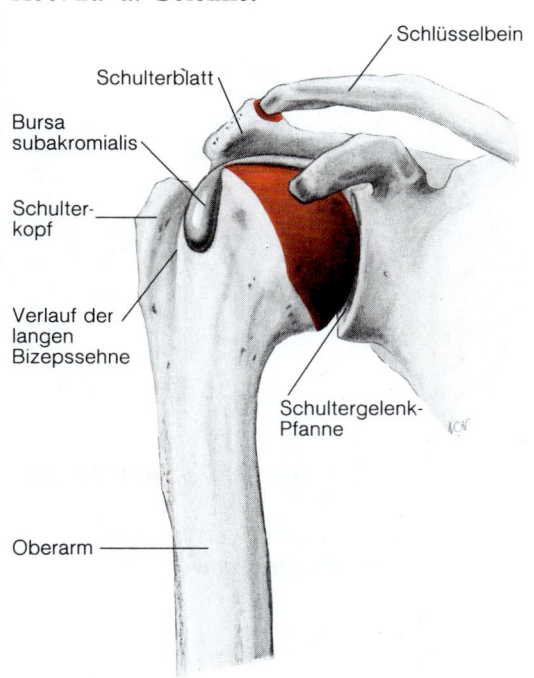

Schlüsselbein

Schulterblatt

Bursa
subakromialis

Schulter-
kopf

Verlauf der
langen
Bizepssehne

Schultergelenk-
Pfanne

Oberarm

a) Schultergelenk

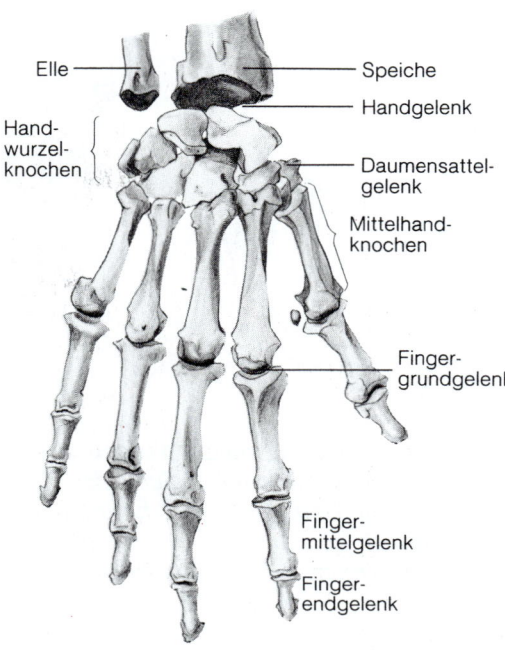

Elle

Speiche

Handgelenk

Hand-
wurzel-
knochen

Daumensattel-
gelenk

Mittelhand-
knochen

Finger-
grundgelenk

Finger-
mittelgelenk

Finger-
endgelenk

b) Hand- und Fingergelenke

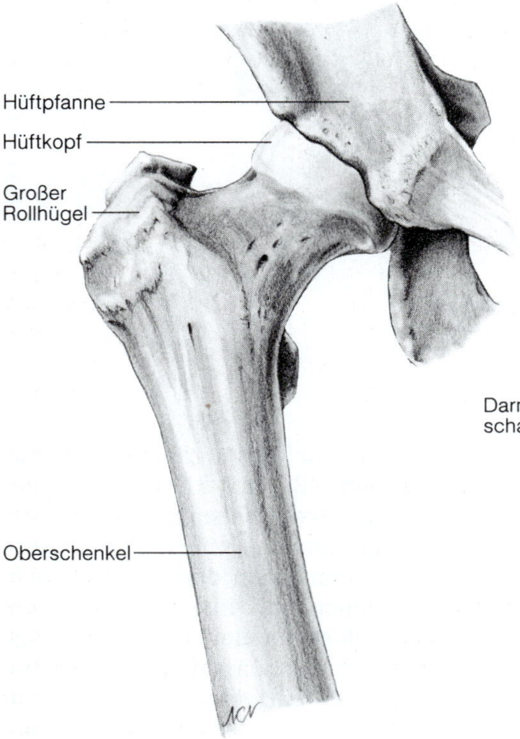

Hüftpfanne

Hüftkopf

Großer
Rollhügel

Oberschenkel

c) Hüftgelenk

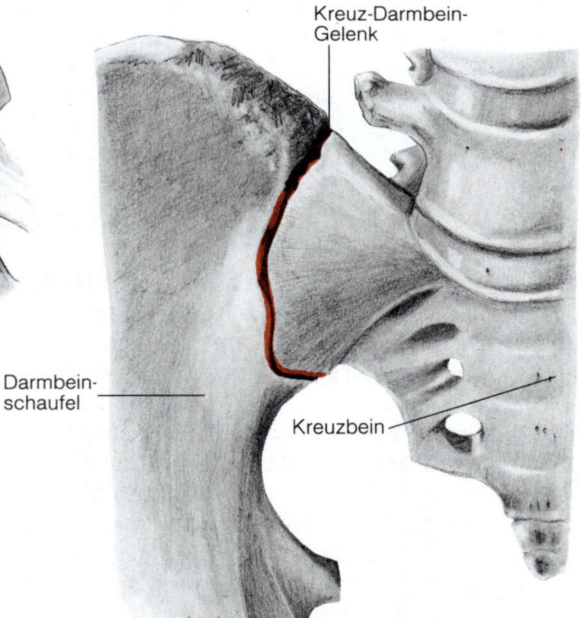

Kreuz-Darmbein-
Gelenk

Darmbein-
schaufel

Kreuzbein

d) Kreuz-Darmbein-Gelenk

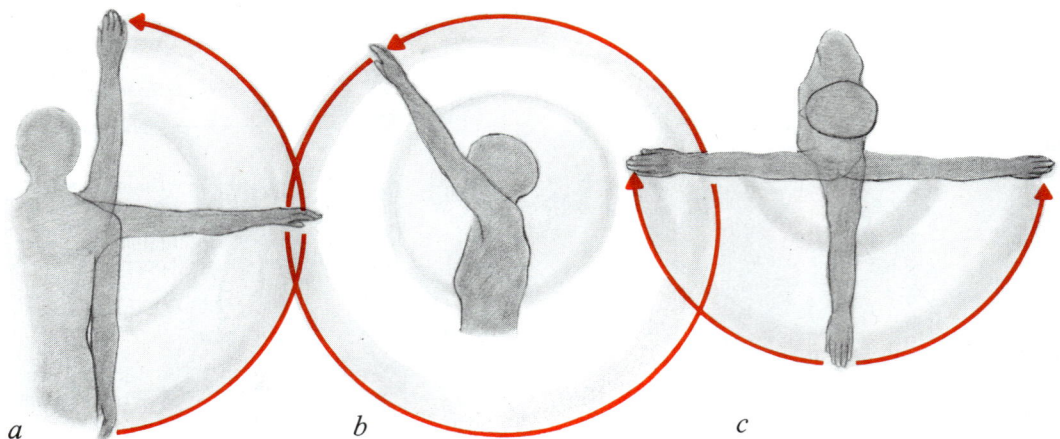

Abb. 3a–c: **Bewegungsmöglichkeiten des Schultergelenks.**
a) Mit dem beweglichsten Gelenk des Körpers können Sie den Arm seitlich vom Körper wegstrecken und ihn wieder heranziehen.
b) Sie können den Arm nach vorne und nach hinten oder auch nach oben heben.
c) Aufsicht: Innen- und Außendrehen im Rahmen einer Kombinationsbewegung.

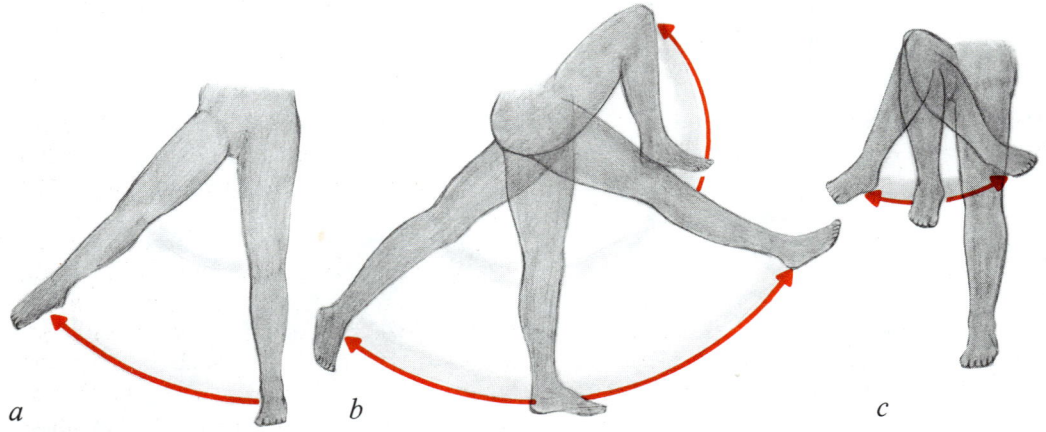

Abb. 4a–c: **Bewegungsmöglichkeiten des Hüftgelenks.**
a) Sie können das Bein seitlich abspreizen.
b) Es nach vorne hochheben und nach hinten strecken.
c) Sie können das Hüftgelenk nach innen und außen drehen.

Gelenkschmiere oder überhaupt die Fähigkeit zur bewußten Muskelbewegung, damit ein Gelenk (z. B. das Schultergelenk: Abb. 3a–c; das Hüftgelenk: Abb. 4a–c) eine bestimmte Bewegung ausführt. Der vom Gehirn ausgehende Bewegungsimpuls regt über die leitenden Nerven die Muskulatur an und zeigt, daß ein *Bewegungsablauf* nur mit Hilfe der gesamten *Bewegungseinheit* – dem Gelenk, der das Gelenk bewegenden Muskulatur und den entsprechenden Ner-

ven – möglich ist. Dazu zählen auch die Hilfsstrukturen: Bänder können mit der Gelenkkapsel verwoben sein oder über sie hinwegziehen. Die am Knochen ansetzenden Sehnen übertragen den Zug der sich zusammenziehenden Muskulatur auf den Knochen. Schleimbeutel verbessern das Gleitvermögen der Sehnen. Entsprechend der Vielfalt der einzelnen komplizierten Gelenkstrukturen gibt es natürlich sehr viele Ansatzpunkte für ein Erkranken, das

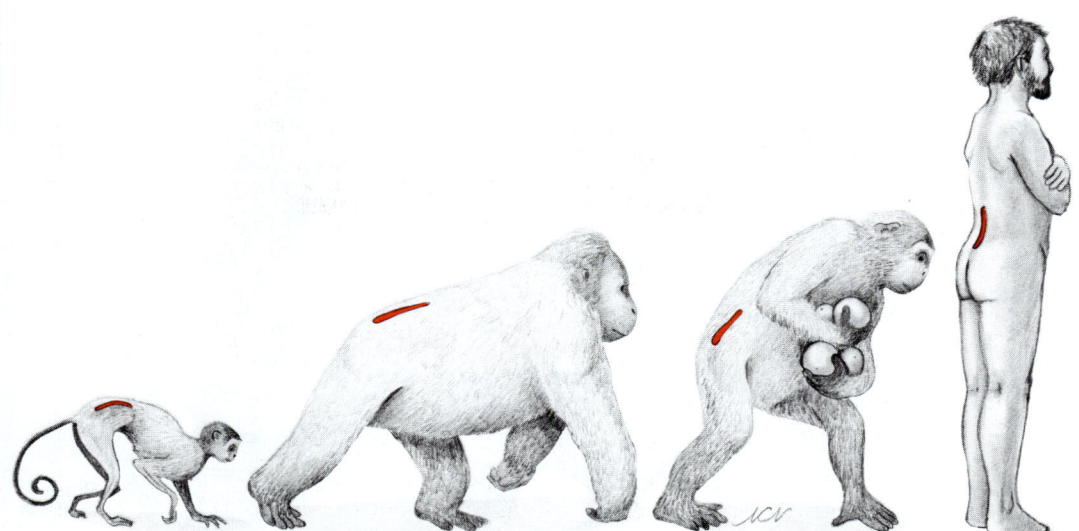

Abb. 5: **Vom Vierfüßlergang zur aufrechten Haltung.**
Mit zunehmender aufrechter Haltung des Menschen ändern sich die Wirbelsäulenkrümmungen: So wird die ursprünglich nach hinten offene Krümmung der Brustwirbelsäule zu einem nach hinten geschlossenen S und die ursprünglich nach hinten gekrümmte Lendenwirbelsäule über eine Streckhaltung zur Lendenlordose.

direkt oder indirekt zum Ausfall der gesamten Gelenkfunktion führen kann.

Anatomie und Funktion unserer Wirbelsäule

Die menschliche *Wirbelsäule* gleicht einem *großen S*, dessen Krümmungen man *Halslordose, Brustkyphose* und *Lendenlordose* nennt.

Die Halswirbelsäule besteht aus 7 relativ kleinen Halswirbelkörpern, die Brustwirbelsäule aus 12 Brustwirbelkörpern und die Lendenwirbelsäule aus 5 Lendenwirbelkörpern, die im Durchschnitt wesentlich größer und breiter sind als die Halswirbelkörper, da sie ja das Körpergewicht tragen müssen (Abb. 5). Kreuz- und Steißbein ergänzen den Wirbelsäulenaufbau (Abb. 6a–c).

Bänder und Muskulatur festigen und stützen die Wirbelsäule, die, wie ein beweglicher Stab aus vielen kleinen Einzelteilen bestehend, in der senkrechten Haltung ausbalanciert werden muß.

Der *Aufbau der Wirbelkörper* ist im Prinzip immer gleich: Knorpelplatten schließen einen Wirbelkörper nach oben und unten gegen die Bandscheiben ab (Abb. 7a, b). Die aufgelockerte innere Knochenstruktur (Spongiosa) wird seitlich oben und unten von der Knochenleiste (Kortikalis) abgegrenzt. Wirbelbögen, Dornfortsatz und Gelenkfortsätze schließen sich zusammen und bilden dazwischen Löcher. Durch Aneinanderreihen der Wirbelkörper entsteht der *Wirbelkanal.* Die Verbindung der einzelnen Wirbelkörper untereinander wird durch zwei dem Wirbelbogen paarig zugeordnete, mit Gelenkflächen ausgestattete Gelenkfortsätze hergestellt. Eine Gelenkkapsel hält diese Gelenkfortsätze zusammen, die die *kleinen Zwischenwirbelgelenke* bilden. Wichtig ist das *Zwischenwirbelloch,* ein kurzer Kanal, der von der seitlichen Hinterfläche des Wirbelkörpers, dem oberen und unteren Gelenkfortsatz zweier benachbarter Wirbel und einem Teil der Bandscheibe begrenzt wird (Abb. 8a, b). *Im Wirbelkanal liegt das Rückenmark,* von dessen Hinter- und Vorderseite Nervenfasern ausgehen, die, zu Bündeln zusammen-

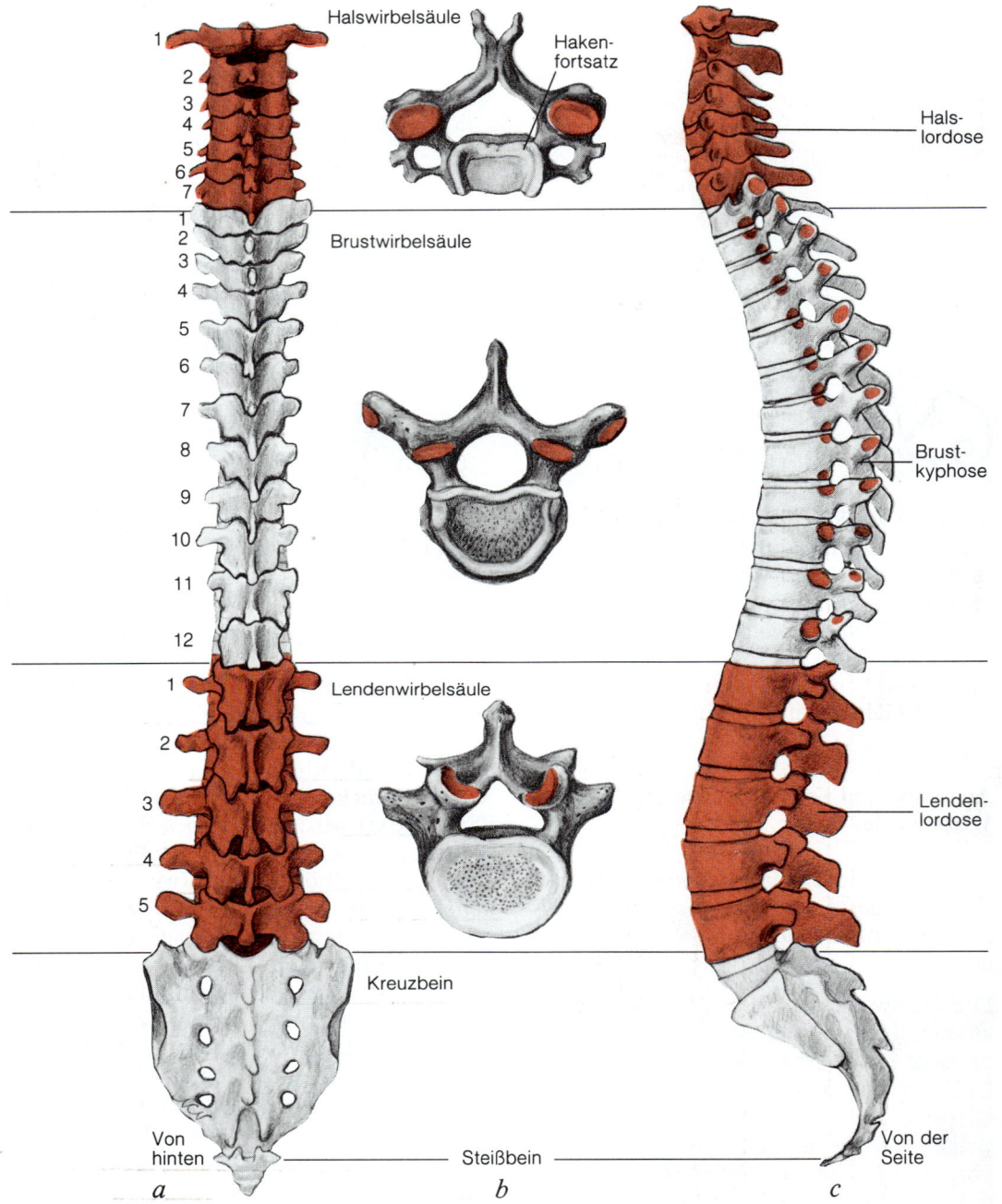

Halswirbelsäule

Hakenfortsatz

Hals-lordose

1
2
3
4
5
6
7

Brustwirbelsäule

1
2
3
4
5
6
7
8
9
10
11
12

Brust-kyphose

Lendenwirbelsäule

1
2
3
4
5

Lenden-lordose

Kreuzbein

Von hinten

Steißbein

Von der Seite

a   *b*   *c*

Abb. 6a–c: **Die Wirbelsäule.**

a) Aufsicht von hinten auf die Wirbelsäule mit allen Brust-, Hals- und Lendenwirbelkörpern.

b) Oben: Halswirbelkörper; in der Mitte: Brustwirbelkörper: unten: Lendenwirbelkörper. Die tragende Fläche der Wirbelkörper wird von den Hals- zu den Lendenwirbelkörpern hin immer größer (siehe Text Seite 17).

c) Seitliche Sicht: Die Krümmungen der Wirbelsäule (siehe Text Seite 17).

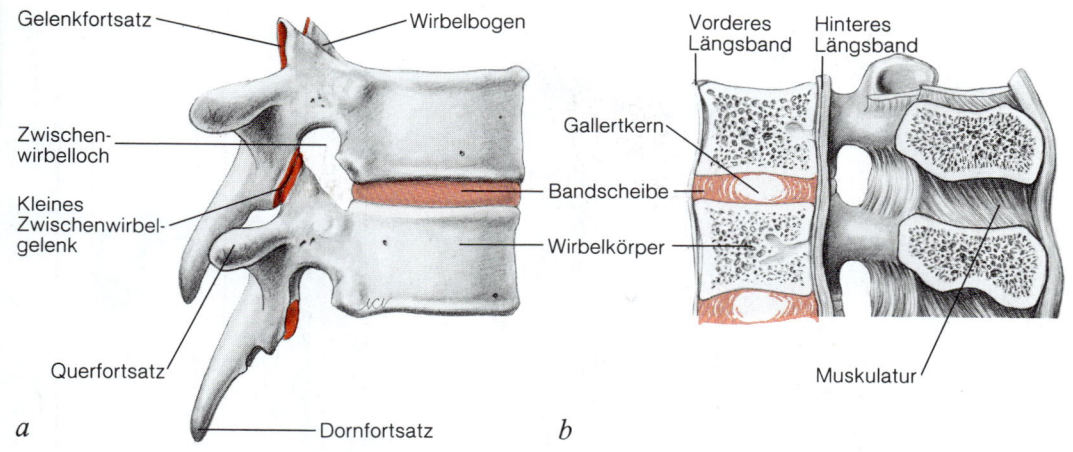

Gelenkfortsatz

Wirbelbogen

Zwischen-
wirbelloch

Kleines
Zwischenwirbel-
gelenk

Querfortsatz

Dornfortsatz

Vorderes
Längsband

Hinteres
Längsband

Gallertkern

Bandscheibe

Wirbelkörper

Muskulatur

a

b

Abb. 7a, b: **Verbindungen der Wirbelkörper untereinander.**

a) Bewegungssegment

Zwischen beiden Wirbelkörpern liegt die Bandscheibe. Gut erkennbar sind Zwischenwirbelloch, die kleinen Zwischenwirbelgelenke (orange), die Querfort- und die Dornfortsätze.

b) Längsschnitt durch Wirbelkörper

In dieser seitlichen Ansicht sind die knöchernen Wirbelkörper, das vordere und hintere
Längsband der Wirbelsäule, die Bandscheibe mit Gallertkern und Faserring (orange),
die kleinen Zwischenwirbellöcher, Dornfortsätze und Muskulatur zwischen den Dornfortsätzen zu erkennen.

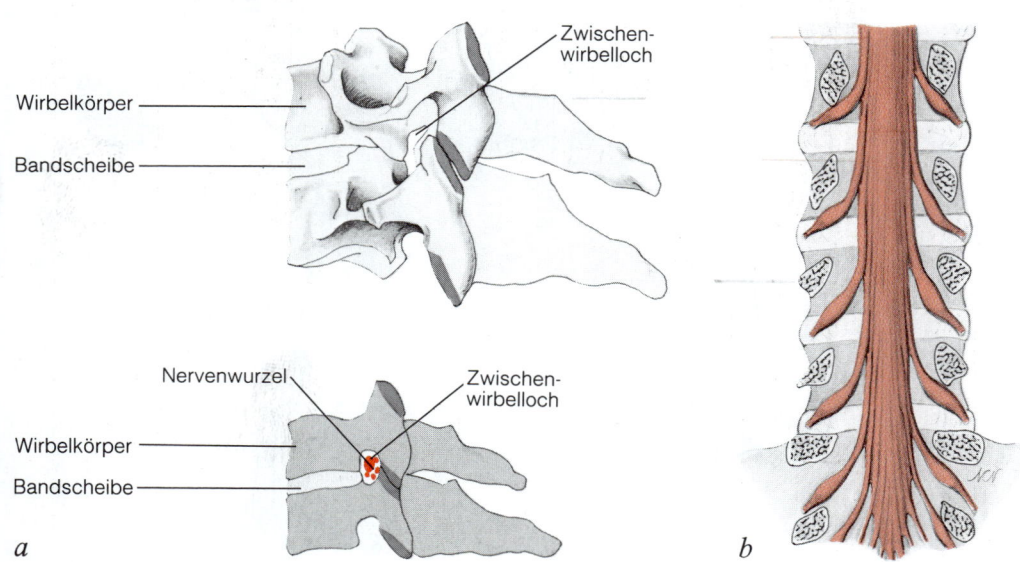

Zwischen-
wirbelloch

Wirbelkörper

Bandscheibe

Nervenwurzel

Zwischen-
wirbelloch

Wirbelkörper

Bandscheibe

a

b

Abb. 8a, b: **Wirbelgelenke, Nervenaustrittslöcher.**

*a) Zu erkennen ist, wie zwei Wirbelkörper miteinander gelenkig verbunden sind (grau) und
warum die kleinen Zwischenwirbellöcher für den Durchtritt der Nervenwurzeln wichtig
sind.*

b) In Aufsicht: Austritt der Nervenwurzeln aus dem Rückenmarkkanal.

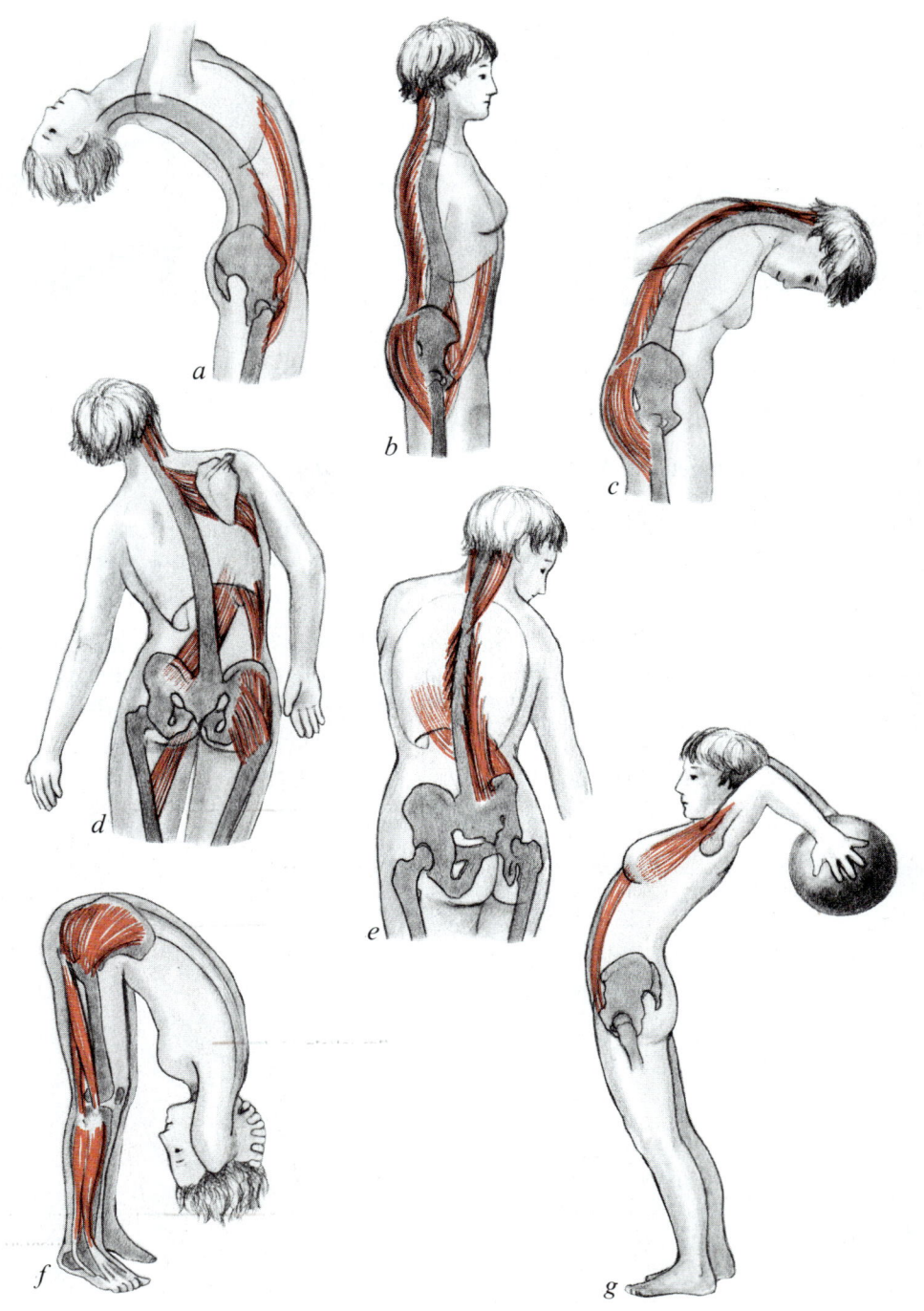

Abb. 10a–g: **Bewegungsmöglichkeiten der Wirbelsäule.**
Die kleinen Zwischenwirbelgelenke und die Wirbelsäulenmuskulatur ermöglichen ein maximales Nach-Rückwärts-Bewegen (a), die normale Haltung (b; siehe auch Abb. 11, Seite 21), das Nach-Vorne-Beugen (c), die seitliche Beugung und Drehung (d und e), das bis zum Boden-Beugen (f) und die Rückwärtsbeugung mit Streckung (g).

geschlossen, die Nervenwurzeln bilden. Nervenwasser umspült das Rückenmark. Der eigentliche periphere Nerv entsteht durch den Zusammenschluß der Nervenwurzeln aus verschiedenen Rückenmarksabschnitten: Als Beispiel mag der Nervus ischiaticus gelten, der sich aus den Nervenwurzeln der Lendenwirbel und Kreuzbeinwirbel 4 bis S 1 zusammensetzt.

Die *Bandscheiben* haben, wie der Name sagt, Scheibenform (Diskus) und sind so aufgebaut: *Im Innern* liegt eine *gallertartige Masse* (Gallertkern oder Nucleus pulposus), *außen* umgeben von einem sehr *straffen, sehnigen bindegewebigen Material* (Faserring oder Anulus fibrosus; Abb. 9). Zwischen 1. und 2. Halswirbelkörper fehlt die Bandscheibe: Deshalb hat der Mensch insgesamt 23 Bandscheiben. Kreuz- und Steißbein sind verknöchert und haben meist keine Bandscheiben.

Die Wirbelsäule umhüllt das Rückenmark, trägt den Kopf und stützt den Rumpf. Muskeln müssen sie ständig in der Senkrechten ausbalancieren. Die physiologische (normale) Stellung der Wirbelsäule wird entscheidend durch eine *richtige Beckenstellung* beeinflußt, die wiederum durch die *Hüftmuskeln* garantiert wird. Wichtigen Anteil an der Balance haben die *Rückenmuskeln* (rechts und links der Wirbelsäule entlang vom Becken bis zum Kopf laufend). Zwischen Brustkorb vorn und seitlich am Rumpf sowie dem Becken finden sich *Bauchmuskeln.* Sie spielen eine Rolle bei der Atmung, ermöglichen das Aufrichten der Wirbelsäule aus liegender Stellung und stützen die Baucheingeweide (Abb. 10a–g). Sie bestimmen zusammen mit den Rückenmuskeln die Haltung der Wirbelsäule und beeinflussen ihre Bewegungen (Abb. 11). Von großer Bedeutung für die Funktion der Wirbelsäule sind die *Bandscheiben*: Neben den kleinen Zwischenwirbelgelenken verdankt die Wirbelsäule ihre Beweglichkeit den Bandscheiben, die zudem als Stoßdämpfer dienen. «Puffern» ähnlich fangen Zwischenwirbelscheiben Erschütterungen der Wirbelsäule auf und ermöglichen bzw. begrenzen ein bestimmtes Bewegungsausmaß.

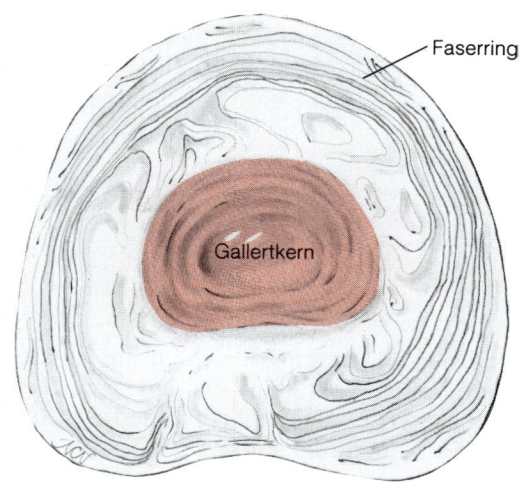

Faserring

Gallertkern

Abb. 9: **Bandscheibe.**
Faserring und Gallertkern.

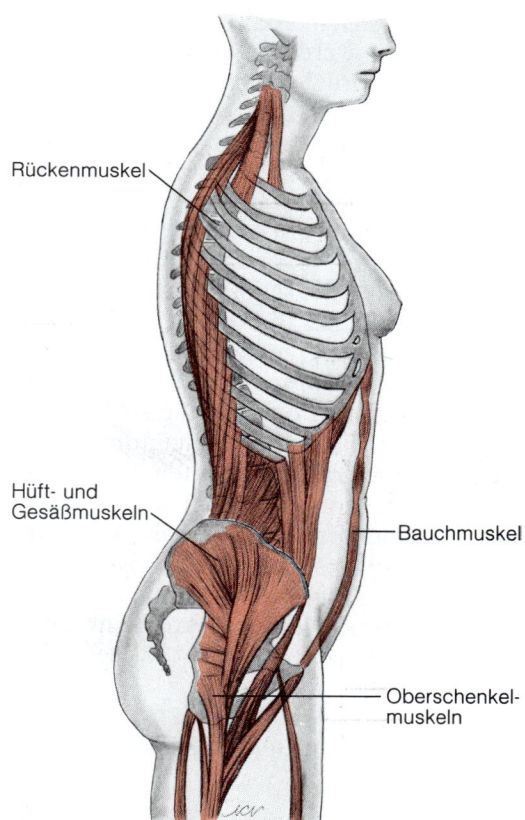

Rückenmuskel

Hüft- und
Gesäßmuskeln

Bauchmuskel

Oberschenkelmuskeln

Abb. 11: **Wirbelsäulenmuskulatur.**
Die Haltung der Wirbelsäule wird von unserer Muskulatur entscheidend beeinflusst (siehe Text Seiten 17, 21).

Wie entstehen Gelenkerkrankungen?

Das Wissen um die Ursachen, die Entstehung vieler, vor allem der *entzündlichen Gelenkerkrankungen* (Arthritiden), ist leider noch unzureichend. Auch lassen sich nicht alle Entzündungen «in einen Topf werfen». So glaubt man, daß viele der eine krankhafte Reaktion des körpereigenen Abwehrsystems gegen Krankheitserreger begleitende Gelenkerkrankungen *durch Viren* ausgelöst werden (Seite 29). Andererseits kennen wir als Ursache mancher akuter Gelenkrheumatismen *Bakterien*, beispielsweise Streptokokken (Seiten 29, 44, 45) oder eine die Harnsäure im Blut erhöhende *Stoffwechselstörung*, zum Beispiel bei der ebenfalls als Arthritis zu bezeichnenden Gicht (Seite 25). Eine weitere Gruppe stellen die schmerzhaften Gelenkentzündungen dar, die durch eine andere Grunderkrankung entstehen, die sogenannten *symptomatischen Arthritiden*. Dazu zählen zum Beispiel die Arthritiden im Rahmen einer Leberentzündung oder einer Darmerkrankung (Seiten 29, 47).
Wir wissen immerhin, daß *degenerative*, also verschleißbedingte Gelenkerkrankungen (Seite 49) bis zu einem gewissen Ausmaß durch falsche oder zu hohe mechanische Belastung und/oder durch eine Fehlstellung verursacht werden.

Die entzündlichen Gelenkkrankheiten (Arthritiden)

Eine Entzündung zerstört die *Gelenkinnenhaut* – sie greift über auf Knorpel und Knochen und kann auch Sehnen, Bänder und Schleimbeutel befallen; die kranken Gelenkanteile werden zerstört (Abb. 12). Dadurch wird nach und nach *das Gelenk in seiner Funktion eingeschränkt und instabil*: Die Gelenkflächen weichen auseinander (Subluxationen), *typische Fehlhaltungen* entstehen wie zum Beispiel die Deformationen der chronischen Polyarthritis an den Händen.
Endet der zerstörende Vorgang, ist kein entzündungsfähiges Gewebe mehr übrig, spricht man von einem «ausgebrannten» Prozeß; oft bleiben danach Versteifungen zurück (Abb. 13: Die Hauptzeichen der Entzündung).

Krankheitsauslöser?

Wie kommt es zu diesen Entzündungen, die meist den gesamten Körper beeinflussen *(systemische Erkrankung)*? Wir wissen von einer *erblichen* Belastung, die aber allein nur selten/oder nicht für das Entstehen einer Arthritis verantwortlich ist. *Was also muß «von außen» oder «von innen» dazukommen, um die Krankheit auszulösen?*
Wie steht es mit der sogenannten *Herdtheorie*? Eitrige Mandeln, faule Zähne, chronische Halsentzündungen sind selten Ursachen für chronische oder akute Arthritiden; auch *Bakterien* sind es nicht. *Erkältungen, Zugluft, Streß, Unfälle, Geburten* – alles das galt schon als Grund für das Entstehen von Arthritiden. Keine dieser Behauptungen ließ sich bisher wissenschaftlich beweisen. Vielleicht bringt in dem einen oder anderen Fall der eine oder andere Umstand «als letzter Tropfen das Faß zum Überlaufen», etwa in Form einer Schwächung des Gesamtzustands.

Verhält sich unser Immunsystem falsch?

Die Wissenschaft bevorzugt zurzeit die *These der Autoimmunkrankheit* als auslösende Ursache: Unsere körpereigene «Polizei» gegen Gesundheitsschäden, das Immunsystem, verhält sich falsch. Die vom Organismus gebildeten Antikörper (Immunkörper) eines Gesunden haben die Aufgabe, alles in den Körper eindringende Fremde und Schädliche wie zum Beispiel Viren oder Bakterien oder nichtkörpereigenes Eiweiß zu bekämpfen. *Im Fall der entzündlichen Gelenkerkrankung greifen die Antikörper irrtümlich körpereigenes Gewebe an!* Als Folge dieser Auseinandersetzung entwickeln sich im Organismus schädliche Produkte, die letztlich die zerstörerischen Vorgänge verursachen. Die *These der Autoimmunkrankheit* scheint sich besser beweisen zu lassen als der Verdacht, daß Viren die Krankheitserreger seien: Im Verlauf vieler entzündlich-rheumatischer Krankheiten lassen sich durch Laboruntersuchungen (Seiten 76, 77) *Antikörper* gegen alle möglichen Körperstrukturen (z.B. Bestandteile der Zellkerne gegen weiße Blutkörperchen) nachweisen. In letzter Zeit wird die These der Verknüpfung einer Viruskrankheit *(«slow virus infection»)* mit

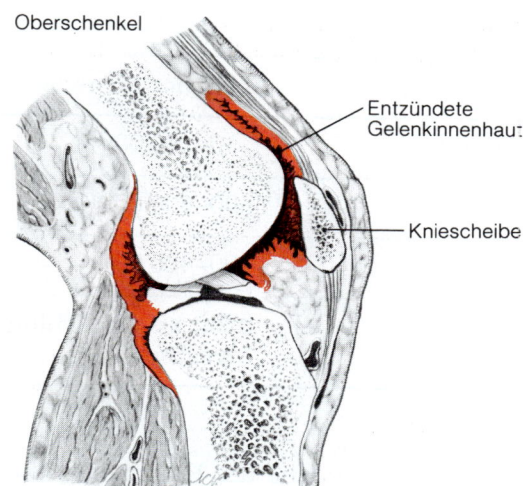

Oberschenkel

Entzündete Gelenkinnenhaut

Kniescheibe

Abb. 12: **Gelenkentzündung.**
Entstehung einer Kniegelenksentzündung (siehe Text Seite 22).

einer nachfolgenden Antikörperbildung gegen körpereigene, den Virus bekämpfende Antigene* (Autoantigen-Autoantikörper-

---

* Antigen (siehe auch Seite 173) = (meist artfremder) Eiweißstoff, der die Bildung von Antikörpern (siehe Seite 173) verursacht, die das Antigen unschädlich machen. In diesem Fall handelt es sich um körpereigene Antigene.

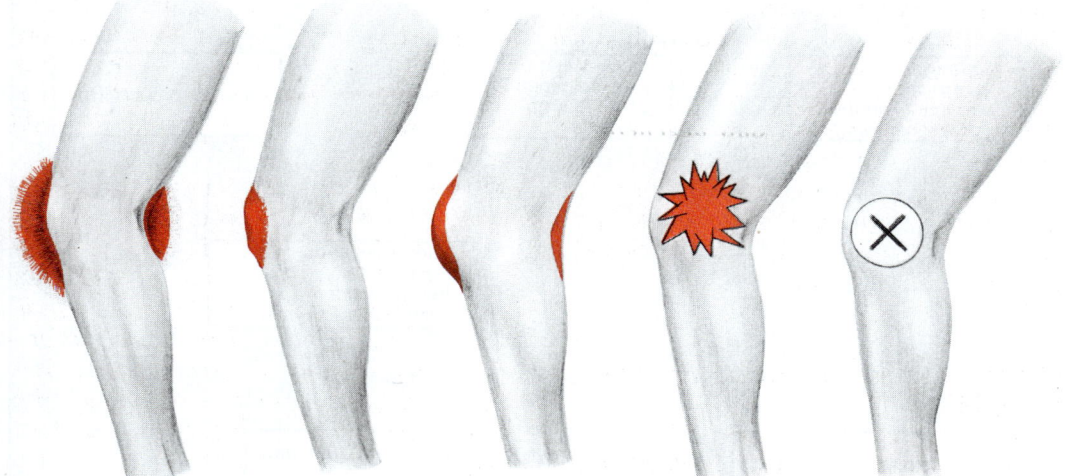

Abb. 13: **Die Hauptzeichen der Entzündung.**
Von links nach rechts: Überwärmung, Rötung, Schwellung, Schmerz und Funktionsverlust.

Tab. 2: Häufige Ereignisse im Laufe eines Jahres/Häufigkeit der chronischen Polyarthritis

In einem Jahr	Zahl der Menschen	Ereignis
erkranken	30– 60 000	an chronischer Polyarthritis
werden	500–600 000	Kinder geboren
kommt es	300–400 000	mal zu schweren Autounfällen
erleben	mehr als eine Million Menschen	schwere psychische Belastungen und Krisen

bildung) als Ursache der Erkrankung bevorzugt: Danach werden die *Blutgefäße der Gelenkinnenhaut zu Beginn der Erkrankung durchlässiger*; *Plasma* (zellfreier Blutanteil) *tritt aus*. Dieses *Plasma übt einen Wachstumsreiz* auf die Gelenkinnenhaut aus, die zu einem *geschlossenen Zellverband* umfunktioniert wird, der durch Enzyme (= Eiweißkörper, die körperliche Reaktionen beschleunigen) den darunterliegenden Knorpel zerstört. Berührt eine entsprechend dicke Gelenkinnenhaut die Gegenseite, können diese beiden Flächen verkleben. Dieses Geschehen kann auch die die Gelenke umgebenden Sehnen, Bänder und Schleimbeutel schädigen.

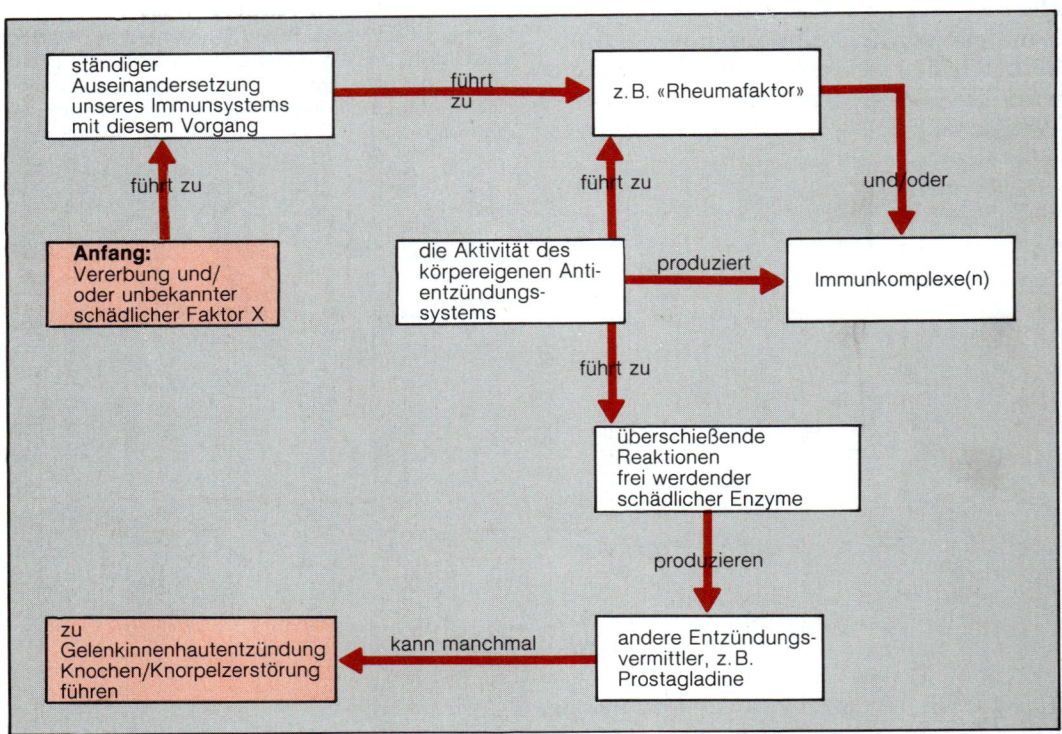

Abb. 14: **Entstehung der chronischen Polyarthritis.**

Chronische Polyarthritis

Die chronische Polyarthritis (c.P.) ist die *häufigste* der entzündlichen Gelenkerkrankungen. Etwa 1,5–3% der Bevölkerung erkranken daran – Frauen 3fach häufiger als Männer. Sie beginnt meist zwischen dem 20. und 45. Lebensjahr, läßt jedoch auch schon sehr junge (Säuglinge!) und sehr alte Menschen zum erstenmal erkranken. Weder geographische (Klima), rassische noch sozialmedizinische Tatsachen lösen eine c.P. aus. Daran ändern auch die eigenartigen Beobachtungen nichts, daß Eskimos und auf dem Land lebende Schwarze weniger häufig daran erkranken. Immer wieder fragen sich gerade erkrankte chronische Polyarthritiker:

«Habe ich etwas falsch gemacht (Verhalten, Umwelt, Essen)? Habe ich die Krankheit geerbt? Hängt meine Krankheit vielleicht mit psychischem Streß, der vor kurzem erlebten Schwangerschaft oder einem Unfall zusammen?»

Nach dem Stand des heutigen Wissens kann keine dieser Bedingungen eine c.P. verursachen. 1,5–3% der Gesamtbevölkerung bedeuten in Deutschland ca. 1–2 Millionen an chronischer Polyarthritis erkrankter Patienten. Man schätzt, daß pro Jahr etwa 30 000–60 000 Menschen neu an chronischer Polyarthritis erkranken. So viele Menschen erleben im Rahmen ihres täglichen Lebens statistisch sehr viele anstrengende und/oder schädigende Ereignisse (Tab. 2). *Ein gleichzeitiges Auftreten von c.P. und einem dieser Ereignisse verführt oft dazu, an einen Zusammenhang zu glauben* und Beziehungen zwischen vermeintlicher Ursache und erlebter Wirklichkeit herzustellen, auch wenn das Zusammentreffen wirklich nur zufällig ist. Wie viele Krankheiten scheint auch die c.P. *nicht aus einer einzelnen Ursache* zu entstehen: Viele bekannte und unbekannte Faktoren müssen zusammenwirken, damit die Krankheit ausbricht.

Die c.P. tritt familiär gehäuft auf. Klinisch-epidemiologische* Studien wurden in den

* Epidemiologie = Lehre von der Verbreitung einer Krankheit

letzten Jahren durch Bestimmungen von Gewebsverträglichkeitsantigenen (siehe Seite 30) bestätigt: So läßt sich das Antigen HLA-DR 4 bei chronischen Polyarthritikern 3–4mal häufiger nachweisen als beim gesunden Menschen. *Die genetische Information über eine Anfälligkeit gegenüber der c.P. ist in einem Chromosom verankert, dessen Struktur durch Vererbung bestimmt wird.* Andererseits aber findet sich dieses Erbmerkmal bei vielen Menschen, die *nie* an einer c.P. erkrankt und auch *nie* daran erkranken werden. Zur ererbten Bereitschaft, eine c.P. zu entwickeln, müssen also eine Reihe anderer (auslösender?) Ursachen hinzukommen, von denen wir die meisten (noch) nicht kennen.

Eine weitere ernstzunehmende Theorie über die Ursache der c.P. behauptet, *daß das Immunsystem chronischer Polyarthritiker von Geburt an «fehlerhaft» sei.* Im Fall der c.P. behandelt unser Immunsystem körpereigenes Gewebe fälschlich wie einen fremden schädlichen Eindringling und greift so den eigenen Körper an *(Autoimmunerkrankung).* Andere Wissenschaftler meinen, daß eine über *Jahre,* vielleicht *sogar Jahrzehnte verlaufende Virusinfektion* symptomlos, aber beständig das körpereigene Abwehrsystem verändert («slow virus infection»). An Röteln erkrankte Menschen leiden oft unter ähnlichen Gelenkschmerzen und -schwellungen wie c.P.-Patienten. In der Gelenkflüssigkeit einiger chronischer Arthritiker, die nie Röteln gehabt hatten, läßt sich manchmal das Rötelvirus nachweisen. Kernpunkt dieser These ist also die Vermutung, daß die *jahrelange Auseinandersetzung mit einer Virusinfektion unsere Immunabwehr beeinflußt.*

Veränderte Immunabwehr, ererbte Anlagen und einer/mehrere Faktoren «X» führen gemeinsam zur Entstehung der chronischen Polyarthritis (Abb. 14).

Gicht (Arthritis urica)

Die erhöhte Konzentration der Harnsäure im Blutserum *(Hyperurikämie)* führt unter

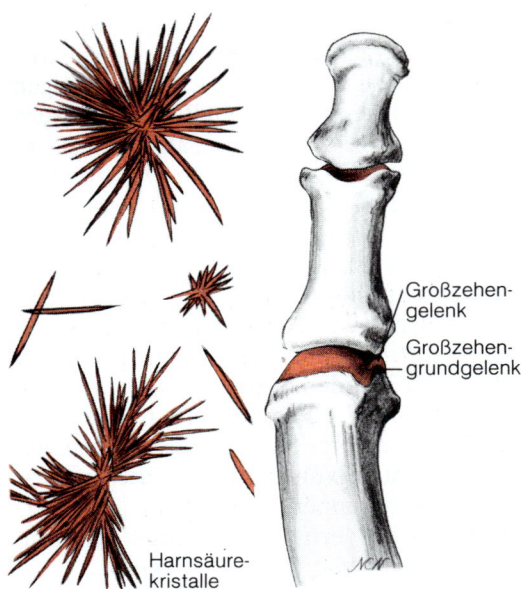

Großzehen-
gelenk

Großzehen-
grundgelenk

Harnsäure-
kristalle

Abb. 15: **Harnsäurekristalle; Großzehen-grundgelenk.**
Wenn die Harnsäure im Blut zu hoch ist (Text Seite 27), können Harnsäurekristalle entstehen. Am häufigsten wirken diese Harnsäurekristalle im Großzehengrund-gelenk als Fremdkörper und verursachen dort eine Gelenkentzündung (Text Seiten 27, 45, 46).

bestimmten Umständen zur Ablagerung von Harnsäurekristallen im Gelenk, die dort eine Gelenkinnenhautentzündung verursachen. Im engeren Sinn ist die Gicht eine Stoffwechselkrankheit. Sie gehört zum Formenkreis der rheumatischen Erkrankungen, da sie den Bewegungsapparat angreift. Über die Gelenkinnenhautentzündung, die Arthritis, kann sie dann zu einer Arthrose führen (Abb. 15).

Wie kommt es zur Harnsäureerhöhung?

Es ist wenig bekannt, daß ein erhöhter Harnsäurespiegel (Hyperurikämie) 5 bis 10 Jahre im Blutserum bestehen kann, ohne daß sich Symptome zeigen. Der Arzt unterscheidet – ist die erhöhte Harnsäure

entdeckt – zwischen primärer (ursprünglicher) und sekundärer (nachfolgender) Harnsäureerhöhung. Die sekundäre bedeutet immer eine Erhöhung im Blutserum durch eine andere Grundkrankheit wie zum Beispiel den Diabetes mellitus (Zuckerkrankheit) oder den chronischen Alkoholismus.

Im Rahmen der primären Hyperurikämie spielt die familiäre Hyperurikämie – die *vererbte Enzymschädigung* – eine Rolle: Harnsäurebildung im Blut und Ausscheidung durch den Urin werden durch Erbfaktoren gesteuert; kranke Erbfaktoren können beide stören. In diesen Fällen besteht also schon eine erbliche Bereitschaft zur gesteigerten Harnsäurekonzentration im Blutserum.

Sowohl die primäre als auch die sekundäre Harnsäureerhöhung kann dadurch entstehen,

- daß zuwenig Harnsäure über die Nieren ausgeschieden wird,
- daß zuviel Harnsäure im Blut gebildet wird, oder aber,
- daß die Harnsäure durch einen Enzymschaden nicht ausreichend abgebaut wird.

Die vererbbare Bereitschaft zu dieser erhöhten Konzentration scheint jedoch meist nicht die allein entscheidende Ursache zu sein: Von außen kommende (exogene) Faktoren spielen bei Entstehung und Entwicklung der Gicht eine große Rolle:
Das Essen: Der Körper bildet aus bestimmten Nahrungsstoffen, vor allem aus Fleisch, aber auch anderen *purinhaltigen Nahrungsmitteln* Harnsäure. Purine, zum Beispiel Adenin und Guanin, sind Bestandteile der Nahrung, die im Organismus zu Harnsäure abgebaut werden. Eine vermehrte Zufuhr dieser Nahrungsstoffe (zum Beispiel Innereien) kann die Harnsäurekonzentration im Blut erhöhen. Das Risiko einer Hyperurikämie ist für übergewichtige Menschen größer als für normalgewichtige. Die Faustregel lautet: 10% Übergewicht lassen den Harnsäurespiegel um etwa 0,1 mg% im Blut ansteigen – eine in man-

chen Fällen den Ausschlag gebende Erhöhung.

Das *Trinken von Alkohol* ist für den gichtveranlagten Menschen nicht ungefährlich. Alkohol hat in zweierlei Hinsicht Einfluß auf das Entstehen einer Gicht: Zum einen hemmt die Milchsäure, ein Abbauprodukt des Alkohols, in der Niere die Ausscheidung der Harnsäure, zum anderen werden die Gewebe, in denen sich die Harnsäurekristalle bilden können, sauer – eine der wichtigsten Voraussetzungen für das Ausfallen (Ablagern) von Harnsäurekristallen ist geschaffen.

Aber auch *Hungern* – so paradox das klingt – kann bei allen Menschen zur Harnsäureerhöhung und damit bei Gichtgefährdeten zur Gicht führen. Im Rahmen einer Nulldiät – also einer umfassenden Abmagerungskur – kann sich über den vermehrten Anfall von Milchsäureprodukten eine saure Stoffwechsellage in der Niere und den Gelenken entwickeln. *Fasten wie Feste sind also für genetisch vorbelastete Menschen sehr gefährlich.* Jeder Gichtkranke sollte Exzesse beim Essen und Trinken meiden.

Andere, die Gicht begünstigende Faktoren sind Bewegungsarmut und vermehrte Zuckerzufuhr. Da wir im Zeitalter des übertriebenen Medikamentenverbrauchs leben, ist auch darauf hinzuweisen, daß bestimmte, auch schon in kleinen Dosen verabreichte Substanzen den Harnsäuregehalt im Blutserum erhöhen; dazu zählen vor allem Entwässerungstabletten und manche Antirheumatika (Seite 74).

Höhere Harnsäurekonzentrationen als 6,5 mg/100 ml im Serum führen zur Ablagerung von Harnsäurekristallen im Gewebe, so in der Niere (Harnsäuresteine), in der Gelenkinnenhaut oder in Form der sogenannten *Tophi* (Knoten) überall im Körper. Im Großzehengrundgelenk, dem von der Gicht am häufigsten betroffenen Gelenk, wirken – wenn alle aufgezählten Voraussetzungen erfüllt sind – Harnsäurekristalle als Fremdkörper: Die Reaktion des Körpers auf diese Fremdkörper ist heftig und führt zu einer durch Kristalle ausgelösten (kristallinduzierten) Gelenkin-

nenhautentzündung und in kurzer Zeit zum klinischen Bild der Gicht (die Langzeitbehandlung der Gicht siehe Seite 79).

Arthrose

Arthrosen sind *verschleißbedingte (degenerative)* Gelenkerkrankungen. Die Qualität des Knorpelüberzugs zum einen und das Ausmaß der Gelenkbelastung zum anderen sind entscheidend für die Gelenkfunktion.

Störungen dieses Gleichgewichts (mechanische oder stoffwechselbedingte) führen zur Arthrose.

Im Gegensatz zu den meisten entzündlichen Gelenkerkrankungen sind Arthrosen *keine Systemerkrankungen*, ziehen also nicht den gesamten Körper in Mitleidenschaft. Fast allen Arthrosen gehen sogenannte *präarthrotische Zustände* voraus, die die Arthrose einleiten und fördern: Dazu zählen Abweichungen der gelenkbildenden Teile des Körpers von der normalen Form, z.B. das O-Bein, ebenso wie eine durch irgendwelche Umstände erzwungene schlechte Versorgung des Knorpels mit Nahrungsstoffen oder auch ein angeborenes Mißverhältnis zwischen den knöchernen Gelenkflächen – also alle Umstände, die die Beschaffenheit des Knorpels auf kurze oder längere Sicht ungünstig verändern können.

Das Knorpelgewebe ist von Natur aus schlecht ernährt. Lange Ruhezeiten und Inkongruenz (fehlende Übereinstimmung) der Gelenkflächen verschlechtern seine Versorgung noch. Das Beispiel der Hüftgelenksarthrose zeigt Vorbedingungen und Entwicklung einer Arthrose:

Hüftgelenksarthrose (Coxarthrose)

Auch der Arthrose im Hüftgelenk liegt das Mißverhältnis zwischen Belastung und Belastbarkeit des Gelenkknorpels zugrunde.

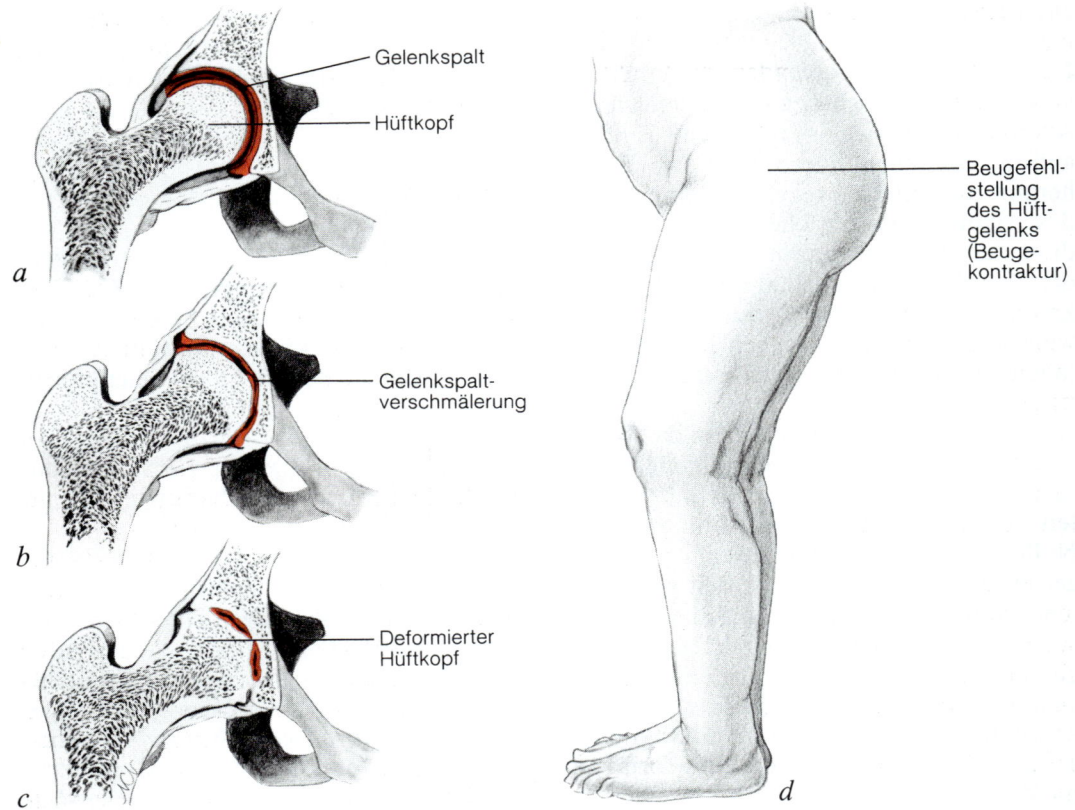

Abb. 16a–d: Entstehung einer Hüftgelenksarthrose.
a) Hüftkopf und Hüftpfanne sind noch unauffällig, der Gelenkknorpel (orange) ist ausreichend dick.
b) Unregelmäßige Gelenkspaltverschmälerung.
c) Der Hüftkopf ist entrundet, der Gelenkspalt an einzelnen Stellen aufgehoben.
d) Das Hüftgelenk kann nicht mehr ganz gestreckt werden. Diese Stellung (Beugekontraktur) ist für eine Hüftgelenksarthrose typisch.

Dieses Mißverhältnis kann entstehen durch
- *angeborene Situationen*: So kann die Hüftpfanne von Geburt an sehr klein sein (Dysplasie) und den Kopf nicht ganz decken, so daß sich *unterschiedliche Druckbelastungszonen* entwickeln.
- *Achsenabweichungen*: Der Winkel zwischen dem Oberschenkelknochen und dem Hüftkopf kann im Sinn eines O- oder eines X-Beines ungünstig verändert sein und damit ebenfalls zu vermehrter Druckbelastung führen.

- eine erworbene *Entzündung*: Hüftkopf und Hüftpfanne sind nach der Entzündung so stark verändert, daß sich eine Arthrose entwickelt.
- *Verletzungen*.

Müssen die Gelenke diese nicht natürlichen Situationen über längere Zeit ertragen, reagieren sie auf die Belastung mit mechanischem Knorpelabrieb, Verschleiß und oberflächlichen Defekten (Abb. 16a–d).
Nicht alle Arthrosen schmerzen! Wir unterscheiden die *stumme (latente) Arthrose*,

die keine Schmerzen verursacht, aber sich irgendwann zum Schlechten verändern kann, von der schmerzenden, die Funktion des Gelenks einschränkenden *aktivierten Arthrose*.

Fingerpolyarthrose

An der Hand entwickeln sich Arthrosen meist gleichzeitig an mehreren Gelenken und seitensymmetrisch. Die häufigen *Fingerpolyarthrosen* spielen aus zwei Gründen eine besondere Rolle:
- sie scheinen eine an beiden Händen zur gleichen Zeit auftretende Arthroseform zu sein,
- sie werden leicht mit der chronischen Polyarthritis oder der Gicht verwechselt.»

Unter Fingerendgelenksarthrosen (mit den nach Heberden genannten Knötchen) leiden 3% der Männer, 30% der Frauen. Ein Anstieg im 7. Lebensjahrzehnt bis zu ca. 50% ist möglich. Als Ursachen wurden neurovaskuläre Einflüsse, primäre Knorpelstoffwechselstörungen und Traumen immer wieder diskutiert, bisher aber nicht bewiesen. Da die Krankheit bei Frauen in Zeiträumen hormoneller Umstellung entsteht, werden auch Fragen des hormonellen Gleichgewichts diskutiert: so zum Beispiel ein Gestagenmangel. Fingerend- und Fingermittelgelenkspolyarthrosen werden vererbt. Entscheidend ist ein Gen, das sich bei Frauen dominant und bei Männern rezessiv vererbt. Der Erbgang ist noch nicht aufgeklärt. Für diese Arthrosen gelten die meisten der Ursachen, die wir heute für andere Arthrosen, zum Beispiel die Hüftgelenksarthrose verantwortlich machen, nicht: Achsenabweichungen, Überbelastungen, insgesamt also statisch-mechanisch ungünstige Situationen: So zeigte eine Untersuchung, daß Klavierspieler nicht häufiger an Fingerpolyarthrosen leiden als nicht klavierspielende Menschen. Letztlich ist die Ursache der Fingerpolyarthrosen (noch) nicht bekannt. Die *Daum-*

ensattelgelenksarthrose (Rhizarthrose; siehe Seiten 54, 55) gehört nicht zu diesen Polyarthrosen, da sie häufig mechanisch verursacht wird.

Gelenkerkrankungen mit anderen Ursachen

Die Menge möglicher auslösender Faktoren, die dann als Symptome Gelenkschmerzen oder Gelenkschwellungen, also Arthritiden, nach sich ziehen, ist außergewöhnlich zahlreich: Eine besondere Form der Gelenkentzündungen stellen die infektiösen Entzündungen dar, Erkrankungen, die durch *nachweisbare Krankheitserreger* im Gelenk verursacht werden. Diese Erreger können *direkt* (durch eine Verletzung) ins Gelenk gelangen oder aber *auf dem Blutweg* dorthin transportiert werden. Zu den *infektiösen Arthritiden* gehören die durch Tuberkelbakterien und andere Bakterien (unter anderem Gonokokken und Staphylokokken) verursachten Gelenkerkrankungen.

Als Beispiel für durch *Viren* ausgelöste Gelenkentzündungen können die Röteln gelten, die häufig zu Gelenkschmerzen und/oder Gelenkschwellungen führen. Gelenkschmerzen und -schwellungen im Rahmen einer B-Hepatitis (Leberentzündung) sind ebenfalls nicht selten.

Wird die Bereitschaft zur Krankheit vererbt *(genetische Disposition: HLA-B 27)* können reaktive Arthritiden entstehen: Nach einer Darmentzündung, die durch Salmonellen, Shigellen oder Yersinien – also durch Bakterien – verursacht wurde, treten Gelenkschwellungen und -entzündungen auf. Erst in letzter Zeit gelang der Nachweis, daß der Biß einer bestimmten *Zeckenart* zu einer Arthritis führen kann.

Also: Es ist sehr wichtig zu wissen, daß sehr viele Gelenkschmerzen oder Gelenkschwellungen nicht eine eigentliche Gelenkerkrankung signalisieren, sondern daß diese Symptome Ausdruck einer völlig anderen Grunderkrankung sind.

Wie entstehen Wirbelsäulenerkrankungen?

Wirbelsäulenkrankheiten können *entzündlich, degenerativ oder durch Infektionen* verursacht sein. Das *Paradebeispiel entzündlicher Wirbelsäulenerkrankungen ist der Morbus Bechterew (Spondylitis ankylosans).* Wir besprechen auch die Schäden an der Wirbelsäule durch das *Reiter-Syndrom* und die *Arthritis psoriatica,* ebenso wie das Miterkranken der Wirbelsäule im Rahmen der chronischen Polyarthritis, die fast ausschließlich die Halswirbelsäule angreift. Seltener als früher treten die *infektiös-entzündlichen,* zum Beispiel durch Tuberkelbazillen ausgelösten Wirbelsäulenkrankheiten auf.

Degenerative, also *abnützungs/verschleißbedingte* Wirbelsäulenkrankheiten werden sehr oft auf schwere körperliche Belastungen zurückgeführt. Überbelastung allein oder Fehlhaltung der Wirbelsäule allein können in gewissem Sinn präarthrotisch, also eine Arthrose vorbereitend, wirken. Es ist interessant, daß medizingeschichtliche Untersuchungen dieser häufig geschilderten (und klinisch bewiesenen) Erfahrung teilweise widersprechen.

Die Bechterewsche Krankheit (Spondylitis ankylosans)

Der Morbus Bechterew kommt in einzelnen Familien häufiger als in der Gesamtbevölkerung vor – das haben Familien- und Zwillingsuntersuchungen bestätigt. Zweifellos ist zumindest teilweise ein Erbfaktor für die Entstehung des Morbus Bechterew verantwortlich.

Um die Zusammenhänge zu erklären, muß etwas weiter ausgeholt werden: Jede Zelle des menschlichen Organismus hat im Zellkern *Chromosomen,* die *Gene (Erbfaktoren)* enthalten. Unterschiedliche laborchemische Methoden lassen es zu, Menschen verschiedener Eigenschaften wegen in unterschiedliche Gruppen einzuteilen: Am bekanntesten ist das Einteilungsschema in die vier Blutgruppen. Im Rahmen der Untersuchung von Spenderorganen (z.B. Herz oder Niere) entdeckte man andere genetische Merkmale, die, in allen Zellen des Organismus vorkommend, als Transplantationsantigene bezeichnet wurden, später als *HLA-Antigene* (HLA = human leukozyte antigen = *menschliches Antigen, das auf weißen Blutkörperchen nachgewiesen* wird). Antigene wie zum Beispiel Fremdeiweiße, Gifte, Bakterien oder Viren sind Stoffe, die in unserem Blut die Bildung von *Abwehrsubstanzen (= Antikörpern)* einleiten.

Anfang der 70er Jahre wurde ein Zusammenhang zwischen dem Bechterew und dem speziellen HLA-B 27 gefunden: *Etwa 90% aller Bechterew-Patienten haben das HLA-B 27.* Dagegen läßt sich nur bei etwa 8% einer gesunden Bevölkerung HLA-B 27 nachweisen. Aus diesen Zahlen ergibt sich, daß nur ein kleiner Teil aller HLA-B 27-Träger der gesamten Bevölkerung früher oder später am Bechterew erkrankt. *Der Nachweis dieses Antigens ist deshalb nicht gleichbedeutend mit der Diagnose.* Andererseits: Ist die Diagnose nicht gesichert, erhält *ein nicht nachweisbares (negatives) HLA-B 27 doch diagnostische Bedeutung.* Man ist sich heute sicher, daß HLA-B 27 auf eine erblich bedingte Veranlagung hinweist, die im negativen Zusammenspiel mit bestimmten inneren und äußeren Einflüssen zum Bechterew führen kann: Bakterien, die den Magen-Darm-Trakt oder die Niere und Blase infizieren, könnten ebenso für den Ausbruch der Krankheit verantwortlich sein wie starke Unterkühlung, psychische Belastung, schwere Allgemeinkrankheiten usw. Letztlich kennen wir die Antwort auf die Frage nach diesen unbekannten zusätzlichen, die Krankheit auslösenden Faktoren (noch) nicht.

Vererbung und genetische Beratung

Da seit der Entdeckung des HLA-B 27 auch sehr frühe und sehr milde Verlaufsformen des Bechterew diagnostiziert werden können, haben sich die (scheinbar festgeschriebenen) Häufigkeitsangaben und die Verteilung der Krankheit zwischen Männern und Frauen in den letzten Jahren geändert. Ging man noch vor 15 Jahren davon aus, daß 9 erkrankten Männern eine kranke Frau gegenübersteht, hat sich heute dieses Verhältnis auf 4:1 verändert. Früher wurden 1–2 Erkrankungen auf 1000 Menschen angenommen. Amerikanische Autoren berichten heute von 10–20 Fällen auf 1000 Menschen: Die Wahrheit liegt wie immer in der Mitte.

Am «Bechterew» erkranken Patienten in jungem, also gebärfähigem Lebensalter, meist zwischen dem 15. und 35. Lebensjahr. Da auch heute bedeutend mehr Frauen an der Krankheit leiden als früher, stellen sich häufig die folgenden Fragen:

- Wie groß ist die Wahrscheinlichkeit, daß ein Bechterew-Patient seine Krankheit auf Sohn oder Tochter vererbt?
- Darf eine Bechterew-Mutter Kinder bekommen?
- Sind Geburtskomplikationen für eine Bechterew-Mutter zu erwarten?

Letztlich münden diese Fragen in das Problem der genetischen Beratung: Gegenüber Kindern gesunder Eltern haben Kinder von Bechterew-Patienten ein etwa 4–5fach erhöhtes Erbrisiko. Aus meiner Sicht – und ich habe Hunderten von Bechterew-Müttern und Bechterew-Vätern zu Kindern geraten – *müssen Bechterew-Patienten nicht auf Kinder verzichten.* Viele HLA-B 27-Träger erkranken nicht oder nur an einer milden Verlaufsform, die bei früher

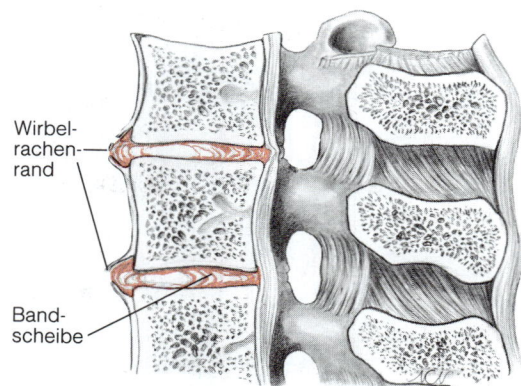

Abb. 17: **Entstehung von Bandscheibenschäden und knöchernen Randzacken.**
Knöcherne Randzacken (Spondylophyten) entwickeln sich an den vorderen und (nicht abgebildet) seitlichen Wirbelkörperkanten. Die Bandscheiben werden schmäler (orange).

Diagnose und fachgerechter Behandlung ein erfülltes Leben ermöglicht. Leiden beide Ehepartner am Morbus Bechterew, dann wächst allerdings die Wahrscheinlichkeit einer Erkrankung der Kinder sehr.

Wirbelsäulenverschleiss und Bandscheibenschäden/-vorfälle

Im Alter baut der Körper ab – das ist normal. Der Gallertkern der Bandscheibe verliert schon sehr früh Wasser und damit Elastizität, die Festigkeit des Faserringes verringert sich (Abb. 17): *Die Bandscheibenhöhe nimmt ab, die Räume zwischen den Wirbeln werden enger, die Wirbelgelenke können lockerer werden.* Wie auch am einzelnen Gelenk entsteht vorzeitiger Verschleiß bei jedem Mißverhältnis zwischen Belastung und Belastbarkeit, so zum Beispiel schwerer körperlicher Arbeit über lange Zeiträume oder im Wachstumsalter, einseitiger schwerer Belastung wie bei einer ausgeprägten Beinlängendifferenz, oder bei ausgeprägten angeborenen und/oder erworbenen Wirbelsäulenfehlhaltungen. Verliert der Gallertkern an Wasser, so büßt er seine «Stoßdämpfereigenschaft» ein.

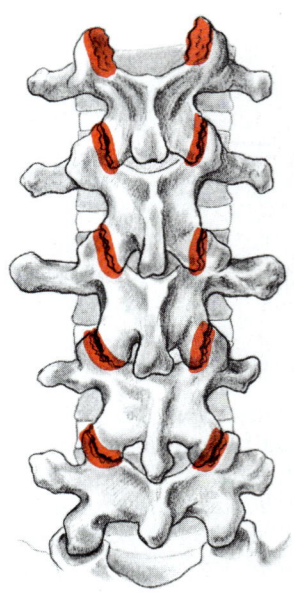

Abb. 18: Entstehung von Arthrosen der kleinen Zwischenwirbelgelenke.
Die normalerweise glatten Gelenkspalten werden unregelmäßig (orange), verschmälert und zeigen Knochenvorsprünge und -einbrüche.

Dann ist der Faserring überlastet – es bilden sich kleine Spalten, in die Teile des Gallertkerns einwandern können. Bei gleichbleibender Druckbelastung, aber Nachlassen der Dämpferfunktion verbreitern sich dann, röntgenologisch häufig nachweisbar, die Grund- und Deckplatten der Wirbelkörper: Die *Spondylose* (Seite 31) entsteht. Sie verursacht von den Knochen ausgehende chronische Schmerzen. Die Höhenminderung der Bandscheibe lockert den Wirbelsäulenabschnitt (Seite 31) und kann normale anatomische Räume *(Zwischenwirbellöcher)* verkleinern. Die Muskulatur will diese negativen Vorgänge ausgleichen und verspannt sich. Die die Wirbelsäule umkleidenden Gewebe werden irritiert – eine Arthrose der kleinen Zwischenwirbelgelenke kann entstehen (Abb. 18). Das sind nur wenige der möglichen Entwicklungen, die über einen Wirbelsäulen-/Bandscheibenverschleiß letztlich zu Schmerzen führen können. In die durch die Degeneration geschaffenen kleinen Spalten kann der Gallertkern eindringen:

Ist der Faserring der Bandscheibe dicht, führt das (nur) zu einer sogenannten Vorwölbung der Bandscheibe (Protrusio); ist der Faserring undicht, fällt die Bandscheibe vor.

Nicht selten provozieren ungewohnte und anstrengende körperliche Leistungen derartige Bandscheibenvorwölbungen oder auch -vorfälle. Das schwache Längsband der *Halswirbelsäule* läßt hier häufig eine ventrale (vorn liegende) Protrusion zu. An der *Brustwirbelsäule* fällt die Bandscheibe nahezu nie vor. *95% aller Bandscheibenvorfälle spielen sich zwischen den Lendenwirbeln 4 und 5 bzw. dem Lendenwirbel 5 und dem 1. Sakralwirbelkörper ab.*
Der akut eintretende Wirbelsäulenschmerz mit radikulärem (= auf eine Nervenwurzel bezogenem) Charakter kann durch einen hinten und seitlich gelegenen (an einem Ort, der nur geringen Widerstand leistet), einen rein seitlichen, aber auch durch einen in der Mitte liegenden Druck von Bandscheibengewebe (Abb. 19a–d; Seite 33) verursacht werden.

Fehlhaltungen und Fehlformen

Fehlhaltungen (siehe auch Seiten 61, 62) sind meist Ausdruck einer muskulären oder anders verursachten Leistungsstörung im funktionellen Bereich, das heißt die Wirbelsäule wird nicht mehr ausreichend fest in der natürlichen senkrechten Haltung gestützt. Daraus kann sich dann eine Erkrankung entwickeln. Im Gegensatz dazu sind fixierte *Fehlformen* unnormale Krümmungen der Wirbelsäule, die sich häufig beim Nachvorne- oder Nachhintenbeugen nicht mehr verändern und sich auch nicht mehr durch das Verbessern der Muskelleistung korrigieren lassen. Auch führen angeborene Wirbelkörpermißbildungen zu Fehlhaltungen und statischen Störungen. (Skoliose, Kurzhals usw.). Unter einem

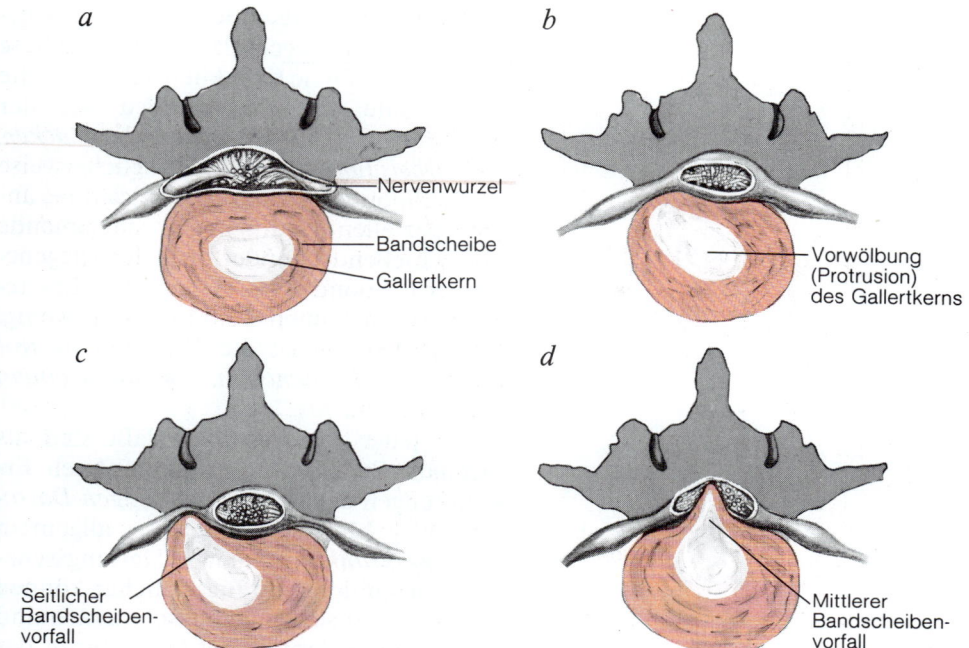

Abb. 19a–d: Unterschiedliche Formen des Bandscheibenvorfalls.
a) Riß- und Spaltbildungen der Bandscheibe sind Voraussetzung für eine Bandscheiben-verlagerung.
b) Einseitige Bandscheibenvorwölbung, die auf die Nervenwurzel drückt (rückbildungs-fähig).
c) Deutlicher Druck auf die Nervenwurzel durch einseitigen Bandscheibenvorfall.
d) Erheblicher Druck auf die Nervenwurzel nach hinten zur Mitte.

Rundrücken (Kyphose) versteht man eine verstärkte Rückwärtskrümmung der Wirbelsäule im Brustwirbelsäulenabschnitt («Buckel»). Muskel- und Bänderschwäche unklarer Art werden für den haltungsschwachen Rundrücken des Kinds verantwortlich gemacht. Die häufigste Ursache der Kyphose ist der Morbus Scheuermann, eine im jugendlichen Alter ablaufende Wachstumsstörung der Wirbel, die sich nicht symmetrisch, sondern keilförmig ausbilden. Die für den Morbus Scheuermann typischen Veränderungen entwickeln sich überwiegend an der Brustwirbelsäule, seltener an der Lendenwirbelsäule, wo sie dann zu einem *Flachrücken* führen können. Kyphosen im Erwachsenenalter können durch entzündliche Vorgänge an der Wirbelsäule (Bechterew!) oder durch degenerative Erkrankungen der Wirbelsäu-

le (Spondylosen; Osteoporose = Kalksalzmangel der Wirbelkörper) entstehen.
Als Skoliose bezeichnet man eine Verkrümmung der Wirbelsäule zur Seite. Sehr häufig ist ihre Ursache unklar (idiopathische Skoliosen). Die angeborenen (primären) Skoliosen können auf asymmetrischen Wirbelmißbildungen (Halbwirbel, Keilwirbel usw.) beruhen. Erkennbare Ursachen liegen den Skoliosen zugrunde, die durch einen Beckenschiefstand oder z.B. nach einer vorübergehenden Lähmung entstehen.

Spondylosis hyperostotica und andere Ursachen von «Kreuzschmerzen»

Der Morbus Bechterew, die versteifende Wirbelsäulenerkrankung, kann leicht mit

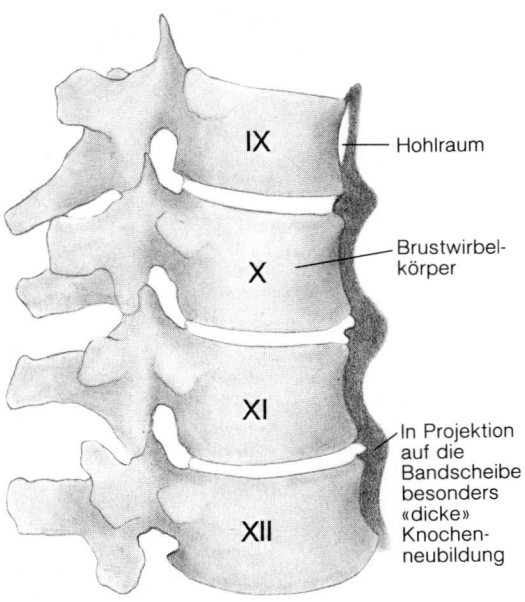

IX — Hohlraum

X — Brustwirbel-körper

XI

XII — In Projektion auf die Bandscheibe besonders «dicke» Knochen-neubildung

Abb. 20: **Zuckergußwirbelsäule.**
Die nichtentzündliche Spondylosis hyperostotika zeigt ein ähnliches Röntgenbild wie der Morbus Bechterew: Typisch sind zuckergußförmig oder kerzentropfenförmig-fließende Verknöcherungen an der (meist) rechten und vorderen Seite der Wirbelkörper und Bandscheiben. Manchmal entsteht zwischen Wirbelkörpern und den Verknöcherungen ein Hohlraum. Die Verknöcherungen sind in Höhe der Bandscheiben am ausgeprägtesten.

der häufiger auftretenden *Spondylosis hyperostotica* verwechselt werden. Diese nichtentzündliche Krankheit verändert die Wirbelsäule scheinbar ähnlich wie der Bechterew: Es gilt der Begriff der *Zuckergußwirbelsäule* (Abb. 20). Möglicherweise ist die Spondylosis hyperostotica eine unter speziellen Bedingungen entstehende überschießende Sonderform der (degenerativen) Spondylose. Über die Entstehungsmechanismen weiß man sehr wenig. Von Bedeutung ist die *Verknüpfung mit Stoffwechselkrankheiten, vor allem einem Diabetes mellitus.*

Nicht jeder Kreuzschmerz läßt sich als mechanische Störung erklären. Auch Erkrankungen der *Nieren,* des *Magen-Darm-Trakts,* Monatsblutungen, allgemein *Frauenerkrankungen* sowie Haltungsschäden von Kindern und Jugendlichen können Schmerzen auslösen. Kreuzschmerzen sind häufig auch Symptom der *Osteoporose,* des Schwundes von Knochensubstanz in den Wirbelkörpern. In den *Kreuz-Darmbein-Gelenken* entstehende Schmerzen können in das «Kreuz» ausstrahlen; Beschwerden durch *Knie- oder Hüftgelenkarthrosen* werden in die Lendenwirbelsäule fortgeleitet und bewirken «Kreuzschmerzen». Nicht zuletzt werden seelische Probleme gerade an der Wirbelsäule *psychosomatisch* sichtbar: ungelöste Konflikte, psychischer Streß verursachen oft unklare Kreuzschmerzen.

Krankheitsbilder und Verlaufsformen

Gelenke:

Gelenkentzündungen

Die chronische Polyarthritis (c.P.)

Allen entzündlichen Gelenkerkrankungen gemeinsam ist die Gelenkinnenhautentzündung (Synovialitis). Sie beschränkt sich nicht auf die Gelenkinnenhaut, sondern verursacht eine auch auf Knorpel, Bänder und Knochen übergreifende, je nach Verlauf schneller oder langsamer fortschreitende Zerstörung des gesamten Gelenkapparats. An der c.P. erkranken 1,5–3% der Bevölkerung. Der Begriff chronisch ist klar, poly bedeutet «viele»: *Die c.P. greift immer viele Gelenke gleichzeitig oder hintereinander an.* Sie ist die häufigste der entzündlichen Gelenkerkrankungen und soll deshalb besonders genau dargestellt werden.

Geschichte der chronischen Polyarthritis
Die Geschichte der chronischen Polyarthritis (c.P.) reicht weniger weit in die Vergangenheit zurück als die des Morbus Bechterew und der Gicht.

William Heberden wies in seinem Buch «Commentaries on the history and cure of diseases» (1802) auf arthritische Veränderungen hin, die weder zur Gicht noch zum akuten Gelenkrheumatismus gehörten:
«The pains are less violent than in the common gout, though the swellings are much greater: but the remarkable circumstance is the great and lasting feableness, which they occasion; so that the limbs have been more weakened by them in two years, than they usually are even by the forfeits of the regular gout in twenty».
Augustin Jakob Landrè-Beauvais stellte am 2. August 1800 in seiner Dissertation mit dem Titel «Doit-on admettre une novelle espèce de goutte sous la dénomination de goutte asthénique primitive?» eine Krankheit vor, die unserer c.P. entspricht. Ein halbes Jahr-

hundert später präsentierte Jean Martin Charcot (1853) eine Doktorarbeit mit dem Titel «Etudes pour servir à l'histoire de l'affection décrite sous les noms de goutte asthénique primitive, nodosités des jointures, rhumatisme articulaire chronique».
Er führte aus, daß sich die Beschwerden der chronischen Polyarthritis meist langsam, zuerst in den kleinen Gelenken, einstellen, die Patienten vor allem frühmorgens über ein Gefühl der Steifigkeit in den Fingern klagen. Die Verdickung der Fingergrundgelenke wirkt polsterartig, die Finger sehen spindelförmig aus. Betroffene Gelenke sind überwärmt und werden druckempfindlich. Ihre Beweglichkeit ist eingeschränkt, der Faustschluß unvollkommen. Charcot diagnostizierte c.P.-Manifestationen am Herzen und entzündliche sowie mit Gewebsuntergang verbundene Vorgänge in der Lunge.

Sir Alfred B. Garrod (1876) veröffentlichte unter dem Titel «A Treatise on Gout» eine Monographie, deren Titelzeile zum erstenmal den Begriff *«rheumatoid arthritis»* trug – die auch heute noch übliche Bezeichnung für c.P. in den angelsächsischen Ländern. Sein Sohn A.E. Garrod unterschied eine primär- von einer sekundär-chronischen Polyarthritis, die sich aus dem akuten Gelenkrheumatismus entwickelt. Die Entdeckung, daß Streptokokken den akuten Gelenkrheumatismus (das rheumatische Fieber) verursachen, zusammen mit der zunehmenden Zahl von c.P.-Fallbeschreibungen, ließ erkennen, daß sich aus dem akuten Gelenkrheumatismus nur sehr selten eine c.P. entwickelt. Deshalb wird seit den letzten Jahrzehnten die c.P. streng vom rheumatischen Fieber getrennt.

Vorzeichen, Beginn, Verlauf –
häufige und seltene Symptome
Der c.P. gehen *unbestimmte Vorzeichen* voran: Dazu zählen Müdigkeit, ein allgemeines Krankheitsgefühl (Appetitlosig-

keit, Gewichtsabnahme, Schlappheit, Antriebslosigkeit), allgemeiner Muskel-Sehnenschmerz, vermehrtes Schwitzen, vorübergehende Gelenkschmerzen und Gelenksteifheit, Durchblutungsstörungen vor allem der Hände und eine depressive Stimmungslage.

Wichtige *Vorfeldsymptome* sind *Sehnenscheidenentzündungen* sowie meist nicht als Anzeichen erkannte flüchtige, nur Tage andauernde *Schmerzen* in den *Kaugelenken*.

Die c.P. beginnt in etwa 10–15% der Fälle an einem Gelenk und befällt erst später, dann ihrem polyarthritischen Charakter entsprechend, auch andere Gelenke. Die Gelenkschmerzen und -schwellungen setzen häufiger schleichend als akut ein (im Gegensatz z.B. zur Gicht). Wie viele andere rheumatische Krankheiten ist auch die c.P. vom *«zeitlichen Auf und Ab» der Symptome* gekennzeichnet: Die Entzündung kann ruhen *(Remission)*, scheinbar vorübergehend zum Stillstand kommen und unterschiedlich stark wieder aufflammen *(Schub)*. Den Verlauf einer c.P. vorauszusagen ist schwer: Das Verlaufsspektrum ist außergewöhnlich weit. Es läßt sich nicht genau vorherbestimmen, wie lange ein Schub oder die dazwischenliegenden beschwerdefreien Phasen andauern werden. *Schubauslösend* wirken, dem jetzigen Stand des Wissens nach, «alle» nur denkbaren Ereignisse: Ein gezielter ärztlicher Rat zur Vorbeugung eines erneuten Schubs ist daher nicht möglich.

Die bisher aufgezählten Frühzeichen, ergänzt durch einige andere «klassische» Symptome, ergeben dann die Diagnose:

– *Mehrfach* beobachtete *Schwellungen* und Schmerzen in einem oder mehreren Gelenken, die *länger als sechs Wochen* anhalten.
– Die sogenannten *R*-Faktoren:

– der *R*heumafaktor im Blut (siehe Seite 38);
– *R*öntgenzeichen der chronischen Polyarthritis;
– *R*heumaknoten;
– Mo*R*gensteifigkeit.

Ein Wort zur morgendlichen Steife der Finger oder mancher Wirbelsäulenabschnitte, wie sie z.B. auch bei der Fingerpolyarthrose oder dem Bechterew auftreten können: Ein c.P.-Patient hat «wie eingefrorene» Hände. Dieses Gefühl dauert mindestens 30 Minuten an (Fingerpolyarthrose: meist kürzer als 15 Minuten). Die nachts entstandene «dickere» Gelenkflüssigkeit gilt als Ursache. Man kann diesen Zeitraum «auftauend» durch Bewegen der Finger in (lau)warmem – nicht heißem – Wasser abkürzen.

Deutlicher als Schmerzen und Schwellungen und genauer als Laborwerte lassen die Röntgenbefunde den Stillstand und/oder das langsame und/oder sehr schnelle Fortschreiten der c.P. erkennen: Die von der Gelenkinnenhaut ausgehende Entzündung greift nach unterschiedlich langer Zeit auf Knorpel und Knochen über und führt dann zu röntgenologisch sichtbaren Veränderungen am Knorpel/Knochen.

Ein grobes Raster unterscheidet generell *zwei c.P.-Verlaufsformen*: Eine mit dem sogenannten «Rheumafaktor» *(seropositive c.P.)*, mit 70–80% aller Fälle deutlich häufiger, und die zweite, die diesen «Rheumafaktor» nicht nachweisen läßt *(seronegative c.P.)*. Die Zahl bis jetzt schon bekannter *c.P.- Sonderformen* (wie das mit Mund- und/oder Tränenflüssigkeitstrockenheit einhergehende *Sjögren-Syndrom*, das Milz und Leber einbeziehende *Felty-Syndrom* oder aber die im *jugendlichen Alter* (bis zu 15 Jahren) entstehende, nicht selten von einer Regenbogenhautentzündung des Auges begleitete *Arthritis*) (siehe auch Seite 42) ist groß. Dennoch wird das Krankheitsbild der c.P. in den nächsten Jahren noch in weitere Unterformen aufgeteilt werden müssen.

Im Gegensatz zur anfangs ganz an den Gelenkknorpel gebundenen Arthrose beginnt die c.P. an der Gelenkinnenhaut, die feingewebliche Entzündungszeichen zeigt und dadurch Gelenkschwellungen verursacht. *Es gibt keine c.P. ohne Schwellungen.* Als Ausdruck des systemischen Charakters erkranken z.B. Fingermittel- und Finger-/ Zehengrundgelenke meist *symmetrisch*,

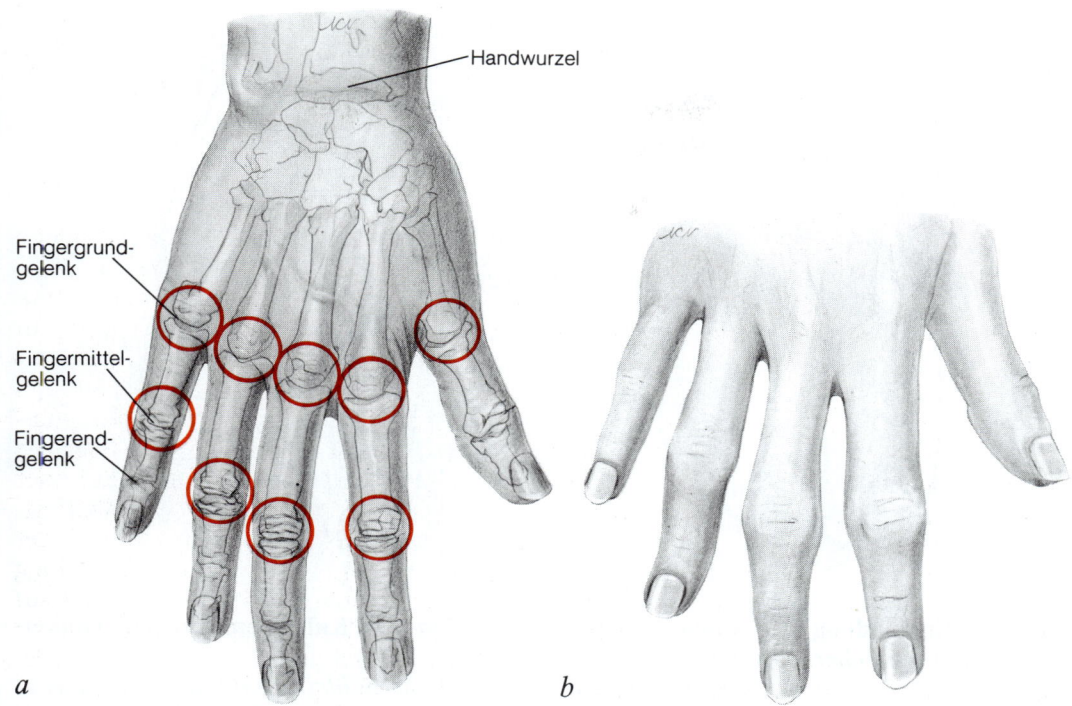

Handwurzel

Fingergrund-
gelenk

Fingermittel-
gelenk

Fingerend-
gelenk

a   *b*

Abb. 21a, b: Betroffene Hand- und Fingergelenke bei chronischer Polyarthritis.
a) Meist werden seitengleich mehrere Fingermittel- oder Fingergrundgelenke betroffen
(Kreise). Auch das nicht markierte Handgelenk kann häufig miterkranken. Selten
dagegen werden die Fingerendgelenke ergriffen.
b) **Schwellungen:** *Typisch sind spindelförmige Schwellungen der Fingermittelgelenke.*

das heißt die Gelenke beider Hände/Füße
werden betroffen (Abb. 21a, b). Der
Krankheitsverlauf bezieht dagegen nur
äußerst selten die Finger-/Zehen*end*gelenke mit ein. Die sonst klar erkennbaren
Gelenkkonturen des Gesunden sind *verstrichen*: Ballt der Patient die Faust, bilden
die sonst gut voneinander unterscheid-
baren Knöchel eine nicht abgegrenzte,
gleichmäßige Kontur (Abb. 22). In den
Gelenken wird krankhaft vermehrt Gelenkschmiere gebildet: Gelenkergüsse entstehen. Entwickeln sie sich im Knie, kann
über einen besonderen Mechanismus auch
in der Kniekehle eine Zyste entstehen
(Abb. 23a–c: Baker-Zyste). Ein weiteres
Krankheitszeichen ist das vermehrte
Schwitzen der Handinnenflächen und Fußsohlen. Manchmal leiten das Absterben
einzelner Finger oder das Rot-/Blasswer-

den der gesamten Hand die c.P. ein, bzw.
begleiten sie *(Raynaud-Phänomen). Sehnen und Sehnenscheiden*, von einer ähnlichen Innenhaut ausgekleidet wie die Gelenke, können nicht nur im Vorstadium,
sondern auch während des Verlaufs der
c.P. miterkranken und so manchmal das
Bild einer diffus verschwollenen
Hand/eines Fußes erzeugen.
Im Gegensatz zur Arthrose, die Schmerzen
am Bewegungsanfang (Anlaufschmerz)
und bei Ermüdung (Ermüdungsschmerz)
verursacht, leidet der chronische Polyarthritiker während der aktiven Phase seiner Krankheit *unter permanenten (auch
nachts oder in Ruhe vorhandenen) Schmerzen.*
Entsprechend dem systemischen Charakter der c.P. finden sich in akuten Phasen
Entzündungszeichen im Blut: überwiegend

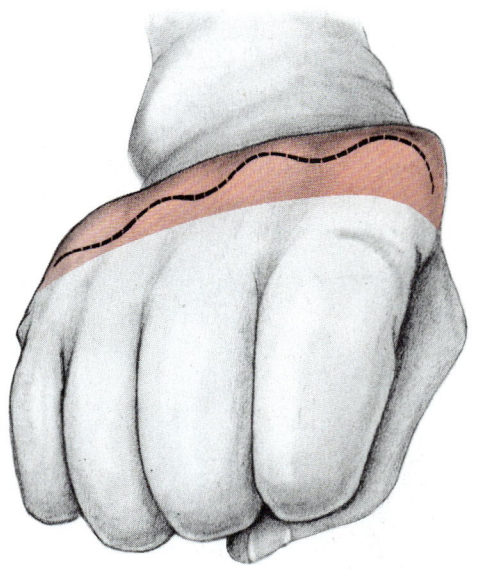

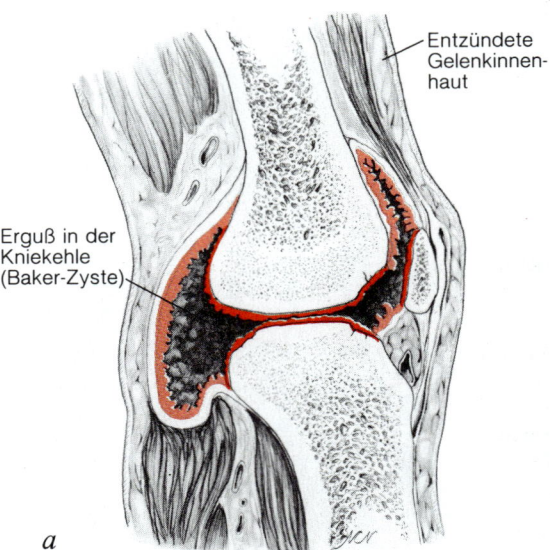

Entzündete Gelenkinnenhaut

Erguß in der Kniekehle (Baker-Zyste)

a

Abb. 22: Entzündung der Fingergrundgelenke bei chronischer Polyarthritis.
Die Entzündung in den Fingergrundgelenken führt zur völligen Konturauflösung, wenn der chronische Polyarthritiker eine Faust bildet. Die gestrichelte schwarze Kontur zeigt das normale Knöchelrelief.

Abb. 23a–c: **Kniegelenkserguß (Baker-Zyste).**
a) Auch die Schleimbeutel des Kniegelenks können bei chronischer Polyarthritis miterkranken. Von Bedeutung ist, daß auch Schleimbeutel der Kniekehle mitbetroffen sein können.

Tab. 3: «Rheumafaktor»-Häufigkeit

Von 100 gesunden Menschen haben 6–8 den «Rheumafaktor».
Von 100 chronischen Polyarthritikern haben 70–80 den «Rheumafaktor».
Von 100 jugendlichen chronischen Polyarthritikern haben 20–30 den «Rheumafaktor».

Abhängigkeit des Vorkommens vom Alter
Von 100 gesunden 30jährigen haben 6 den «Rheumafaktor».
Von 100 gesunden 40jährigen haben 8 den «Rheumafaktor».
Von 100 gesunden 50jährigen haben etwa 13 den «Rheumafaktor».
Von 100 gesunden 70jährigen haben etwa 17 den «Rheumafaktor».

Der «Rheumafaktor» kann noch nachgewiesen werden bei den folgenden nicht-rheumatologischen Krankheiten:
Lebererkrankungen (Leberentzündung)
Herzinfarkt
Akuten Virusinfektionen

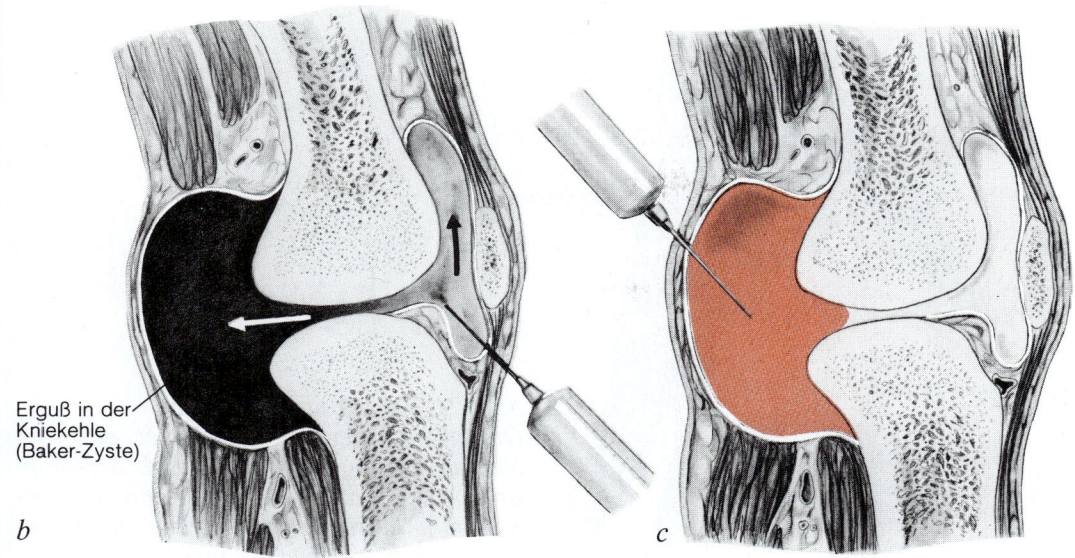

Erguß in der
Kniekehle
(Baker-Zyste)

b   c

b) *Die Injektion in den vorderen Anteil des Kniegelenks füllt auch die Kniegelenkszyste
(Baker-Zyste): Ventilmechanismus!*
c) *Die Injektion in die Baker-Zyste hat keine Wirkung auf den vorderen Anteil des Kniegelenks: Ventilmechanismus!*

allgemeine Entzündungszeichen, die man auch bei anderen Entzündungen findet, wie z.B. die beschleunigte Blutsenkungsgeschwindigkeit, die sogenannten Akute-Phase-Proteine (z.B. C-reaktives Protein), erniedrigtes Eisen, erhöhtes Kupfer, erhöhte Zahl der weißen Blutplättchen, Vermehrung von alpha-2- oder gamma-Globulinen in den Eiweißfraktionen des Blutes usw.
Die lange Zeit speziell der c.P. zugeschriebenen *«Rheumafaktoren»* müssen ebenso wie die häufig so bezeichneten *«Rheumaknoten»* genau betrachtet werden: Ein «Rheumafaktor» macht noch keine c.P.! 6–8% aller gesunden Menschen haben dieses Eiweiß (Paraprotein), ohne je an einer c.P. zu erkranken (Tab. 3). Eine (vorsichtige) Voraussage dagegen läßt der Nachweis des «Rheumafaktors» vor allem dann zu, wenn er in großen Mengen im Blut vorhanden ist: Rheumafaktorpositive chronische Polyarthritiden verlaufen meist aggressi-

ver und schreiten schneller voran als seronegative. «Rheumaknoten» entwickeln nur etwa 10% aller chronischen Polyarthritiden. Sie entstehen durch eine Blutgefäßentzündung. Viele Patienten halten Knoten, Knötchen oder knotenähnliche Gebilde irrtümlich für c.P.-typische «Rheumaknoten».
Häufige, vom Laien oft nicht mit der c.P. in Zusammenhang gebrachte Symptome sind *Schmerzen im Karpaltunnel, den Kaugelenken, der Halswirbelsäule und Erkrankungen der Nieren.*
So wie sich in den Gelenken durch die Gelenkinnenhautentzündung vermehrt Gelenkschmiere – ein *Gelenkerguss* – bilden kann, so kann sich auch das Volumen in den Sehnenscheiden vergrößern. Geschieht das in einem engen Raum, können in unmittelbarer Nachbarschaft andere anatomische Gebilde zusammengedrückt werden: Im Karpaltunnel z.B. verläuft ne-

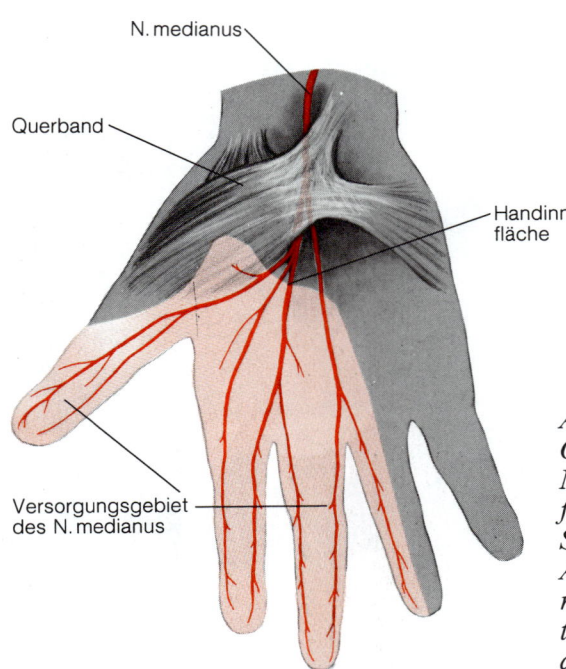

N. medianus

Querband

Handinnen-
fläche

Versorgungsgebiet
des N. medianus

Abb. 24: **Karpaltunnelsyndrom.**
Orange markiert ist das Gebiet, das vom Nervus medianus versorgt wird. Mißempfindungen, Schmerzen, Unterschiede in der Schweißbildung usw. entstehen in diesem Areal, wenn der Nervus medianus bei seinem Durchtritt unter dem Ligamentum transversum (Querband) zusammengedrückt wird.

ben einigen Sehnenscheiden auch der Nervus medianus. Wird dieser Nerv eingeengt, entstehen in seinem Versorgungsgebiet an der Hand Mißempfindungen, Schmerzen und auch muskuläre Ausfälle (Abb. 24). Das *Karpaltunnelsyndrom* entwickelt sich vor/im Verlauf von etwa 10–15% aller chronischer Polyarthritiden.

Die Erkrankung der *Kiefergelenke* wird häufig nicht als Symptom der c.P. erkannt. Längerdauernde Schmerzen in diesen Gelenken signalisieren, daß die Entzündung sich auch dort festgesetzt hat, und dürfen nicht als Zahnschmerzen, Gebißschwierigkeiten usw. mißverstanden werden.

Die c.P. greift einen Abschnitt der Wirbelsäule, die *Halswirbelsäule*, in etwa 40% (!) aller Fälle an. Warum ausschließlich die Halswirbelsäule – nicht aber die Brust- oder Lendenwirbelsäule – in den Krankheitsprozeß einbezogen wird, ist noch nicht geklärt. Das Wissen um die Folgen, nämlich einer Lockerung der Bänder und Entzündung der Zwischenwirbelscheiben sowie der kleinen Zwischenwirbelgelenke ist wichtig. Zum einen erklären sie neue, im Halswirbelabschnitt auftretende Schmer-

zen. Zum anderen: Atlas und Axis, die beiden ersten Halswirbelkörper, stehen sehr nahe aneinander. Werden Gelenke in diesem Bereich zerstört, können die Halswirbel auseinanderrücken und Bänder sich lockern (Abb. 25). Dann entstehen Schmerzen, zum Beispiel einschießende stichartige Mißempfindungen, im Oberkiefer. Oder aber eine in unmittelbarer Nähe verlaufende, zum Gehirn führende Arterie verengt sich kurzfristig nach extremen Bewegungen der Halswirbelsäule, was zu Schwindel, Sehstörungen, ja kurzen Ohnmachten führen kann.

C.P.-Patientinnen schildern nicht selten eine ausgeprägte *vaginale Trockenheit*, die, wird sie nicht als echtes Symptom der c.P. erkannt, über andere/falsche Erklärungsversuche zu Störungen im Eheleben führen kann (siehe auch Seite 133).

Im Verlauf einer schweren c.P. erkrankt oft auch die *Niere (Amyloidose)*; sehr selten aber wird das Herz miterfaßt. Beide Krankheitsbilder hängen so eng mit der sie auslösenden c.P. zusammen, daß vor allem die c.P. energisch bekämpft werden muß. Gelingt es, ihre Aktivität zu dämpfen, bessern

Abb. 25: Halswirbelsäule bei chronischer Polyarthritis.

Von besonderer Bedeutung sind der erste (Atlas) und der zweite Halswirbelkörper (Axis: oranges Viereck). Die entzündliche Zerstörung der Bänder, die diese Halswirbelkörper fixieren, und Entzündungen der kleinen Zwischenwirbel- und Hakenfortsatzgelenke lassen im obersten Halswirbelsäulenabschnitt Lockerungen und Fehlstellungen entstehen. In ausgeprägter Form können sie das Rückenmark bedrängen oder dazu führen, daß eine das Gehirn mit Blut versorgende Arterie verengt wird. Vom 3. bis zum 7. Halswirbelkörper können Entzündungsvorgänge an den Bandscheiben (orange Rechtecke) oder den kleinen Zwischenwirbelgelenken (oranger Kreis) ebenfalls zu Lockerungen, Schmerzen und Verschiebungen der Halswirbelkörper – bis zum sogenannten Stufenleiterphänomen – führen.

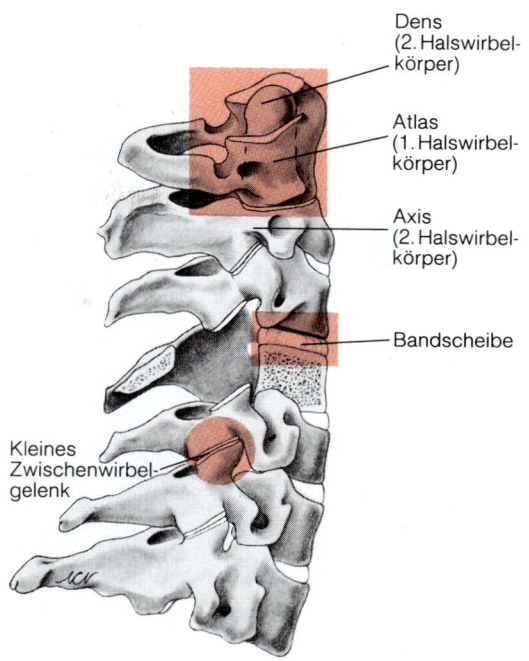

Dens
(2. Halswirbelkörper)

Atlas
(1. Halswirbelkörper)

Axis
(2. Halswirbelkörper)

Bandscheibe

Kleines
Zwischenwirbelgelenk

sich auch die Nieren- oder Herzbeschwerden.

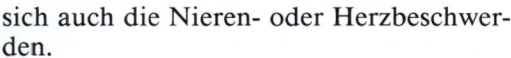

Für Diagnose und Therapie ist vor allem die Summe aller klinischen Untersuchungsergebnisse, aller Blutwerte, der Röntgenbefunde und die Art des bisherigen Krankheitsverlaufs von Bedeutung: Nur alle diese Aussagen miteinander ergeben ein Gesamtbild, das dann den Arzt veranlassen wird, eine eingreifende Therapie vorzuschlagen oder aber, ausschließlich die Symptome behandelnd, zunächst noch abzuwarten und zu beobachten.

Strategie und Taktik der chronischen Polyarthritis

Stellen Sie sich bitte die c.P. einmal als persönlichen Gegner ihres alltäglichen und privaten Lebens vor. Ein Gegner, der Ihnen Übles will, vorhat, Ihnen zu schaden, der Ihre Pläne durchkreuzen und Ihnen nachhaltig das Leben verderben will. Dieser Gegner hat eine Strategie, seine Verlaufsform. Jeder Taktik begegnet man mit einer Gegenstrategie: *Die Kenntnis der «Strategie» der c.P. ist also von entscheidender*

Bedeutung, um überhaupt einen Gegenangriff einleiten zu können. Wir wissen, daß die c.P. Gelenke und Bänder, Sehnen und Sehnenscheiden durch Entzündung zerstört und im schlimmen Fall auch innere Organe angreift. Wenn auch die einzelnen Verlaufsformen so unterschiedlich ausgeprägt sind, daß sich exakte Voraussagen nur sehr schwer stellen lassen, so gibt es dennoch viele allen chronischen Polyarthritiden gemeinsame Symptome, die Ansätze zur Gegenstrategie liefern: Dazu zählen an der Hand die *Abweichungen aller Langfinger hin zum kleinen Finger*, die zunehmende Schwierigkeit, die Faust zu schließen, der Kraftverlust der Hände, *die Deformierung einzelner Finger in verschiedenen Beuge- und Streckhaltungen (Knopflochdeformationen, Schwanenhalsdeformationen; Abb. 26a–d)* und das Lockern mancher Gelenkverbindungen und auch Bänder/Sehnenverbindungen (z.B. das Zeichen der *federnden Elle*; Abb. 26e). Unsere Hinweise auf medikamentöse (Seiten 73–75), operative (Seite 111), physikalisch-therapeutische (Seiten 75–78), den Alltag berücksichtigende (Seiten 84, 85–88) und vor

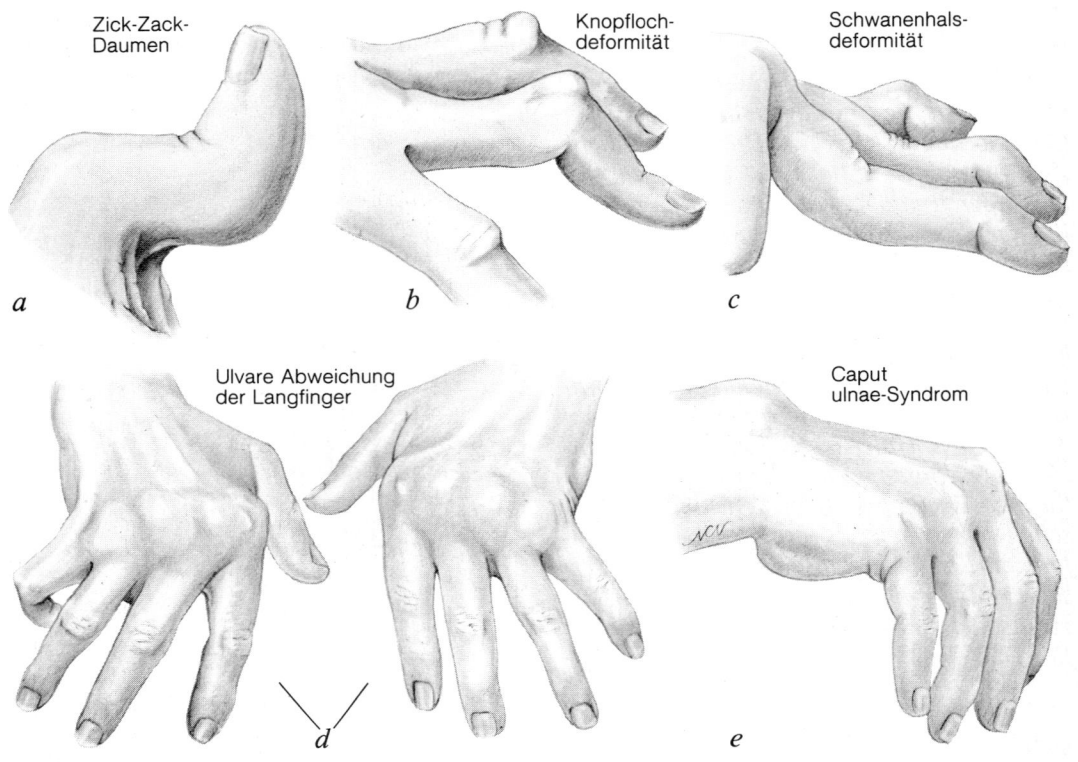

Abb. 26a–e: Mögliche Deformationen bei chronischer Polyarthritis.
a) Zickzack-Deformation des Daumens
b) Knopflochdeformation der Langfinger
c) Schwanenhalsdeformation der Langfinger
d) Nach außen gerichtetes (ulnares) Abweichen der Langfinger
e) Das Zeichen der federnden Elle, die durch Entzündungen aus ihrer anatomischen Fixierung gelöst ist (Caput-ulnae-Syndrom)

allem krankengymnastische *Gegenmaßnahmen* (Seiten 84, 85–88) sind auf die Kenntnis dieser für die chronische Polyarthritis typischen Fehlentwicklungen abgestimmt.

Sonderformen der chronischen Polyarthritis
Kinder und Jugendliche (bis etwa 15 Jahre) erkranken an der sogenannten *juvenilen chronischen Arthritis.* Sie verläuft nicht selten jahrelang als chronische Monarthritis, erfaßt also nur ein Gelenk. Im Gegensatz zur chronischen Polyarthritis des Erwachsenen fehlt oft die Morgensteifigkeit. Die Kaugelenke, vor allem aber die Halswirbel-

säulengelenke und auch die Gelenke zwischen Darmbeinschaufel und Kreuzbein (die Iliosakralgelenke) werden weitaus häufiger angegriffen als beim Erwachsenen.
Eine Sonderform der jugendlichen chronischen Arthritis ist das sogenannte *Still-Syndrom,* das häufig Lymphknoten- und Milzvergrößerung, Herzbeutelentzündung und chronische Regenbogenhautentzündungen der Augen nach sich zieht. Die verheerenden Folgen einer Krankheit des Bewegungsapparats gerade im Wachstumsalter brauchen nicht näher geschildert zu werden: Die Kinder bleiben im Wachstum meist stark zurück. Nicht selten müssen schwere Folgen der Erkrankung, beispiels-

weise die Gefahr der Erblindung nach einer akuten Regenbogenhautentzündung, mit stark wirkenden Medikamenten bekämpft werden; die Kortisonpräparate (Seite 75) bringen dann leider oft Nebenwirkungen mit sich.

Arthritis bei Schuppenflechte (Arthritis psoriatica)

Die Schuppenflechte (Psoriasis) ist eine häufig vorkommende Hauterkrankung; die chronische Polyarthritis ist eine häufige Gelenkentzündung. Deshalb glaubte die Wissenschaft lange Zeit – trafen diese beiden zusammen – an eine einfache Kombination beider Krankheiten. Heute weiß man, daß die Arthritis bei Schuppenflechte eine eigenständige Krankheit darstellt. Sie ist, besonders in Abgrenzung zur c.P., gekennzeichnet durch

- sehr häufigen Befall der *Fingerendgelenke*;
- oft asymmetrischen Befall *einzelner oder nur weniger Gelenke*;
- launenhaften, von langen Stillstandzeiten durchsetzten Verlauf;
- gebremstes Fortschreiten, sieht man von einem kleinen Prozentsatz ab;
- *fehlende Rheumafaktoren*;
- häufigen Wirbelsäulen- und Iliosakralgelenksbefall (Kreuz- Darmbein-Gelenke)
- *Schuppenflechte der Haut oder der Nägel.*

Der Arzt muß die Arthritis bei Schuppenflechte (Arthritis psoriatica) von dem möglichen zufälligen Zusammentreffen einer c.P. mit einer Psoriasis abgrenzen. Leider können nur wenige Therapiemethoden beide Krankheitsbilder gleichzeitig beeinflussen (Seite 108).

Arthritis bei Reiter-Syndrom

Hans Reiter, ein deutscher Arzt, beschrieb im 1. Weltkrieg an der französischen Front die Kombination dreier Symptome: *Bindehautentzüdung der Augen – Harnröhrenentzündung – Polyarthritis.* Oft gesellen sich noch Haut- und Schleimhautsymptome dazu. Dieses Syndrom tritt gruppenweise (endemisch) und vereinzelt (sporadisch) auf; gehäuft nach *Durchfallepidemien* (z.B. in heißen Ländern mit ungünstigen hygienischen Verhältnissen), vereinzelt nach spezifischen (ausgelöst durch Gonokokken/Tripper) oder unspezifischen (nicht bakteriellen) *Harnwegsinfektionen.*

Etwa *zwei bis drei Wochen nach diesen Infektionen* durch heute z.T. noch unbekannte Erreger zeigen sich die ersten Symptome der Krankheit, denen in zeitlich enger Folge als Bedingung für die Diagnose eines Reiter-Syndroms die anderen Zeichen folgen müssen. Auch hier scheint die erbliche Bereitschaft eine Rolle zu spielen, denn das HLA-B 27 läßt sich in etwa 70–80% der Fälle nachweisen.

Die Arthritis beim Reiter-Syndrom greift die Gelenke ebenfalls nicht so symmetrisch an wie die c.P. Gewichttragende Gelenke – dies ist das «Markenzeichen» der Krankheit – erkranken bevorzugt, also Gelenke der unteren Extremitäten (Sprung-, Zehen-, Kniegelenke). Allerdings können auch alle anderen Gelenke erfaßt werden. Der Befall der Iliosakralgelenke ist häufig; auch die Wirbelsäule erkrankt oft in Form einer Reiterschen Spondylitis (Wirbelkörperentzündung). Viele dieser Reiter-Syndrome beenden sich selbst nach drei bis sechs Monaten, obwohl die Krankheit hochakut anfangen kann: Blutsenkungsgeschwindigkeiten von 120 mm in der ersten Stunde – als Zeichen der Entzündung – sind nicht selten. Manche Reiter-Syndrome zeigen ihre Symptome in unregelmäßigen Abständen immer wieder, andere verlaufen von Beginn an chronisch und münden in das Bild eines Morbus Bechterew.

Arthritis bei Morbus Bechterew

Die entzündliche Wirbelsäulenversteifung *(Morbus Bechterew = Spondylitis ankylosans; siehe Seiten 55–59)* befällt in 4 von 10 Fällen auch Gelenke: Zwischenwirbelgelenke, Kreuz-Darmbein- Gelenke (Schlüssel zu dieser Krankheit) und auch die gelenkigen Verbindungen zwischen Schlüsselbein und Brustbein. Neben diesen «ungewöhnlichen» Gelenken, die den meist «reinen» gelenkrheumatischen Erkrankungen nicht oder nur selten unterworfen sind, erkranken im Rahmen des Bechterew in einem gewissen Prozentsatz aber auch die *stammnahen Gelenke, die Hüften, die Knie- oder Sprunggelenke.* Selten, aber dennoch vorkommend, werden kleine Hand- oder Fußgelenke betroffen. Im Vordergrund der Erkrankung steht meist das Geschehen an der Wirbelsäule und den Iliosakralgelenken, also den Gelenken zwischen Darmbeinschaufel und Kreuzbein (Seite 56, 57).

Arthritis bei Kollagenosen

Eine Reihe von Krankheiten zeichnet sich durch überwiegende Aktivität im Kollagen (Bindegewebe) aus. Diese Krankheitsbilder werden deswegen unter den Oberbegriff «Kollagenosen» gestellt. Neben der chronischen Polyarthritis zählen dazu:
– der systemische Lupus erythematodes,
– die progressive systemische Sklerodermie,
– die Dermato-(Poly-)Myositis und
– die Panarteriitis nodosa.
Weitere *Gemeinsamkeiten* dieser Krankheiten sind:
– die *Erkrankung innerer Organe* (Leber, Herz, Nieren usw.);
– die *Häufigkeit von Gelenkentzündungen.*
Diese Gelenkentzündungen können im Rahmen der erwähnten Krankheitsbilder alle nur denkbaren Spielarten nachahmen, von flüchtigen Gelenkschwellungen oder nur Schmerzen bis hin zum Vollbild einer chronischen Polyarthritis.

Rheumatisches Fieber (Streptokokkenrheumatismus)

Geschichte des rheumatischen Fiebers
Schon Hippokrates beschrieb Fieber, schwere, nur kurzdauernde und nicht invalidisierende Schmerzen in den Gelenken, die häufiger beim jungen als beim alten Menschen auftreten, so die Gicht vom akuten Gelenkrheumatismus trennend. 1810 veröffentlichte William Wells eine außergewöhnlich klassische Be-

schreibung über Rheumatismus und Herz. Er erkannte auch als erster die subkutanen Knoten des rheumatischen Fiebers. Nach der Erfindung des Stethoskops wandte sich das Interesse den Herztönen und Herzgeräuschen zu. Ausgehend von diesen neuen Beobachtungsmöglichkeiten veröffentlichte Jean-Baptist Bouillaud (1835) sein «Traité Clinique des maladies du cœur». In ihm heißt es: «In der großen Mehrzahl der Fälle von allgemeinem fieberhaften Gelenkrheumatismus existieren in verschiedenem Ausmaß Rheumatismen des serofibrösen Herzgewebes. Dieses Zusammentreffen ist die Regel, das Nichtzusammentreffen ist die Ausnahme». Aus der Mitte des 19. Jahrhunderts stammt der berühmt gewordene Satz des Franzosen Laségue: *«Der akute Rheumatismus leckt die Gelenke, aber er beißt das Herz».*

Symptome des rheumatischen Fiebers
Das rheumatische Fieber wurde, ähnlich der Gicht, nicht selten *fälschlich mit dem Begriff Rheuma* gleichgestellt. Streptokokken sind Bakterien, die für viele unserer Erkrankungen verantwortlich sind, so für chronische und akute Halsentzündungen. Produkte der Auseinandersetzung zwischen Antikörpern und einem Stoffwechselgift der Bakterien lassen sich laborchemisch erfassen (Antistreptolysintiter = ASL, siehe Seite 67). Das rheumatische Fieber, früher eine relativ häufige Krankheit, ist heute selten geworden. Das liegt zum einen an der Einführung der Antibiotika (Penicillin), zum anderen an einer veränderten Umwelt (Hygiene). Kriterien zur Diagnose dieser Krankheit waren früher unter anderem *Herzmuskelentzündung, Polyarthritis, Chorea (Veitstanz), subkutane* (unter der Haut liegende) *Knoten, Erythem* (entzündliche Rötung der Haut), *Fieber, Erhöhung der Blutsenkung, Gelenkschmerzen.* Diese Kriterien lassen sich heute nur noch bedingt zur Diagnose verwenden. Durch den Einsatz der Antibiotika hat sich die Krankheit, früher eine reine Kinderkrankheit bis zu einem Alter von 15 Jahren, in das Erwachsenenalter hinein verlagert; zudem haben sich entscheidende Krankheitszüge maskiert. Fest steht, Streptokokken verursachen auf allergischem Weg Gelenkentzündungen – als *Zweitkrankheit.* Diese Arthritiden befallen bevorzugt (gerade im Gegensatz zur chronischen Polyarthritis) die großen Gelenke, die Hüft-, Knie-, Schulter-, Ellbogen- und

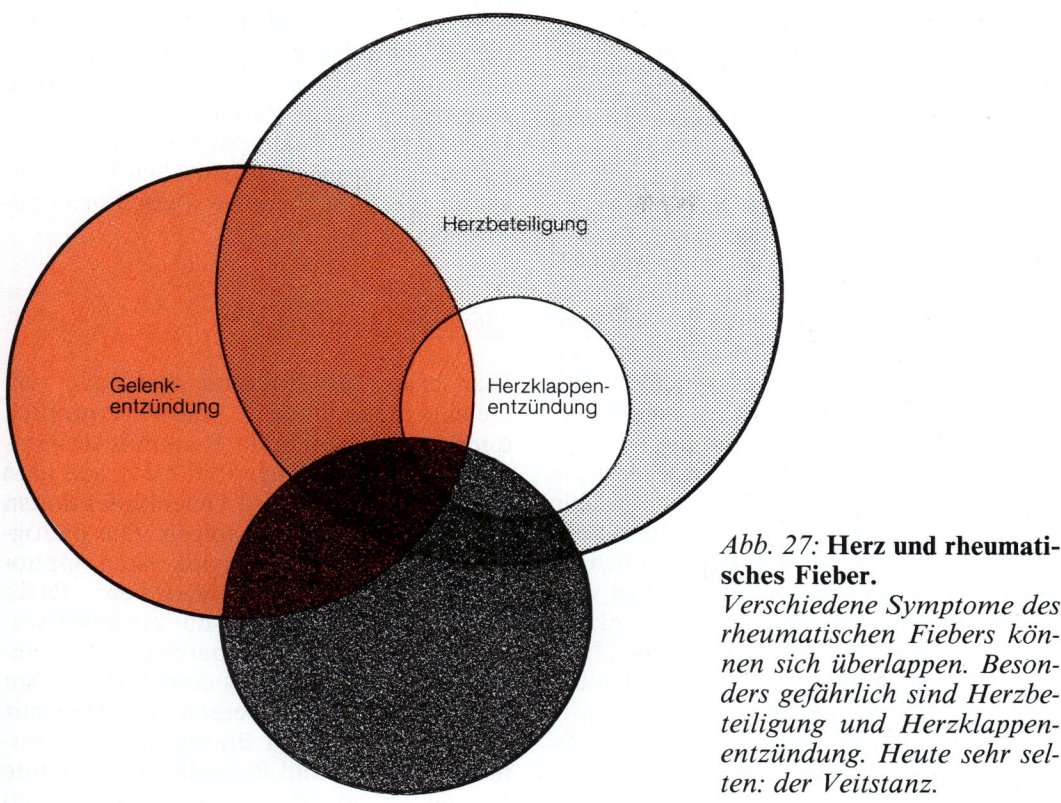

Abb. 27: **Herz und rheumatisches Fieber.**
Verschiedene Symptome des rheumatischen Fiebers können sich überlappen. Besonders gefährlich sind Herzbeteiligung und Herzklappenentzündung. Heute sehr selten: der Veitstanz.

Sprunggelenke. *Die Herzbeteiligung ist das entscheidende und zum ärztlichen Handeln zwingende Kriterium der Erkrankung* (Abb. 27). Viele erworbene Herzfehler der letzten Jahrzehnte wurden durch Anginen oder rheumatische Fieber verursacht.

Gicht (Arthritis urica)

Geschichte der Gicht

Schon im Talmud wird eine als Gicht erkennbare Erkrankung geschildert, die König Asa von Judah (915–875 v. Chr.) befiel.

Das jahrtausendelange Nebeneinander von Gicht, Arthritis und Rheumatismus erscheint allerdings unverständlich, betrachtet man die Krankheitsbeschreibungen des Hippokrates (460–377 v. Chr.), von Sir Thomas Sydenham (1683) und A. B. Garrod (1859).

Vorkommen, Geschlechtsverteilung, Manifestationsalter, klinische Symptomatik der Arthritis-urica-Attacke wurden beispielhaft geschildert. Hippokrates beschrieb, daß die Gicht vorzugsweise bei Erwachsenen und am ganzen Körper auftritt, daß sie bei Frauen, «bevor ihre Regel aufgehört hat», selten ist und daß man sie bei Eunuchen nie findet. Er schilderte sie als Erbkrankheit, bemerkte den Einfluß des Nichtstuns und der Ausschreitungen bei Tisch. Schon er unterschied zwischen Podagra und einer anderen schmerzhaften und entzündlichen Gelenkerkrankung, die er Arthritis nannte. Der Ausdruck Gicht (französisch: goutte) wurde lange für die Krankheiten verwendet, «die von Säften herrühren, die langsam, Tropfen für Tropfen in die verschiedenen Teile des Körpers fließen».

Schon bald wurde als *Hauptursache der Gicht ein Fehler der Niere bei der Reinigung des Organismus* verantwortlich gemacht. Im «Tractatus de podagra et hydrope» (1683) schilderte der gichtkranke Sydenham eindrucksvoll eine Arthritis-urica-Attacke:

«Gesund geht er zu Bette und überläßt sich dem Schlafe. Da wird er etwa in der 2. Stunde nach Mitternacht von einem Schmerz geweckt, der meist die große Zehe, zuweilen auch Ferse, Sohle oder Knöchel erfaßt. Dieser Schmerz gleicht dem, der bei einer Luxation der genannten Knochen auftritt, wobei der Patient zugleich die Empfindung hat, als ob kaltes Wasser über

45

den leidenden Teil gegossen würde.. Dazu ist der ergriffene Teil so außerordentlich und lebhaft empfindlich, daß der Patient weder das Gewicht der daraufliegenden Bettdecke noch die durch starke Schritte erzeugte Erschütterung des Zimmers ertragen kann.«

Gelenksymptome, Verlauf

Ein *Gichtanfall* im Bereich des *Großzehengrundgelenks (Podagra)* ist unverwechselbar: Das Gelenk ist geschwollen, heiß, bläulich/gerötet und schmerzt extrem. Jede Bewegung verstärkt diesen Schmerz, der das Berühren des Gelenks nicht zuläßt. Das Gewicht der Bettdecke wird nicht vertragen; ja schon ein Anpusten des Gelenks schmerzt. Häufig begleiten diese Attacke Fieber und Schüttelfrost. Die Gichtanfälle kommen urplötzlich, meist frühmorgens oder in der Nacht, und klingen (unbehandelt) nach einigen Tagen bis Wochen wieder ab. Meist erkrankt nur ein Gelenk: In bis zu 80% der Fälle ist es das Großzehengrundgelenk, dem erst in weitem Abstand Sprung-, Hand-, Fußwurzel- und Knie- sowie die übrigen Fingergelenke folgen. Die Zahl der Anfälle ist unterschiedlich, der zeitliche Abstand zwischen den einzelnen Anfällen läßt sich nicht berechnen und kann zwischen einer Woche bis zu 1½ Jahren betragen.

Wird die Gicht nicht behandelt, steigt die Häufigkeit der Attacken; durch die chronische Ablagerung von Harnsäurekristallen im Gelenk kommt es zu Deformationen und zur Gelenkzerstörung: Ab diesem Stadium spricht man von der *chronischen Gicht*, die die Harnsäurekristalle als Tophi (Knoten) in den Gelenken oder beispielsweise den Ohrmuscheln ablagern kann.

Risikofaktor Gicht (Hyperurikämie)

Weitere gesundheitliche Gefahren drohen dem Gichtkranken durch die Möglichkeit der *Miterkrankung der Nieren* (Harnsäuresteine) und durch die Verbindung der Hyperurikämie mit *anderen Stoffwechselstörungen* (Zuckerkrankheit, hohe Blutfettwerte). In etwa der Hälfte aller Fälle finden sich ein deutliches Übergewicht und eine Fettleber. Alle diese mit der Hyperurikämie verknüpften anderen Erkrankungen stellen für Blutgefäße und insbesondere für die koronare Herzerkrankung *Risiken* dar. Aus diesem Blickwinkel sieht der Arzt, zum Wohl seines Patienten, die erhöhte Harnsäure mit oder ohne Gichtattacken vorrangiger vom internistischen Blickwinkel aus als vom rheumatologisch-orthopädischen.

Infektiöse Arthritiden

War bisher überwiegend die Rede von Gelenkentzündungen, die vermutlich durch eine krankhafte Reaktion des Immunsystems entstehen (Seite 24), soll jetzt ein kurzer Hinweis auf Gelenkinfektionen meist bakterieller Art folgen. Die häufigsten Erreger sind Staphylokokken, Gonokokken und Tuberkelbakterien. Diese Arthritiden zeigen meist nur *ein* geschwollenes, gerötetes und schmerzhaftes Gelenk. Die Infektion kann auf dem Blutweg, im Rahmen einer allgemeinen Infektion mit der Lymphe (= dem Blutplasma entstammende, Eiweiß und Blutzellen enthaltende Flüssigkeit) oder direkt durch einen Unfall (oder auch eine Punktion) geschehen. Rasches Erkennen der Erreger ist hier von besonderer Bedeutung, da der Arzt dann gezielt mit entsprechenden Antibiotika behandeln kann.

Arthritiden und Arthralgien als Symptom

Gelenkentzündungen als *Begleitsymptome einer anderen Krankheit* sind häufig. Diese Arthralgien (Gelenkschmerzen) und Arthritiden (Gelenkentzündungen) finden sich bei Scharlach, Röteln, Mumps, Grippe und Lungenkrankheiten (z.B. dem Morbus Boeck), außerdem im Verlauf von Darmleiden (Morbus Crohn, Colitis ulcerosa, Morbus Whipple) und bei Lebererkrankungen, besonders der infektiösen Leberentzündung, der sie um Monate vorangehen können. Die Intensität der Gelenkschmerzen verläuft manchmal parallel zur Entwicklung der Grunderkrankung. Im Fall der geschwürigen Dickdarmentzündung (Colitis ulcerosa) verschwinden Gelenkschwellungen und -schmerzen oft wie auf einen Schlag, wenn die kranken Teile des Dickdarms operativ entfernt werden. Auch diese symptomatischen Arthritiden können das Bild der chronischen Polyarthritis täuschend nachahmen. Wichtig zu wissen ist: Diese symptomatischen Entzündungen und Schmerzen der Gelenke führen in der Regel nicht zur Zerstörung oder Fehlstellung des Gelenks. Meist läßt sich auch nach einigen Gelenkattacken röntgenologisch nichts erkennen. Sowohl Arthritiden als auch Arthralgien verschwinden nach dem Ausheilen der Krankheit, die sie begleiten.

Gelenkerkrankungen durch Stoffwechselstörungen

Auf dem Boden von Stoffwechselkrankheiten entstandene Gelenkerkrankungen bilden eine weitere Gruppe des Gelenkrheumatismus. Ihr Hauptvertreter ist die Gicht (Seite 45).

Die *Chondrokalzinose (falsche Gicht)* lagert wie die Gicht Kristalle im Gelenk ab und verursacht ebenfalls eine Gelenkinnenhautentzündung. Die falsche Gicht lagert, *ohne eine Reaktion hervorzurufen, Kalziumpyrophosphat*kristalle in den Faserknorpel ein – am häufigsten in die Menisci der Kniegelenke. Die Kristalle lassen sich im Röntgenbild als feine, streifenförmige, kalkdichte Zonen, die meist parallel zur Gelenkform laufen, erkennen. Im Gegensatz zur echten Gicht werden Knie- und Handgelenke, manchmal auch Fußgelenke, *nicht aber das Großzehengrundgelenk betroffen.* Das Bild des Anfalls läßt sich jedoch nicht von dem der echten Gicht unterscheiden. Die Abgrenzung wird einmal durch die Punktion des Gelenkergusses mit anschließender mikroskopischer Untersuchung des Punktats, zum anderen durch das Röntgenbild getroffen.

Im Verlauf der *Ochronose* wird Homogentisinsäure im Knorpel, zum Teil auch in der Haut und in der Lederhaut des Auges (Sklera) abgelagert. Durch die Ablagerungen in den Zwischenwirbelscheiben, aber auch im Knorpel der Gelenke können sich die Wirbelsäule und die Gelenke degenerativ verändern. Kleine Gelenke sind nur sehr selten befallen. Wird der Urin des Patienten im Labor alkalisiert (basisch gemacht), färbt die Homogentisinsäure ihn schwarz.

Es gibt eine Fülle weiterer Gelenkerkrankungen im Rahmen anderer Grundkrankheiten. Hier seien nur kurz erwähnt: Diabetes mellitus (Zuckerkrankheit) und die Hämochromatose (eine Eisenablagerungserkrankung). Auch manche neurologische Krankheit zieht Gelenkdeformationen nach sich.

Die schmerzende Schulter (Periarthropathia humeroscapularis)

Dieses Buch beschäftigt sich nur mit Krankheiten der Gelenke und der Wirbelsäule. Gemäß der Einteilung rheumatischer Erkrankungen (Seite 9) können entzündlich oder verschleißbedingt auch Weichteile erkranken. Weichteilrheumatische Erkrankungen erfassen das

subkutane Binde- und Fettgewebe, die Muskulatur, die Sehnen, Band- und Sehnenansätze, Muskelhüllen (Faszien), Sehnenscheiden und Schleimbeutel (Bursen).

Selbstverständlich greifen (fast) alle Gelenk- und Wirbelsäulenerkrankungen auch die sie umgebenden Weichteile mit an. Es besteht aber auch die Möglichkeit, daß sie allein erkranken oder aber erste Krankheitszeichen von Gelenk- und Wirbelsäulenkrankheiten verkörpern. Da die schmerzende Schulter (Periarthropathia humeroscapularis) in Klinik und Praxis eine bedeutende Rolle spielt und der Patient sie sehr oft als «Gelenkerkrankung» empfindet, soll sie hier doch dargestellt werden: Dem jetzigen Wissensstand nach wechseln sich während ihres Verlaufs degenerative und entzündliche Vorgänge ab – je nach Situation; klinisch gelingt nur sehr selten die Unterscheidung zwischen einer Periar-

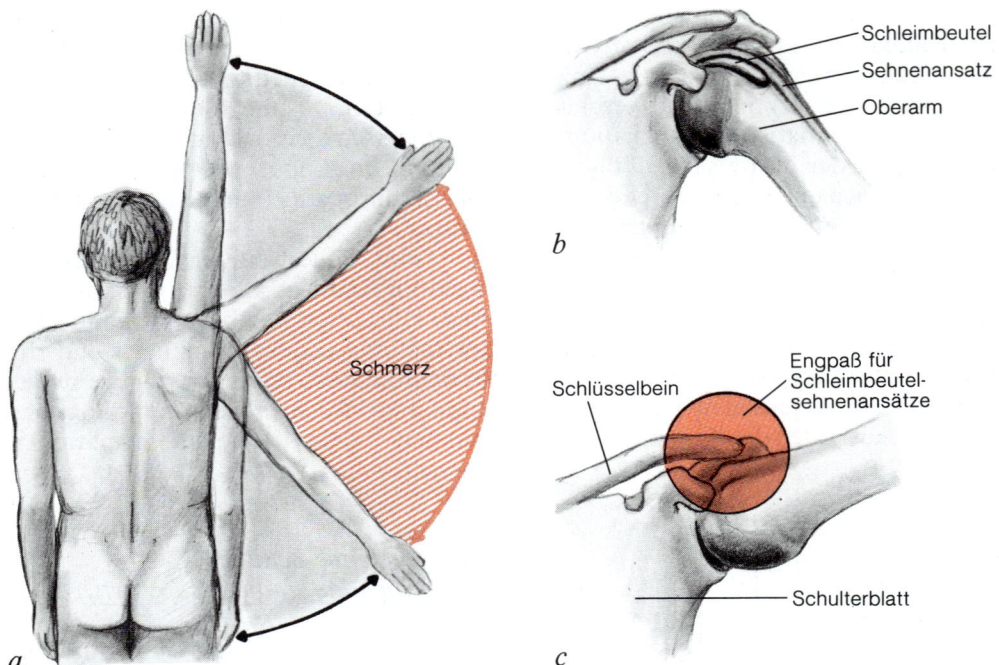

Abb. 28a–c: **Der schmerzhafte Bogen.**

a) Bewegungen bis zu einem gewissen Grad sind schmerzfrei, schmerzen im rot schraffier-
ten Teil und werden im darüberliegenden Teil wieder schmerzfrei.
b) Anatomie des Schultergelenks: Schleimbeutel, Sehnenansätze
c) Beim Abheben des Armes vom Körper weg werden Schleimbeutel und verschiedene
Sehnenansätze durch eine Enge (oranger Kreis) unter dem knöchernen Schulterdach
hindurch bewegt. Das ist der Grund, warum Bewegungen bis zu einem gewissen Grad
schmerzfrei – ab einem gewissen Grad schmerzhaft und dann wieder schmerzfrei
werden.

thritis und einer Periarthrose! Deshalb hat
sich der Oberbegriff Periarthropathie
durchgesetzt. Dieser Begriff erfasst – unabhängig von zugrundeliegenden Ursachen –
das Erkranken der periartikulären Weichteile, im Fall der Periarthropathia humeroscapularis also die das Schultergelenk
umgebende Weichteile (Bänder, Sehnen,
Sehnenansätze, Muskeln, Schleimbeutel
und Muskelhüllen), einzeln oder aber auch
in Kombination mit anderen Schäden
(Abb. 2a Seite 15). Den heftigen Schulter-
schmerz verursachen akute Entzündungs-
reaktionen in der Nachbarschaft von Seh-
nenverknöcherungen oder z.B. der Durch-
bruch einer Kalkmasse aus einem Schleim-

beutel. Er zwingt zur absoluten Ruhigstellung der Schulter in entlastender, abgewin-
kelter Stellung. Manchmal verläuft die Erkrankung wie eine scheinbare Lähmung:
Die Schulter kann aktiv nicht mehr bewegt
werden – passive Bewegungen sind jedoch
noch möglich. Im angelsächsischen
Sprachraum werden diese Krankheitsbilder auch «frozen shoulder» genannt.
Die häufigste Form der Periarthropathie
ist eine chronisch schleichende, die Zeichen einer Sehnenerkrankung und Sehnenscheidenentzündungen mit muskulären
Schmerzen der an diesen Sehnen hängen-
den Muskulatur mischt. Die Entwicklung
dieses Krankheitsbilds dauert meist lange.

Immer wiederholte, gleichartige körperliche Bewegungen (zum Beispiel beruflicher Art) sind als Ursache nicht allein verantwortlich. Muskuläre Ansätze der Bizepslongus- bzw. Bizeps-brevis-Sehne (lange und kurze Sehne des zweiköpfigen Oberarmmuskels) oder der Supraspinatussehne (Abb. 2a, Seite 15) können einzeln oder aber auch (häufiger) kombiniert erkranken. So löst das Betasten der Ansatzstelle des Muskulus supraspinatus (vom Schulterblatt zum großen Oberarmbeinhöcker ziehender Muskel) Schmerzen aus. Bewegungsschmerz tritt bei seitlichem Heben des Arms zwischen 80 und 120° auf *(der schmerzhafte Bogen)* (Abb. 28a–c). Hier, wie auch beim Bizeps-longus-Syndrom, verstärken sich die Schmerzen durch Bewegungen gegen Widerstand. Kombinationsbewegungen im Rahmen des Bizeps-longus-Syndroms sind meist sehr schmerzhaft, so der Schürzengriff, die Korkenzieherbewegung, das Anziehen einer Jacke. Der typische Schmerz sitzt in der vorderen Schulterpartie und verstärkt sich bei Beugung und Drehung des Vorderarms. Das selten allein auftretende Bizeps-brevis-Syndrom kennzeichnet sich durch den Druckschmerz an der kurzen Bizepssehne am Processus coracoideus.

Diagnostisch wichtig sind vor allem die klinischen Funktionsprüfungen der einzelnen, schon erwähnten Muskeln. Röntgenaufnahmen können die Diagnose unterstützen, beweisen sie aber weder im positiven noch im negativen Fall. Laboruntersuchungen spielen für die Diagnose keine Rolle.

Arthrosen

Der Löwenanteil der Gelenkerkrankungen ist degenerativ (verschleiß-) bedingt. Vor allem Kniegelenke unterliegen diesem Verschleiß, danach Hüftgelenke. Ganz allgemein kann das Stadium einer Präarthrose (siehe unten) in das Stadium einer stummen Arthrose übergehen, das in der genauen klinischen und röntgenologischen Prüfung bereits Arthrosezeichen zeigt. Im fortgeschrittenen Stadium der Arthrose, das neben Anlauf- und Bewegungsschmerz auch Ruheschmerz mit sich bringt, spricht man von aktivierter Arthrose (siehe Seite 51). Der Ruheschmerz erklärt sich durch die oft erst in diesem späten Stadium entstehende Entzündung der Gelenkinnenhaut. Meist sind Arthrosen nicht mit Störungen des Allgemeinbefindens verbunden. Typisch ist, daß die Schmerzen vom betroffenen Gelenk weg nach außen ausstrahlen.

Primäre und sekundäre Arthrosen

Die Arthrosen teilen sich in primäre und sekundäre Formen. Die sekundär entstandenen Formen stellen mit etwa 60–70% der Fälle die Mehrheit. Fast jeder Mensch entwickelt ab einem gewissen Alter eine Arthrose.

Damit Sie primäre und sekundäre Arthrosen unterscheiden können, müssen wir Ihnen den Begriff «Präarthrose» erklären. Man versteht darunter nicht «normal» angelegte Skelettveränderungen, die eine Arthrose einleiten, begünstigen und ihren Verlauf bestimmen; so zum Beispiel angeborene Mißverhältnisse im Bereich der Gelenkpfanne und des Oberschenkelkopfs oder X-Beine. Präarthrosen sind Vorstadien zum Gelenkverschleiß (siehe auch Seiten 27–29; Cotta). Präarthrotische Bedingungen sind bei *primären Arthrosen* nicht zu finden.

Sekundäre Arthrosen sind die «vorbereiteten» Arthrosen, deren Entwicklung von Übergewicht (überspitzt ließe sich Übergewicht allerdings als Präarthrose bezeichnen), Verletzungen und Fehlbelastungen beeinflußt wird.

Zum Beispiel: Daß in einem Knie, dem nach einer Operation ein Meniskus fehlt, unnatürliche Verhältnisse vorherrschen, muß – siehe Anatomie und Funktion eines Gelenks (Seiten 13–16) – nicht näher erklärt werden. Der fehlende Kniegelenkspuffer schafft die Voraussetzungen für eine frühzeitig beginnende Arthrose. Auch ein durch einen Unfall verändertes Gelenk leidet unter solchen Vorbedingungen.

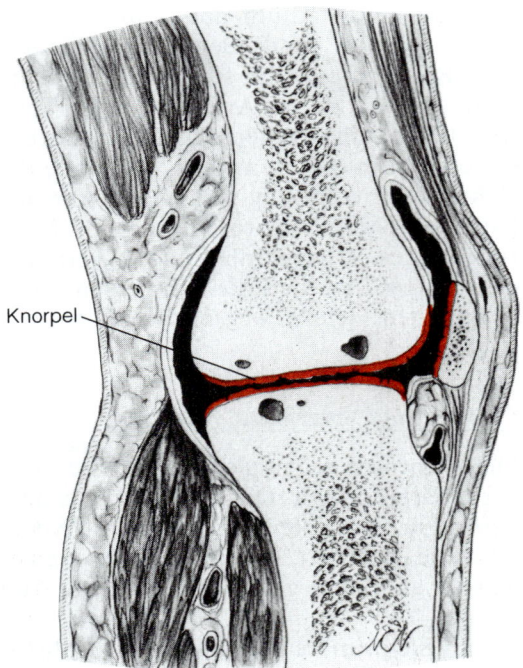

Knorpel

Abb. 29: **Entstehung einer Kniegelenksarthrose.**
Im Gegensatz zur Arthritis beginnen die Veränderungen bei der Arthrose am Knorpel (orange). Kleine Knochenhohlräume nahe dem Gelenkspalt. Die Gelenkinnenhaut spielt bei der Arthrose keine Rolle.

Wann aber ist eine Arthrose wirklich als Krankheit zu werten?
Selbstverständlich nur dann, wenn sie Schmerzen verursacht und mit Funktionseinschränkungen verbunden ist. Diese Einschränkungen erklären sich durch das Schrumpfen der Gelenkkapsel und auch durch den Knochenanbau, den fortgeschrittene Arthrosen immer mit sich bringen. Die «wilden» Knochenneubildungen sind Ausdruck des Bemühens des Körpers, sich zu regenerieren. Krankheitswert können also sowohl die Arthrosen der Patienten besitzen, denen «eine Arthrose noch nicht zusteht», als auch die reinen Altersarthrosen. Andererseits zeigt das Röntgen-

bild sehr oft arthrotische Veränderungen – der Patient leidet jedoch weder unter Schmerzen noch an Beschwerden: Dann hat seine Arthrose keinen Krankheitswert. Gewichttragende Gelenke – Knie- und Hüftgelenke – sind von arthrotischen Veränderungen besonders häufig betroffen.

Symptome der Arthrosen

Was für alle Arthrosen gilt, soll am Beispiel der Kniegelenksarthrose (Abb. 29) demonstriert werden. Beginn und Ende einer Gehstrecke sind für viele Arthrotiker schmerzhaft. Anfangs besteht der *Anlaufschmerz*; er ist durch das Aneinanderreiben der ungeschützten Knochenoberflächen zu erklären (bis das Gelenk genügend gut «geschmiert» ist). Das Ende der Gehstrecke wird von der Ermüdung des belasteten Gelenks gekennzeichnet, das seine Müdigkeit mit Schmerzen signalisiert. Dieser *Ermüdungs-* bzw. *Belastungsschmerz* ist von Fall zu Fall ebenso unterschiedlich wie die Länge der Strecke, die ein Arthrotiker ohne Belastungsschmerz gehen kann. Je kürzer der zeitliche Abstand zwischen Anlauf- und Belastungsschmerz, desto schwerer die Arthrose. Im Bereich des Kniegelenks (Abb. 29) können Gelenkflächen zwischen Oberschenkelknochen und Kniescheibe, zwischen Oberschenkelknochen und Schienbein und auch die Gelenkflächen zwischen Schienbein und Wadenbein arthrotisch erkranken. Leider fehlen oft Frühzeichen für eine Kniegelenksarthrose. Der Schmerz im Bereich des Gelenkspalts auf der Schienbeinseite und der bei maximalen Bewegungen auftretende Schmerz zählen zu diesen Frühzeichen. Typisch für fortgeschrittene Kniegelenksarthrosen ist, daß das Knie bei Belastungen von oben nach unten schmerzt, also beispielsweise beim Treppabsteigen. Auch Schmerzen unter der Kniescheibe bei anhaltend gebeugtem Kniegelenk sind charakteristisch. Allen Arthrosen eigentümlich sind Reibe- und Knarrgeräusche, die durch das Reiben der beiden verhärteten Gelenkflächen aneinander entstehen. Jedoch muß davor

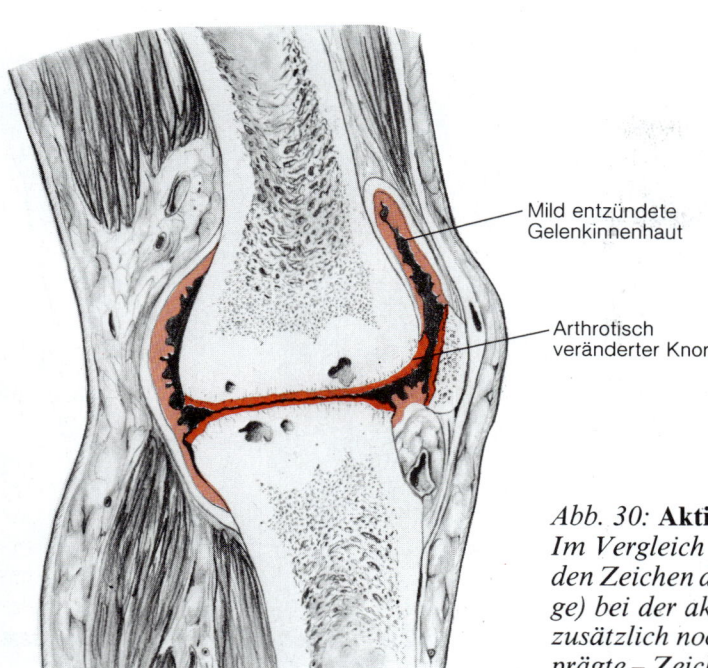

Mild entzündete
Gelenkinnenhaut

Arthrotisch
veränderter Knorpel

Abb. 30: **Aktivierte Arthrose.**
Im Vergleich zur Abb. 32 finden sich neben den Zeichen der Arthrose am Knorpel (orange) bei der aktivierten Kniegelenksarthrose zusätzlich noch milde – phasenweise ausgeprägte – Zeichen einer entzündlichen Reaktion der Gelenkinnenhaut (hellorange).

gewarnt werden, jedes Reiben und Knarren gleich als arthrotisches Beiwerk zu verstehen; diese Geräusche sind auch bei bewegungsgesunden, sogar jugendlichen Gelenken zu hören.

Aktivierte Arthrose

Jeder Arzt kennt die Arthrose des Knies, des Hüftgelenks, die – obwohl im Röntgenbild gut sichtbar – für den Patienten dennoch weitgehend stumm (latent), also schmerzarm abläuft. Macht sich ein solches Gelenk bemerkbar, treten zu Anlauf- und Ermüdungsschmerzen auch noch Ruhe-/Nachtschmerzen auf, dann spricht man von der aktivierten Arthrose. Ein Faktor X (Überbelastung?) verändert die Arthrose in eine Arthrose «mit ein klein wenig Arthritis». Der Unterschied zur Arthritis liegt in der Art und Weise, wie sie im Gelenk entsteht (Abb. 30). Symptome, wie wir sie von der Arthritis kennen (Seite 29), treten hinzu. Ziel der Therapie muß es jetzt sein, diese von einer Entzündung begleitete Arthrose in eine schmerzfreie Arthrose zurückzuführen.

Hüftgelenksarthrose (Coxarthrose)

Die Hüftgelenksarthrose ist entweder Folge vorangegangener Schäden, also Verletzungen, Entzündungen usw. (siehe Seite 28), Ausdruck eines angeborenen Mißverhältnisses zwischen Hüftgelenkspfanne und Hüftkopfgröße (oder einem nicht natürlichen Winkel zwischen der durch den Oberschenkelknochen und durch den Hüftkopf gelegten Achse) oder eines degenerativen Alterungs- und Verschleißprozesses. In vielen Fällen erlaubt der Röntgenbefund Rückschlüsse auf die auslösende Vorerkrankung, wenn sich eine sogenannte «Präarthrose» nachweisen läßt. Das Röntgenbild zeigt unter anderem Gelenkspaltverschmälerungen, Deformierungen des Hüftkopfs und Randwülste (Abb. 30; Seite 28). Das sogenannte *Vierer-*

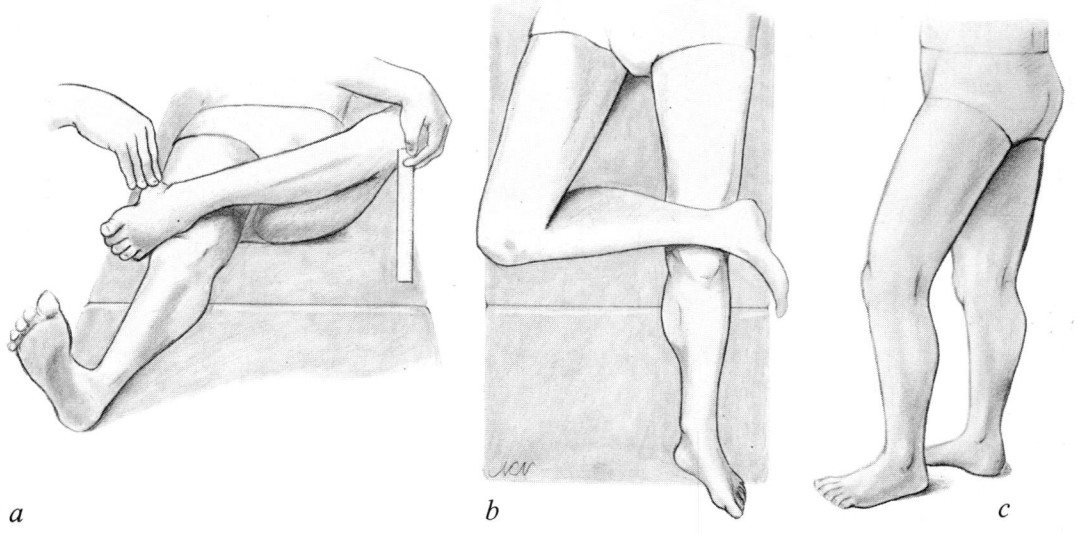

a *b* *c*

Abb. 31a–c: Viererzeichen.

a) Der Abstand zwischen gebeugtem Kniegelenk und Tisch- (Bett-)fläche wird gemessen (siehe Text Seiten 51, 66).

b) Von oben betrachtet gleicht diese Funktionsprüfung einem Vierer.

c) Ist das Viererzeichen deutlich ausgeprägt, kann die Beweglichkeit des Hüftgelenks eingeschränkt werden und die vollkommene Streckung unmöglich werden (Beugekontraktur, siehe auch Abb. 16 d, Seite 28).

zeichen (Abb. 31a–c), eine kombinierte Bewegung, gilt als ein Frühzeichen dieser Arthrose. Weitere Symptome sind *Leistendruckschmerzen,* Schmerzen die entstehen, wenn man auf den seitlichen Teil des Hüftkopfs klopft, Schmerzen in der Leiste beim Abspreizen der Hüfte, allgemeine Beschwerden in der Gesäßgegend und an der Rückseite des Oberschenkels sowie Schmerzen bei maximalen Bewegungen. *Auch Beschwerden in den Kniegelenken (z.B. beim Treppen-Hinaufsteigen) weisen nicht selten auf eine Hüftgelenkserkrankung hin.*

Den Verlauf der Hüftgelenksarthrose kennzeichnen der schleichende Beschwerdebeginn und die Abnahme der Hüftgelenksbeweglichkeit. Fehlstellungen (Kontrakturen) können sich entwickeln. Nicht selten bleibt der Bewegungsverlust dem Erkrankten lange verborgen und wird erst dann aufgedeckt, wenn der Arzt gezielt fragt, ob z.B. Strümpfe und Schuhe noch

ohne fremde Hilfe angezogen werden können. Die typische Fehlstellung des Beins während der Erkrankung – das Bein ist an den Körper herangezogen, etwas nach außen gedreht und gebeugt – führt zum hinkenden Gang.

Erweichung des Kniescheibenknorpels (Chondropathia patellae)

Das typische Alter für Knorpelschäden an der Kniescheibe (Chondropathia patellae), manchmal auch «Retropatellararthrose» genannt, liegt zwischen 15 und 25 Jahren. Ihre Ursache ist noch ungeklärt. *Der Kniescheibenknorpel ist erweicht und rissig.*

Blitzartiges, grundloses *Wegknicken beim Gehen* («giving way»), der Verschiebeschmerz der Kniescheibe gegenüber dem Oberschenkelknochen, Schmerzen beim Bergabgehen und nach länger gebeugtem Kniegelenk (z.B. nach längerem Sitzen) sind Anzeichen dieser Krankheit. Selten entwickelt sich ein Erguß oder überwärmt sich die Haut über der Kniescheibe. Der Röntgenbefund ist nicht aussagekräftig.

Kniegelenksarthrose

Auch die Kniegelenke zählen zu den gewichttragenden Gelenken und verschleißen häufig vorzeitig. Unterschiedliche Vorschädigungen der Menisci, des Gelenkknorpels und des Knochens wie zum Beispiel nach Entzündungen bzw. Fehlstellung (O-Bein oder X-Bein) können zum Knorpelschwund und zur knöchernen Deformierung führen. Nicht selten folgt dann eine Lockerung des Bandapparats.

Klinisch wichtig sind – wie bei allen Arthrosen – Belastungs- und Bewegungsschmerzen, Anlaufschmerzen nach Ruhe, Reibegeräusche und Knacken. Sehr früh schmerzen das *Treppen-/Bergabwärtsgehen* und der letzte Teil eines Bewegungsausschlags *(Endphasenschmerz)*. Überwärmung und Ergußbildung charakterisieren dann die aktivierte Arthrose (siehe Seite 51).

Fingerpolyarthrose

Fingerpolyarthrosen (Abb. 32) sind aus zwei Gründen wichtig: zum einen, da diese Arthrosen vielleicht durch eine Knorpelstoffwechselstörung entstehen (Seite 29), zum anderen, da sie oft mit der Gicht (Seite 45) oder der c.P. (Seite 35) verwechselt werden.

Fingerpolyarthrosen haben aber eine wesentlich bessere Prognose als die c.P. An den *Fingerendgelenken*, meist an beiden Händen, entstehen ein- oder doppelseitige Knötchen (Heberdensche Fingerpolyarthrose), an den Fingermittelgelenken spindelige, sich knöchern anfühlende Auftreibungen (Bouchardsche Fingerpolyarthrose) (Abb. 33). In der Regel verursachen diese Fingerpolyarthrosen *Kälteempfindlichkeit* (kaltes Wasser; im Winter ohne Handschuhe!). Nur manchmal – meist am Be-

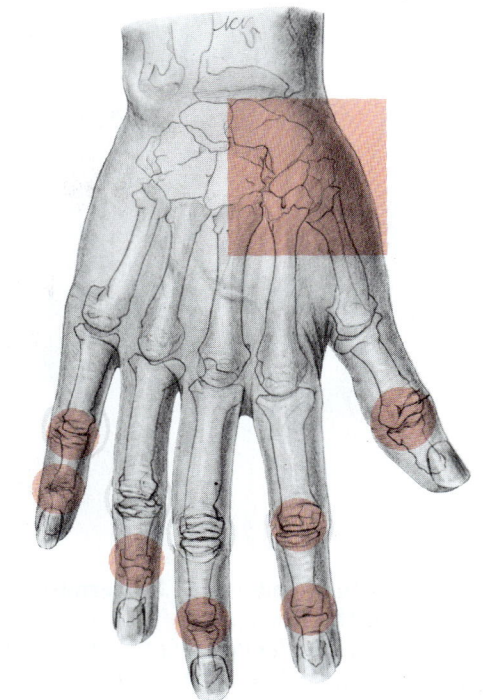

Abb. 32: **Erkrankte Fingergelenke bei Fingerpolyarthrose.**
Arthrosen der Fingerendgelenke, oft mit doppelhöckrigen Knötchen über den Gelenken verbunden, entwickeln sich häufig an beiden Händen: Sie können mit chronischer Polyarthritis oder Gicht verwechselt werden (orange Kreise). Auftreibungen der Fingermittelgelenke, die sich knöchern anfühlen, signalisieren Arthrosen (orange Kreise). Häufig erkrankt auch das Daumensattelgelenk an einer Arthrose (oranges Viereck).

ginn der Erkrankung – schießen die kleinen Knötchen an den Fingerendgelenken akut auf und schmerzen dann. Für viele Patienten wirken sie hauptsächlich in *kosmetischer* Hinsicht störend. Die beschwerdearmen und schmerzfreien Phasen herrschen vor. Von wenigen Ausnahmen abgesehen ist der Verlauf der Fingerpolyarthrose harmlos – das zu wissen ist wichtig. Fingerpolyarthrosen sind keine Gicht, sind keine chronische Polyarthritis, sie führen nicht zur Versteifung, nur sehr selten zu Funktionseinschränkung oder Gelenkzerstörung.

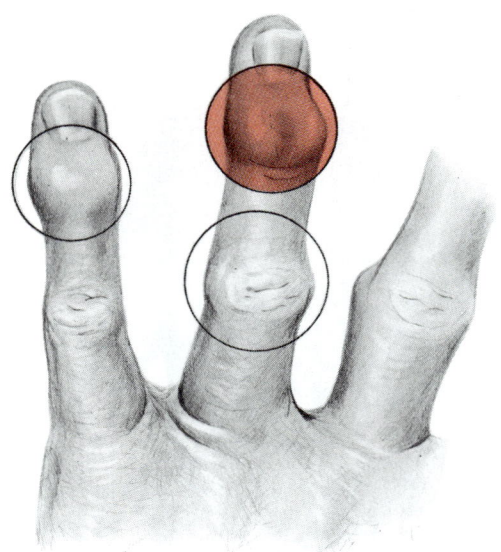

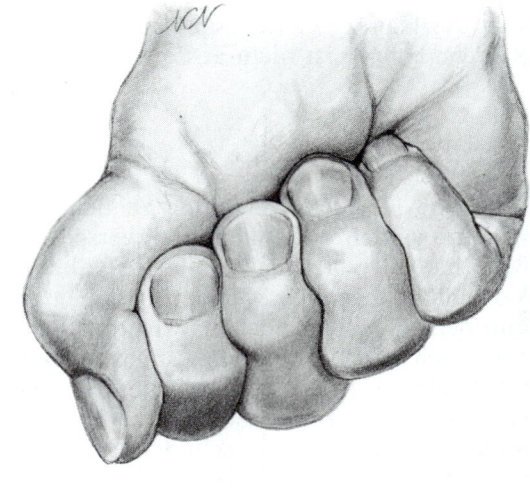

Abb. 33: **Fingerend- und Fingermittelgelenkspolyarthrose.**
Die Fingerendgelenke zeigen meist eine doppelhöckrige Auftreibung, die anfangs gerötet, später dann normal gefärbt sein kann (orange Kreise). Diese «Knötchen» werden später hart und heißen ihrem Erstbeschreiber nach auch Heberdensche Knötchen. Auch die Verdickungen der Fingermittelgelenksarthrosen (helle Kreise) sind hart. Nach ihrem Erstbeschreiber heißen sie auch Bouchardsche Arthrosen.

Abb. 34: **Rhizarthrose.**
Die Arthrose im Daumensattelgelenk kann – je nach Ausprägung – sehr schmerzhaft sein. Für die Funktion der Hand ist sie von größerer Bedeutung als die Arthrosen der Fingerend- oder Fingermittelgelenke. Zu erkennen sind die charakteristische Stellung des Daumens und der Schwund der Daumenballenmuskulatur.

Daumensattelgelenksarthrose (Rhizarthrose)

Die *Daumensattelgelenksarthrose* entsteht überwiegend durch Verschleiß, aber auch z.B. im Verlauf einer c.P. (nach mehrfachen Entzündungen in diesem Gelenk). Weitere mögliche Ursachen: hormonelle Einflüsse (Frauen erkranken häufiger), angeborene Bandschwächen und/oder Formabweichungen der gelenkbildenden Knochen.
Die Arthrose beginnt meist schleichend; sie ist häufig doppelseitig. Da der Daumen für die Funktion der Hand, zum Beispiel das Greifen oder manche Feinbeweglichkeit, wichtig ist, hat die Daumensattelgelenksarthrose einen größeren Stellenwert

für die Funktion der Hand als z.B. die Fingerendgelenkspolyarthrose. Belastungsabhängige Schmerzen, die in den Daumen und/oder den Unterarm ausstrahlen können, schränken das Abspreizen und die Kreiselbewegungen des Daumens ein. Auch das Abspreizen des Daumens kann durch die während des Verlaufs entstehenden knöchernen Veränderungen unmöglich werden und so zu einer Überstreckung im Grundgelenk und einer Beugung im Endgelenk führen. *Charakteristisch ist die Z-förmige Stellung des Daumens* (Abb. 34). Durch diese Funktionseinschränkungen und wegen der durch Schmerzen erzwungenen Inaktivität kann die Daumenmuskulatur schwächer werden: Schmerz + Fehlstellung + Bewegungseinschränkung sowie die besondere funktionelle Bedeutung des Daumens für die Beweglichkeit der Hand machen die Daumensattelgelenksarthrose zu einer ernstzunehmenden Arthrose.

Großzehengrundgelenksarthrose

Die Gicht, die im Großzehengrundgelenk mehrfach zur Arthritis geführt hat, kann hier letztlich eine Arthrose verursachen. Der oft durch eine primäre/sekundäre Spreizfußveränderung entstehende *Hallux valgus*, das Abweichen der Großzehe im Grundgelenk zur Wadenbeinseite hin, ist sehr häufig. Dieser Hallux valgus ist eine präarthrotische Veränderung des Gelenks, die häufig nur geringe Sekundärarthrosen entstehen läßt, deren außerhalb des Gelenks liegende Weichteilschwielen die Hauptbeschwerden verursachen. Das nach innen vorragende Köpfchen des ersten Mittelfußknochens mit seinem Schleimbeutel zeigt sich «als Ballen» (Abb. 35). Schleimbeutelentzündungen, Schwierigkeiten bei der Schuhversorgung und Druckbeschwerden sind die häufigsten Begleiterscheinungen. Auch die sogenannte starre Großzehe *(Hallux rigidus)*, eine Fehlstellung des Großzehengrundgelenks in Beugung, entwickelt sich häufig auf dem Boden einer Großzehengrundgelenksarthrose.

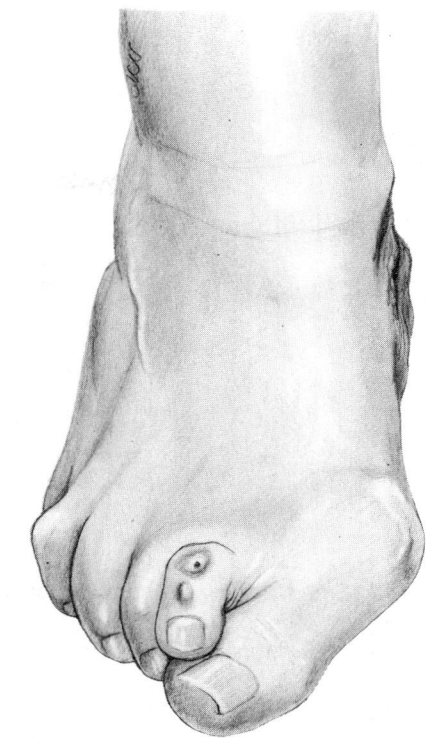

Abb. 35: **Großzehengrundgelenksarthrose.** *Die Arthrose im Großzehengrundgelenk ist oft mit einer nach außen strebenden Großzehe (Hallux valgus) verknüpft. Meist schmerzen die Weichteile (Schleimbeutel) an der inneren Seite des Großzehengrundgelenks. Oft bestehen auch noch andere Fehlstellungen der Zehen.*

Wirbelsäule

Bechterewsche Erkrankung (Spondylitis ankylosans)

Geschichte des Morbus Bechterew
Historische Ausgrabungen und Untersuchungen an Mumien zeigen, daß der Mensch schon vor Jahrtausenden am «Bechterew» litt: Charakteristische Schäden hat man an menschlichen Skeletteilen aus dem alten Ägypten wie auch aus der europäischen Steinzeit gefunden. Erst anderthalb Jahrtausende nach Galen (130 bis 200 n. Chr.) beschrieb der *irische Medizinstudent Bernard Connor (1695)* ein in Frankreich gefundenes Skelett, dessen Bekken, Kreuzbein, die 15 untersten Wirbel und die zugehörigen Rippen vollständig verwachsen waren.

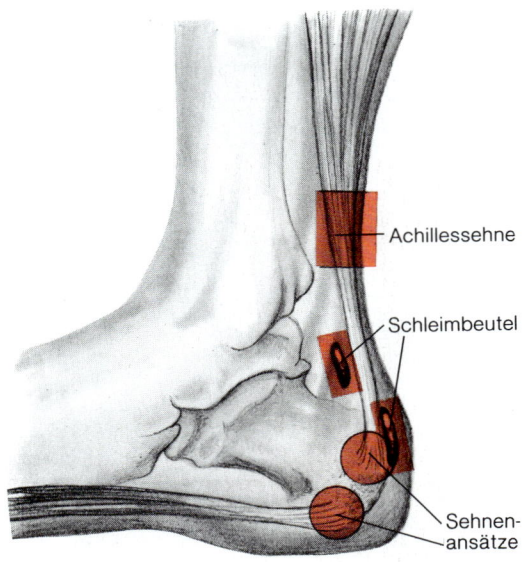

Achillessehne

Schleimbeutel

Sehnen-
ansätze

Abb. 36: **Mögliche Entzündungsstellen an der Ferse.**
Bei der Bechterewschen Krankheit, beim Reiter-Syndrom oder der Arthritis psoriatica können verschiedene Stellen der Ferse entzündlich erkranken: Die Schleimbeutel, die Sehnenansätze der Achillessehne und der untere Teil des Fersenbeins (orange Kreise und Vierecke).

Die Entdeckung des HLA-Systems (Seite 67) und hier die enge Verbindung von HLA-B 27 und Morbus Bechterew ließen das «Syndrom Morbus Bechterew» seit Mitte der 70er Jahre zur Grundlage aller Forschungen über eine neugebildete Krankheitsgruppe werden: die seronegativen Spondarthritiden.*

Frühstadium des Morbus Bechterew
Die Krankheit beginnt in der überwiegenden Zahl aller Fälle *zwischen dem 18. und 30. Lebensjahr,* seltener schon vor oder während der Pubertät, noch seltener jenseits des 50. Lebensjahrs. Charakteristisch sind von der unteren Lendenwirbelsäule

---

* seronegativ = kein Rheumafaktor nachweisbar
Spondarthritis = Entzündliche Erkrankung von Wirbelsäule *und* Gelenken

---

ausgehende ischialgiforme Schmerzen, die einseitig oder beidseitig oder aber – sehr typisch – *wechselnd ausstrahlen und nicht selten in der Kniekehle «wie abgeschnitten» aufhören.* Atemabhängige, durch Husten und Niesen verstärkbare Schmerzen, flüchtige und wechselnde *Schmerzen am Brustbein,* im Nacken, am Sitzbein oder an den *Fersen* sind ebenfalls Frühsymptome (Abb. 36). Besonders charakteristisch ist der *nächtliche Ruheschmerz,* der den jungen Erkrankten gegen 3 bis 4 Uhr morgens früh aufweckt und ihn zwingt, das Bett zu verlassen und sich zu bewegen (Abb. 37a–d).

Etwa in einem Drittel aller Fälle können sich auch durch Entzündungen verursachte Schmerzen in großen oder kleinen Gelenken entwickeln. Das *«Loch in der Straße-Zeichen»* ist ein typisches Frühsymptom: Tritt der Patient versehentlich in ein Loch in der Straße, so führt die heftige Abwärtsbewegung an den Kreuz-Darmbein-Gelenken zu Schmerzen. Diese Frühsymptome beginnen meist schleichend und langsam, nur sehr selten akut. Bereits in diesem Stadium können Störungen des Allgemeinbefindens wie Arbeitsunlust, Gewichtsverlust oder Müdigkeit eintreten. Wenn auch als Vorzeichen selten, so ist die ohne erkenntliche Ursache immer wieder auftretende *Regenbogenhautentzündung* (Iritis) eines jungen Patienten manchmal wegweisend für die Diagnose «Bechterew».

Wie geht es weiter?
Normalerweise greift die Entzündung nach oben aufsteigend von den Kreuz-Darmbein-Gelenken auf höhergelegene Wirbelsäulenabschnitte über. Die Brustwirbelsäule versteift dabei in *Rundrückenstellung,* die Halswirbelsäule wird übermäßig lordosiert. Entwickeln sich über die überwiegend vom Zwerchfell ausgehende Atmung auch noch ein sogenannter *Kugelbauch,* ein Gang mit kurzen Schritten und wird der *Körper beim Schauen nach links oder rechts mitbewegt,* ist das charakteristische Erkrankungsbild vollständig. Sind die Hüftgelenke frei beweglich, ist das Bücken noch gut möglich. Meist sehr spät wird die

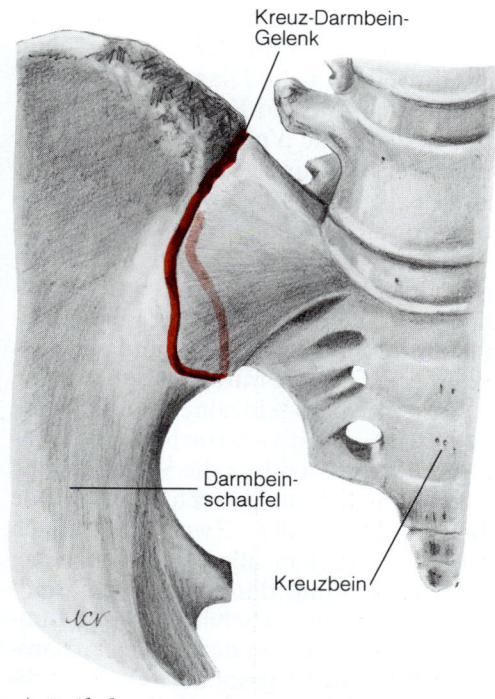

Kreuz-Darmbein-Gelenk

Darmbein-schaufel

Kreuzbein

a) Auch heute noch ist die Entzündung der Kreuz-Darmbein-Gelenke (orange) «der Schlüssel» zu diesem Krankheitsbild.

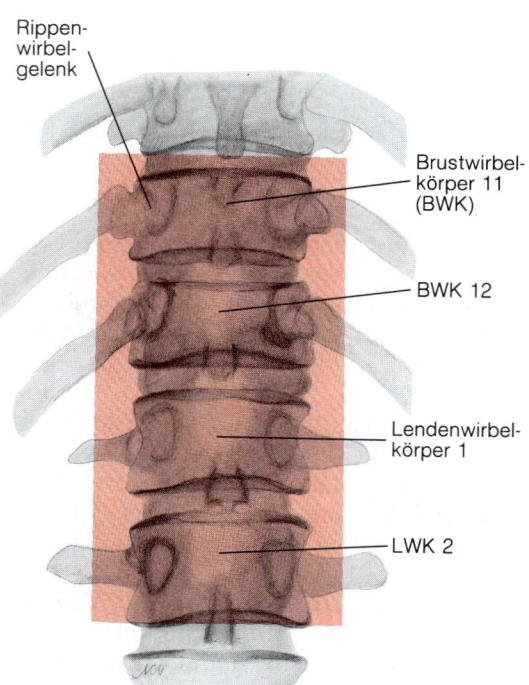

Rippen-wirbel-gelenk

Brustwirbel-körper 11 (BWK)

BWK 12

Lendenwirbel-körper 1

LWK 2

b) Der Übergang von der Brust- zur Lenden-wirbelsäule erkrankt meist als erster Wir-belsäulenabschnitt.

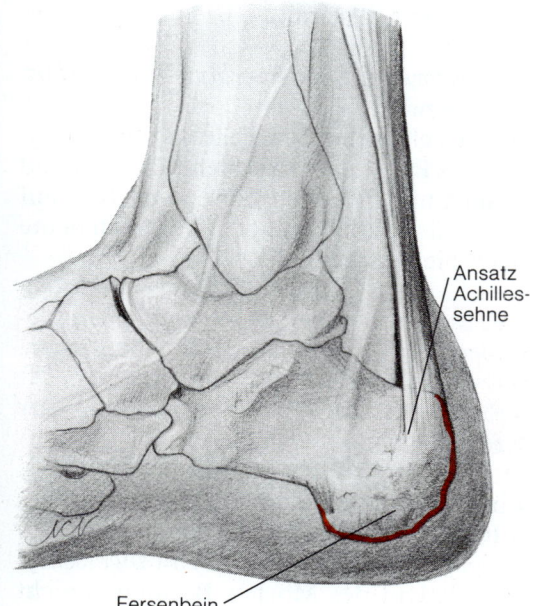

Ansatz Achilles-sehne

Fersenbein

c) Die Ferse (siehe auch Abb. 36, Sei-te 56).

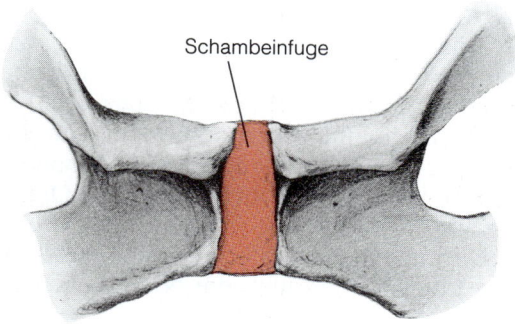

Schambeinfuge

d) Die Band- und Knorpelverbindung zwi-schen den vorderen Schambeinästen (Symphyse) kann entzündlich reagieren.

Abb. 37a–d: **Bechterewsche Krankheit: Ge-biete, die am Anfang oder im Verlauf bevor-zugt erkranken.**

Beweglichkeit der Halswirbelsäule eingeschränkt. Schmerzen können auch durch Entzündungen von Sehnenansätzen an Knochen entstehen. In *späteren Stadien ist die Atmung* (Rippenwirbelgelenke, Brustbeinrippengelenke) *eingeschränkt*.

Sehr oft führt der Krankheitsverlauf allerdings nur zu einer geringen Versteifung der Wirbelsäule, und – sehr wichtig – der Morbus Bechterew kann in jedem Stadium stehenbleiben und ausheilen.

Diesen häufigen gutartigen Verläufen mit unterschiedlich ausgeprägten Schmerzschüben und fast fehlender Versteifung steht ein chronisch-schubweiser Verlauf mit erheblichen Funktionseinbußen in zwei bis drei Jahrzehnten sowie ein – sehr seltener – schlechter Verlauf mit Versteifung schon nach wenigen Jahren, Beteiligung innerer Organe und Gelenkentzündungen gegenüber. In etwa 30–40% aller Erkrankungen bleibt die Entzündung auf die Wirbelsäule beschränkt. Leider erkranken in der Mehrzahl der Fälle auch *Sehnenansätze und Gelenke*. So wird die Beweglichkeit der Hüftgelenke etwa bei einem Drittel aller Bechterew-Patienten eingeschränkt, etwa die Hälfte erkrankt an einem oder mehreren Sehnenansätzen (Fersen, Sitzbein). Da der Morbus Bechterew durch eine Entzündung im ganzen Körper entsteht und «in Schwung gehalten wird», können auch nichtknöcherne Organe wie die *Augen*, das *Herz* und die *Hauptschlagader* sowie – allerdings sehr selten – die Lungen oder auch die Nieren erkranken.

Abrupt einsetzende Lichtscheu, Tränen und Rötung des Auges, Schmerzen, Sehkraftverminderung zeigen eine *Regenbogenhautentzündung* an. In diesem Fall braucht der Patient so früh wie möglich die fachärztliche Behandlung. 20–30% aller Morbus Bechterew-Patienten leiden unter dieser typischen Augenentzündung, die in der Regel einseitig, in seltenen Fällen auch an beiden Augen zugleich oder aber auch ein- oder mehrere Male nacheinander an beiden Augen auftritt. Die Regenbogen-

hautentzündung als erstes Zeichen der Bechterewschen Krankheit kann schon früh Hinweise für die Diagnose geben.

Vor allem chronische Krankheiten lassen manchmal genaue Voraussagen nicht zu; so auch der Morbus Bechterew. Allerdings gibt es doch einige prognostische Gesichtspunkte für einen ungefähren Verlauf: Junge Männer zwischen 20 und 30 Jahren, deren Gelenke schon anfangs miterkranken, sind von einem rascheren Fortschreiten bedroht. Sind stammnahe und periphere (kleinere) Gelenke mitbetroffen, können die Arthritiden in einzelnen Fällen eine schwere Invalidität verursachen. Die Lungenfunktion bleibt durch die Vergrößerung der diaphragmalen Zwerchfellamplitude (= Beweglichkeit des Zwerchfells nach oben und unten) in aller Regel auch bei totaler Versteifung des Brustkorbs erhalten. Die sehr seltenen Schäden an den Lungen, dem Herz oder an der Niere sind prognostisch natürlich gesondert zu betrachten. Rechtzeitig und ausreichend behandelte Regenbogenhautentzündungen führen nur selten zur bleibenden Einschränkung der Sehkraft. Nach dem 50. Lebensjahr kommt der Bechterew häufig weitgehend zum Stillstand.

Sonderformen/Sonderverläufe des Morbus Bechterew

Wenn sich auch das Verhältnis der Häufigkeit des Bechterew zwischen Männern und Frauen in den letzten Jahren von 10:1 auf 4:1 verändert hat, gilt dennoch auch heute noch die Aussage,

daß diese Krankheit beim weiblichen Geschlecht seltener ist als beim männlichen. Sie verläuft kürzer und gutartiger, sehr oft «bleibt es» bei einer Entzündung der Kreuz-Darmbein-Gelenke.

Eine Ausnahme stellen Krankheitsverläufe mit Gelenkbeteiligungen dar. Im Gegensatz zur c.P. bessert eine *Schwangerschaft* den Verlauf des Morbus Bechterew nicht (auch hier Ausnahme: Bechterew mit Gelenkbeteiligung). Bechterew-Patientinnen erleben fast immer einen normalen Geburtsvorgang (siehe auch Seite 31). Sind die Hüftgelenke betroffen, kann ein Kaiserschnitt nötig werden.

Tritt die Krankheit bei Kindern im Alter von 5–16 Jahren auf, spricht man von *jugendlicher Spondylitis*. Diese besondere Verlaufsform greift meist die Gliedmaßengelenke zuerst an; erst später erkranken Kreuz-Darmbein-Gelenke und Wirbelsäule. Buben sind 6mal häufiger betroffen als Mädchen. Auch im Rahmen dieser Verlaufsform ist eine Regenbogenhautentzündung nicht selten.

Halswirbelsäule bei chronischer Polyarthritis

Es ist häufig nicht bekannt, daß im Verlauf einer c.P. die *Halswirbelsäule* nach den Zehengrundgelenken *mit am häufigsten* erkrankt. Das Röntgenbild deckt dort häufiger als in jedem anderen Gelenk Anzeichen auf (!). Wie auch im Gelenk beginnt der Krankheitsprozeß in der Gelenkinnenhaut (z.B. der Kopfgelenke, der kleinen Zwischenwirbelgelenke), breitet sich auf den Knorpel aus, lockert und unterminiert den Bandapparat. Zu welchen Veränderungen kann das im Halswirbelsäulenabschnitt führen?: Zu:

– *Veränderungen in den Gelenken zwischen Schädel und erstem Halswirbelkörper;*
– *Verschiebungen zwischen erstem und zweitem Halswirbelkörper (atlantoaxialen Sub-/Disluxationen);*
– zum *sogenannten Stufenleiter-Phänomen;*
– zur *Osteoporose (Entkalkung).*

Das Fehlen von Beschwerden ist im Rahmen der Arthritis der Halswirbelsäule nicht ungewöhnlich. Wenn Atlas (der erste Halswirbelkörper) und Dens (ein Teil des zweiten Halswirbelkörpers) über ein gewisses Maß voneinander abweichen (atlantoaxiale Dislokation), können neurologische (Kompression des Rückenmarks) und andere Komplikationen (durch die Verengung der Strombahn einer Arterie, die den Kopf mit Blut versorgt) entstehen: Mißempfindungen an den Gliedmaßen, Nakken- und Hinterhauptschmerzen, Drehschwindel und andere Gleichgewichtsstörungen, Hör- und Schluck- sowie Sensibilitätsstörungen (Kälte, Wärme, Schmerz) können sich entwickeln. Die häufigen vorderen Verschiebungen (Subluxationen) verursachen den Schmerz im Nacken und am Hinterkopf. Er kann in den vorderen und/oder Schläfenbereich aufsteigen und hinter die Augen ausstrahlen. Die Patienten empfinden in beiden Armen neben den geschilderten Mißempfindungen Taubheit; sie schätzen Wärme und Kälte falsch ein und erleben elektrizitätsähnliche Empfindungen. Alle diese Befunde sind dann für den Befall der oberen Halswirbelsäule charakteristisch, wenn sie durch plötzliche Bewegungen des Kopfs und Nackens oder durch Zug ausgelöst werden.

Verschleissbedingte (degenerative) Wirbelsäulenveränderungen

Lokale Wirbelsäulensyndrome
Als lokal bezeichnet man die Erkrankung der Wirbelsäule mit Schmerzen, die sich, ohne auszustrahlen, *an einem Ort festsetzen.* Typische Anzeichen für ein lokales Wirbelsäulensyndrom sind die nach einigen Stunden Arbeit an der Schreibmaschine oder durch die Zugluft des geöffneten Autofensters entstandenen Schmerzen, die zu einem «steifen Hals» führen, oder Schmerzen an der Narbe nach einer Bandscheibenoperation.

Pseudoradikuläre Wirbelsäulensyndrome
Radix = die Wurzel, pseudo = falsch: Pseudoradikulär sind die Krankheiten der Wirbelsäule, die sich scheinbar (also falsch) an das Ausbreitungsgebiet einer Nervenwurzel (Radix) halten. In Wirklichkeit liegen ihnen aber keine die Nervenwurzeln bedrängenden Ursachen zugrunde (Abb. 38). Sehr viele, unterschiedlich entstandene Wirbelsäulenveränderungen können zu solchen pseudoradikulären Schmerzen

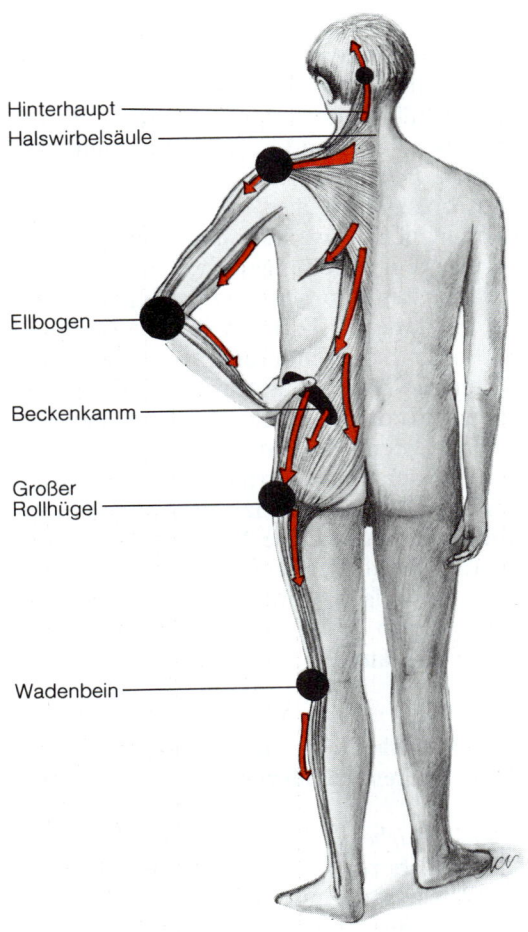

Hinterhaupt ——
Halswirbelsäule ——

Ellbogen ——

Beckenkamm ——

Großer
Rollhügel ——

Wadenbein ——

Abb. 38: **Pseudoradikuläre Schmerzaus-
strahlung.**

*Radix = Wurzel; Pseudo = falsch: Pseudo-
radikuläre Schmerzen sind Beschwerden,
die vermeintlich von einer Nervenwurzel-
kompression herrühren. Viele Ursachen
können solche Schmerzbilder entstehen lassen, die nicht mit den durch Bandscheibenvorfällen verursachten radikulären Schmerzen verwechselt werden dürfen. Fehlhaltungen von Hals- und Lendenwirbelsäule, z.B.,
können zu schmerzhaften Muskelverhärtungen und -verspannungen unterschiedlicher Rückenmuskeln führen. Diese Schmerzen empfindet der Patient dann an den
Dornfortsätzen der Halswirbelsäule, dem
Hinterkopf, den Ellbogen bzw. dem Beckenkamm, den großen Rollhügeln und der
Außenseite der Kniee.*

führen. So verursachen die Höhenvermin-
derung der Zwischenwirbelscheibe und die
danach folgende Gefügelockerung mit
Schub- und Scherbewegungen Zerrungen
an den langen Wirbelbändern und knöchernen Ausziehungen – letztlich die Spondylarthrose. Ausdrücklich muß darauf hin-
gewiesen werden, daß viele *röntgenologisch
eindrucksvolle degenerative Wirbelsäulenveränderungen* zwar die Beweglichkeit einschränken, aber *keine Schmerzen verursachen.*

Jeder Halswirbel besitzt an seiner oberen
Fläche zu beiden Seiten leistenförmige Er-
hebungen, die sogenannten Hakenfortsätze
(Abb. 6b oben; Seite 18). Zwischen diesen
Hakenfortsätzen liegt die Zwischenwirbelscheibe wie in einem Sattel. Bei verschleiß-
bedingtem Zusammensinken der Bandscheibe können sich an diesen Hakenfortsätzen sehr früh Knochenwucherungen
und Deformierungen entwickeln, die dann
die Spinalnervwurzel und die sie begleiten-
den Gefäße im Zwischenwirbelloch bedrängen.

Das Leitsymptom der an der *Lendenwirbelsäule* entstehenden Syndrome ist der
Kreuzschmerz, der Ausdruck vielfältiger
und sehr unterschiedlicher Störungen sein
kann (Seiten 33, 34): des lumbalen Band-
scheibenschadens, statischer Wirbelsäu-
lenfehler, von Fehlern in der Beckenstatik,
der Entkalkung (Osteoporose) der Wirbelsäule usw. Sehr viele Beschwerden sind
auch muskulär oder durch Bänder verursacht: Unsere Muskulatur kämpft ständig
gegen verschleißbedingt entstandene ab-
norme Beweglichkeit eines gelockerten
Wirbelbandscheibensegments an: Sie ver-
krampft sich und entwickelt einen Muskel-
kreuzschmerz, der sich als Dauerschmerz
durch Überlastung oder akut als Lumbago
(Hexenschuß) äußert.

Radikuläre Wirbelsäulensyndrome
Beim Bandscheibenvorfall quillt durch
einen hinten und/oder seitlich gelegenen
Riß im Faserring Gallertkerngewebe nach
außen in den Wirbelkanal bzw. in das
Zwischenwirbelloch und kann so die
Spinalnerven irritieren. Am häufigsten

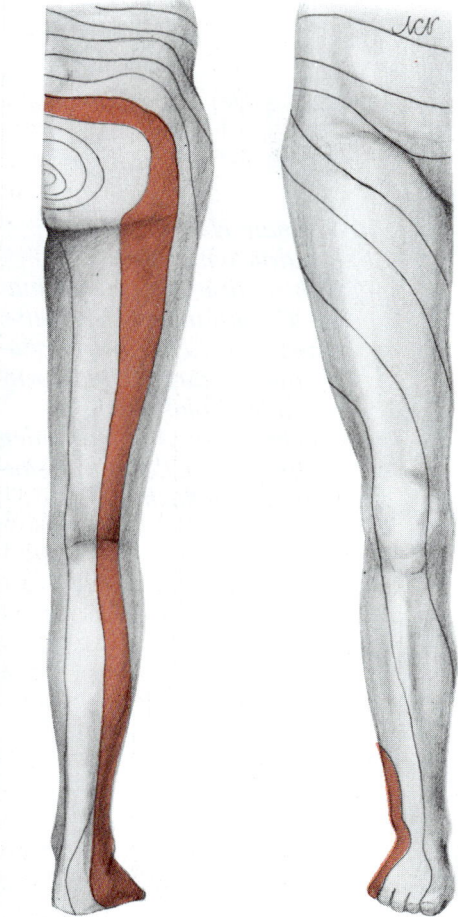

Abb. 39: Projektion von Nervenkompressionsschmerzen auf die Haut.
Werden Nervenwurzeln oder Nervenäste irritiert, reagiert die durch sie versorgte Haut mit einem gestörten Empfinden, zum Beispiel gesteigerter oder verminderter Schmerzempfindung, veränderter Wärme/Kälteempfindung, Mißempfindungen wie Kribbeln usw. (Dermatom). Wird die Nervenwurzel des 1. Kreuzbeinwirbels bedrängt, entstehen in einem streifenförmigen Areal (orange) solche Störungen.

fallen Teile des Gallertkerns *in der Höhe der Lendenwirbelkörper IV/V und des Lendenwirbelkörpers V / Sakralwirbelkörpers I* vor (Abb. 19a–d; siehe Seite 33). Entsprechend dem Ausmaß der Kompression sensibler oder motorischer Nervenwurzeln

entstehen leichtere oder schwerere neurologische Symptome: Die neurologische Untersuchung weist auf das betroffene Wirbelsäulensegment hin (Abb. 39).

Fehlhaltungen der Wirbelsäule

Der Arzt unterscheidet zwischen *normaler Haltung, Fehlhaltungen* und *Fehlformen.* Er spricht von *Haltungsschwäche* und *Haltungszerfall.* Ungenügend sind Ausdrücke wie «schlechte» oder «gute» Haltung. Der *Normalhaltung* entspricht die Form eines harmonischen S (Abb. 6c; Seite 18; Abb. 40a; Seite 62).
Fehlhaltungen sind dauernde Abweichungen von der normalen Haltungsform. Sie sind aber noch nicht endgültig starr, sondern lassen sich noch ausgleichen: Sie lassen sich durch aktives Muskeltraining korrigieren und haben noch nicht unbedingt krankhaften Charakter, können aber immerhin mit Sicherheit eine *Krankheit* verursachen. Wir unterscheiden den *Rundrücken* (Abb. 40b), den *Hohlrundrücken* (Abb. 40c), den *Flachrücken* (Abb. 40d) und die *skoliotische Schiefhaltung* (Abb. 41a–c). Der total-runde Rücken ist großbogig nach hinten ausgeformt, die normale Krümmung der Lendenwirbelsäule ist abgeflacht. Der hohlrunde Rücken zeigt eine verstärkte Krümmung der normalen S-Schweifung der Wirbelsäule. Der Flachrücken ist durch den ausgeprägten Verlust der lumbalen Krümmung charakterisiert. Diese Fehlhaltung ist in der Vorausschau für den Patienten sehr ungünstig und führt frühzeitig zu Schmerzen. Im Unterschied zu diesen Fehlhaltungen sind *Fehlformen* abnormale Wirbelsäulenkrümmungen, die *fixiert* und *nicht mehr korrigierbar* sind. So versteht man unter einer verstärkten *Kyphose* eine krankhafte, dauernde, über das Normale hinausgehende, nach hinten geschlossene Krümmung der Wirbelsäule. Eine der häufigsten Ursachen einer Kyphose ist die Scheuermannsche Erkrankung. Kyphosen des Erwachsenenalters beruhen entweder auf entzündlichen oder degenerativen Erkrankungen der Wirbelsäule. Die Osteoporose, besonders in

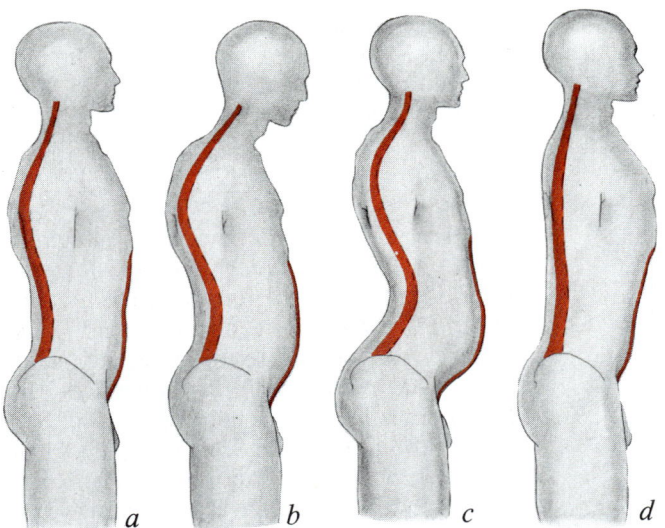

a) *Normale Haltung*
b) *Rundrücken*
c) *Hohlrundrücken: Die normalen Krümmungen der Hals-, Brust- und Lendenwirbelsäule sind verstärkt (Lendenwirbelsäule: Hohlkreuz).*
d) *Flachrücken: Alle normalen Krümmungen der Wirbelsäule sind abgeflacht.*

Abb. 40a–d: **Fehlhaltungen: seitlich betrachtet.**

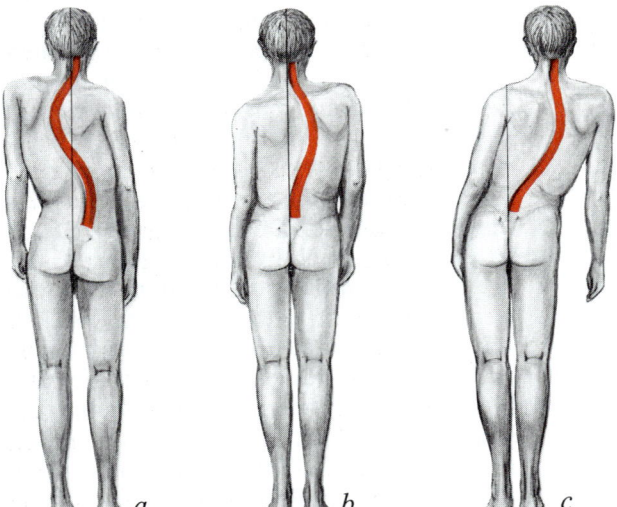

a) *Statische Skoliosen: Beckenschiefstand bei Beinlängendifferenz*
b) *Angeborene Skoliose*
c) *Skoliose mit seitlichem Überhang*

Abb. 41a–c: **Skoliosen.**

höherem Lebensalter, spielt für ihr Entstehen eine große Rolle. Ursachen für den sogenannten Altersrundrücken sind die nach dem Klimakterium einsetzende Osteoporose der Frau, degenerative Veränderungen an den Bandscheiben der Brustwirbelsäule und die in ihrer Folge auftretende Spondylose (siehe auch Seite 31). Eine verstärkte *Lordose* ist eine bleibende krankhafte Verstärkung der nach vorne geschlossenen Krümmungen der Wirbelsäule.

Krankhafte *Geradhaltungen* zeigen einen vollkommenen oder teilweisen, jeweils verfestigten Verlust der normalen Wirbelsäulenkrümmung. *Besonders krankhafte Geradhaltungen entwickeln frühzeitig Folgeschäden. Ihre erhebliche negative Bedeutung für die Zukunft des Patienten wird allzu oft unterschätzt.* Eine seitliche Verbiegung der Wirbelsäule mit einer Drehung um die Längsachse ist die *Skoliose* (Abb. 41a–c).

Untersuchungen beim Arzt

Gelenke

Anamnese, klinische Untersuchung, Blutuntersuchungen, weitere Untersuchungen

Anamnese

Ihre, des Patienten, Krankheitsvorgeschichte *(Anamnese)* ist für den Arzt von großer Bedeutung. Sie liefert oft entscheidende, zur Diagnose führende Hinweise.

Zunächst sollten Sie immer alles erzählen, was Sie selbst für das Krankheitsgeschehen und die Entwicklung Ihrer Krankheit als wichtig betrachten. Scheinbar unwesentliche Einzelheiten können «der Schlüssel zur Diagnose» sein.

Ein Beispiel: Das Reiter-Syndrom (Seite 43) umfaßt Polyarthritis, Harnröhrenentzündung und eine Entzündung der Bindehaut der Augen. Oft zeigen sich die beiden letzteren Krankheitszeichen nur schwach und vorübergehend. Eine vielleicht nur Stunden dauernde Entzündung der Augenbindehaut – «wie Sand in den Augen» – wird leicht vergessen. Fragt der Arzt nicht direkt, dann hält der Patient ein kurzes, flüchtiges Brennen in der Harnröhre während des Wasserlassens vielleicht für nicht erwähnenswert – die Diagnose Reiter-Syndrom läßt sich jedoch ohne Angabe der Krankheitszeichen Harnröhren- und Bindehautentzündung nicht stellen. Es geschieht übrigens oft, daß der Patient Symptome des Genitalbereichs aus Scham nicht erwähnt. Die genaue Schilderung der Störungen ist für den Arzt jedoch wesentlich, denn wie soll er, weiß er um die typischen Symptome nicht, die richtige Diagnose stellen?

Oft ist das *Wissen um die Krankheiten, die bereits vor dem ersten Zeichen einer Gelenkbeteiligung bestanden, sehr wichtig*: Der Arzt wird nach ganz allgemeinen Hinweisen forschen: Gewichtsverlust, Appetitlosigkeit, Fieber (wie hoch – wann und wo gemessen und wie lange?), Übelkeit, Erbrechen usw. Gezieltere Fragen können dann bereits die Weichen stellen: So entwickeln sich im Vorfeld einer c.P. oft Sehnenscheidenentzündungen. Flüchtige, meist nur Tage andauernde Mißempfindungen und Schmerzen in den *Kaugelenken* sind ebenfalls nicht selten. *Hautveränderungen* – gleich welcher Art und wo – können ebenso wie *Augenentzündungen* (Regenbogenhautentzündung, Bindehautentzündung) oder *Harnwegsinfektionen* wertvolle Hinweise geben. Gelenkerkrankungen während oder nach *Durchfalleiden* (Ruhr, unspezifische Darmentzündungen) lenken den Verdacht auf eine symptomatische Arthritis, also eine Gelenkentzündung, die als Begleitsymptom einer anderen Krankheit auftritt (Seiten 44, 46, 47), oder ein Reiter-Syndrom (Seite 43). Weiter wird Sie der Arzt nach *Fersenschmerzen* – die manchmal Frühsymptom der Arthritis im Rahmen einer Psoriasis (Seite 43), eines Reiter-Syndroms und auch eines Morbus Bechterew sein können - nach früheren *Nierenkoliken* (Gicht, Seiten 45, 46) und nach eingenommenen *Arzneimitteln* (Allergie) fragen.

Ist durch diese «Vorfeldfragen» Ihr Leiden grob eingekreist, stellt der Arzt die direkten Nachfragen: *Wie begann die Gelenkkrankheit? Hochakut? Blitzschnell?* Wurde das Gelenk innerhalb von ein bis zwei Stunden heiß, rot oder auch violett (typisch für Gicht), oder entwickelten sich Schmerzen und Schwellungen innerhalb mehrerer Stunden oder Tage (typisch für viele Fälle der Arthritis im Rahmen der Psoriasis) oder mehr schleichend über Tage bis Wochen (überwiegend der Beginn der c.P.)?:

– Waren die Gelenke geschwollen, dick, weich, hart?
– Waren die Gelenke gerötet, rot, violett, blau?
– Waren die Gelenke heiß, eher kalt, warm, sehr heiß?

Die wichtige *Schmerzanalyse* erfordert genaues ärztliches Nachfragen und Ihre, des Patienten, präzise Antworten. *Entsteht der Schmerz in Ruhe und bei Belastung oder nur bei Ruhe, nur bei Belastung? Schmerzen Gelenke auch nachts?* Ist der Schmerz ein Anlaufschmerz, also ein Schmerz, dessen Stärke sich nach Bewegungsbeginn allmählich steigert und der mit längerer Bewegungsdauer nachläßt?

Anlauf- und Belastungsschmerzen sind typisch für degenerative Gelenkerkrankungen. Bereits nach kurzer Verweildauer in einer fixierten Stellung gerät das Gelenk bei Bewegungsbeginn in Schwierigkeiten, die als Schmerzen signalisiert werden. Nach (unterschiedlich langer) Bewegung läßt der Schmerz nach. *Ruhe- (Nacht-) Schmerz ist dagegen meist für das entzündlich veränderte Gelenk kennzeichnend.* Der Unterschied zwischen beiden Schmerzarten ist wesentlich für die Diagnose.

Überaus wichtig: Sie müssen *genau angeben, an welchem Gelenk Beschwerden auftreten.* Nicht selten erhält der Arzt auf die Frage nach dem Ort der Gelenkschwellung nur eine unbestimmt wirkende Handbewegung mit einer vagen Antwort; er ist aber auf die Ihre genaue Information angewiesen. Denn das exakte Auffinden der Gelenkschwellung – oder auch die genaue Angabe, an welcher Stelle die Wirbelsäule schmerzt – können die Diagnose entscheiden. So erkranken zum Beispiel Fingerendgelenke im Verlauf einer c.P. fast nie (Seite 37); dieser Befall ist dagegen für die Arthritis bei Psoriasis (Seite 43) ebenso typisch wie der tiefsitzende Kreuzschmerz für den Bechterew.

Ist die rheumatische Erkrankung durch die vorhergehenden Fragen nun näher bestimmt, folgt der letzte Teil der Anamnese: das «Fragen nach ganz besonderen Symptomen». Diese Anzeichen werden bei den einzelnen Krankheitsbildern genau beschrieben (Seite 35 bis Seite 55).

Klinische Untersuchung

Ein Gelenk wird *untersucht* auf Schmerz bei Bewegung und in Ruhe, auf Schwellung, Rötung, Funktion (Beweglichkeit) und Kraft. Am Beispiel der Hand- und Fingergelenke zeigen wir, was der Arzt im Verlauf der klinischen Untersuchung beachten, prüfen und werten muß:

Nicht selten wird ein chronischer Polyarthritiker vom Arzt ein «zufriedenes» Aha hören, wenn der Patient auf einen normalen Händedruck mit Schmerz reagiert. Das Zusammendrücken der Fingergrundgelenke (Zeichen nach Gänsslen) ist schmerzhaft und deutet auf eine Entzündung hin. Nach diesem *«diagnostischen Händedruck»* wird der Arzt zunächst die Hand sorgfältig betrachten: Sind Schwellungen zu sehen, Verdickungen oder Rötungen zu erkennen? Wo liegen diese Schwellungen? Haben sie ein festgelegtes Muster oder sind sie unregelmäßig angeordnet? Dann wird *getastet*: Weiche, «sulzige» Schwellungen sprechen für die Entzündung der Gelenkinnenhaut, vielleicht für einen Erguß im Gelenk. Ist das Betasten schmerzhaft (siehe Abb. 42a–c; Seite 65), sich der Spitzgriff durchführen (Abb. 42c)? Lassen sich die Knöchel der Fingergrundgelenke (wie beim Gesunden) erkennen, oder ist die Haut dazwischen verschwollen, wirkt sie teigig, sind die Konturen verstrichen (Abb. 22; Seite 38)?

Danach werden die *Funktionen der Hand auf Bewegungseinschränkung und Schmerzhaftigkeit bei Bewegungen* geprüft. Für den Arzt ist es auch wichtig zu wissen, ob die Bewegungen vom Beginn an, während des Verlaufs oder erst in der Endphase schmerzen. Er untersucht, ob die Faust ganz geschlossen werden kann. Der Faustschluß

Abb. 42a–d: **Untersuchungsmethoden bei chronischer Polyarthritis.**

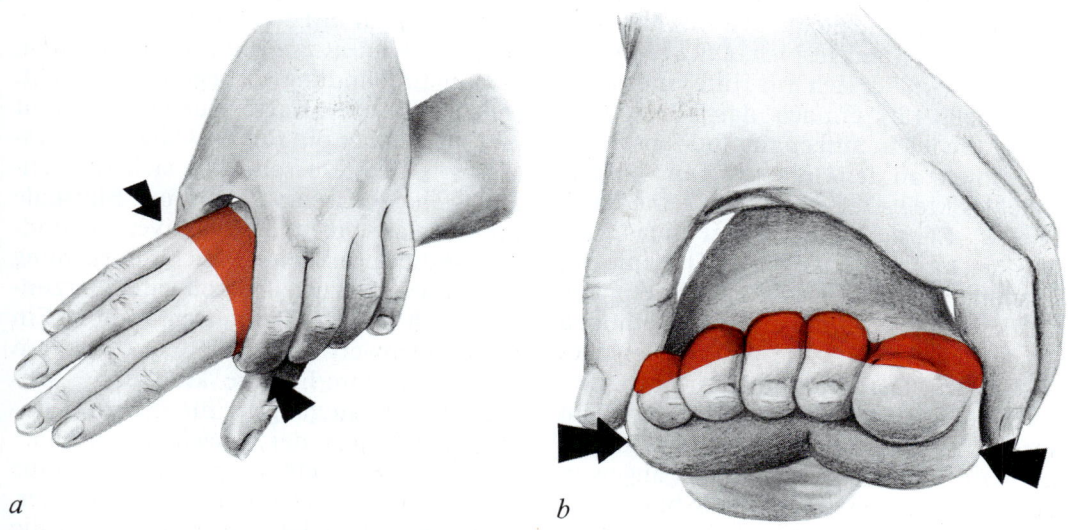

a   b

a) Der diagnostische Händedruck: Durch den Querdruck entzündlich erkrankter Finger-grundgelenke (Pfeile) entsteht Schmerz: Das Gänsslensche Zeichen (orange).
b) Gänsslensches Zeichen an den Zehengrundgelenken (orange).

c

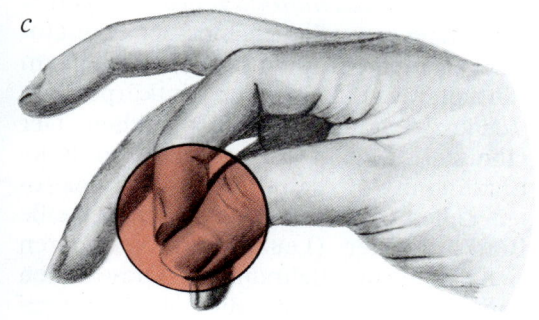

d

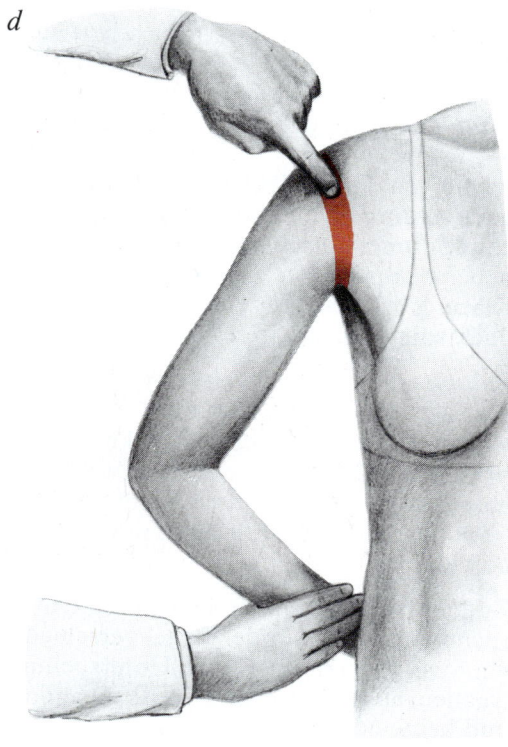

c) Spitzgriff (oranger Kreis): Fähigkeit, Daumen und Zeigefinger exakt zueinander zu führen.
d) Ertasten und Drücken des Schultergelenkspalts. Ein druckschmerzhafter Gelenkspalt (oranger Streifen) spricht für eine Schultergelenksentzündung. Im Gegensatz dazu sprechen druckschmerzhafte Weichteile des Schultergürtels eher für eine Periarthropathia humeroscapularis.

ist für das tägliche Leben und die Arbeit von großer Bedeutung. Das Beugen und Strecken aller Fingergelenke wird geprüft, die Bewegungsmöglichkeiten des Handgelenks werden durchgespielt. *Die Kraft eines Händedrucks* läßt sich mit Hilfe eines Blutdruckmeßgeräts einfach darstellen: Man drückt die leicht aufgepumpte Manschette zusammen; an der Höhe der Quecksilbersäule des Meßgeräts kann man seine Kraft ablesen. Diese Methode hat sich auch bewährt, um im Verlauf einer Therapie das Wiederkehren der Kraft zu prüfen. Die Aufzählung aller Untersuchungsmethoden würde, da es sehr viele gibt, ein eigenes Buch füllen. Deshalb sollen nur noch zwei Arten der Hüftgelenksprüfung erwähnt werden: Zum einen das sogenannte «Signe de quatre» *(Viererzeichen)*: Das angewinkelte und das gestreckte Bein bilden die Figur einer 4 (Abb. 31a–c; Seite 52). Diese Untersuchung kann die frühe Einschränkung der Beweglichkeit des Hüftgelenks, z. B. bei beginnender Arthrose, aufdecken. Auch der *Finger-Boden-Abstand* beim Vorwärtsbeugen des Oberkörpers erlaubt eine Aussage über die Beweglichkeit der Hüftgelenke.

Blutuntersuchungen

In einigen Fällen läßt sich die Diagnose nach Anamnese und körperlicher Untersuchung immer noch nicht stellen. Dann können *laborchemische Untersuchungen* eine Klärung bringen oder zumindest eine Verdachtsdiagnose erhärten.

Jedoch ist kein Nachweisverfahren in der Aussage für ein bestimmtes Leiden so sicher, daß es ein falsches, krankheitsbejahendes Ergebnis bei gesunden Menschen ausschließt. Andererseits ist keines so empfindlich, daß es alle Erkrankungen aufdecken könnte.

Zudem läßt jedes laborchemisches Untersuchungsergebnis in der Regel verschiedene Auslegungen zu. Keine Untersuchung ist allein ausschlaggebend für die Diagnose und keine Methode ist perfekt.

Zunächst muß entschieden werden, ob die Gelenkerkrankung entzündlich oder nichtentzündlich ist:

Das gelingt oft mit den sogenannten *unspezifischen Blutuntersuchungen*. Sie verraten, ob eine Entzündung vorliegt, jedoch nicht, welcher Art diese Entzündung ist. Bekannt ist Ihnen sicher die *Blutsenkungsgeschwindigkeit* (BKS). Je schneller sich die senkungsfähigen Bestandteile einer Blutsäule im Meßglas senken, desto aktiver entzündlich ist die Krankheit. Diese Untersuchung hilft auch festzustellen, ob eine Entzündung sich bessert oder verschlimmert. Ein Einstundenwert gilt als Richtwert: zum Beispiel 15 mm/h. Eine krankhafte Senkungsbeschleunigung ist für den Arzt immer Anlaß, nach der Ursache zu suchen.

Neben dieser Methode gibt es noch eine Reihe weiterer, ebenfalls unspezifischer, also allgemeiner Laborwerte. So zeigt die *Verteilung der Bluteiweiße* eine akute (= alpha-2-Globulin-Erhöhung) oder chronische (= gamma-Globulin-Erhöhung) Aktivität an. Immer wird, sei es am Anfang einer Untersuchung, sei es im Verlauf der Erkrankung, das *Blutbild* geprüft. Besonderes Interesse verdienen hier der Hämatokrit (= Anteil der roten Blutkörperchen am Blutvolumen), die weißen Blutkörperchen (Leukozyten) und die Blutplättchen. Der Hämatokrit zeigt die durch chronische Entzündung oft verminderte Zahl der roten Zellen (Anämie) an. Bestimmte weiße Blutkörperchen (Leukozyten) vermehren sich häufig bei Entzündungen. Diese Zellen und die Blutplättchen, die bei der Blutgerinnung eine Rolle spielen, werden auch bei jeder Kontrolluntersuchung gezählt, denn manche der eingesetzten Medikamente können ihre Anzahl vermindern. Die Ergebnisse weisen entweder in die Richtung Entzündung oder zum degenerativen Prozeß; in beiden Fällen folgen dann spezielle, überwiegend für die Rheumatologie geltende Untersuchungen, die diagnostisch weiterhelfen.

Dazu gehört der Nachweis des sogenannten «Rheumafaktors» und verschiedener Antigene im Blut. Wie im Kapitel über die Entstehung der verschiedenen Gelenkerkrankungen beschrieben (Seite 24) reagiert der Körper des chronischen Polyarthritikers mit der Bildung eines Antikörpers gegen körpereigenes Eiweiß: dem Rheumafaktor. Dieser Faktor läßt sich mengenmäßig als Rheumafaktortiter im Blut nachweisen. Ist nun mit dem Nachweis des «Rheumafaktors» die Diagnose «Rheuma» eindeutig geklärt? Das wäre schön; leider ist aber auch diese Untersuchung nicht vollkommen. Die klassische c.P. erlaubt den Nachweis dieses Antikörpers nur in 70–80% aller Fälle. *Die besonders wichtigen Frühfälle lassen den Rheumafaktor noch häufiger vermissen.* Andererseits haben 6–8% der gesunden, zum Zweck des Vergleichs zusammengestellten Gruppen den Rheumafaktor. Mit zunehmendem Alter der Patienten wird der Rheumafaktor immer häufiger. Auch im Rahmen anderer rheumatischer und nichtrheumatischer Krankheiten findet er sich manchmal (Tab. 3; Seite 38). Also:

Rheumafaktor-Nachweis ist nicht gleich rheumatische Krankheit, insbesondere nicht gleich chronische Polyarthritis.

Sprechen dagegen Krankheitsvorgeschichte und Untersuchungsergebnisse bereits für eine c.P., dann unterstützt der Nachweis des Rheumafaktors, als zusätzliche Information, durchaus diese Diagnose.
Gegen Zellkerne gerichtete Antikörper finden sich vor allem beim systemischen Lupus erythematodes (Seite 44), oft aber auch im Rahmen der c.P. oder nach der Einnahme bestimmter Medikamente. Mit zunehmendem Alter der Patienten lassen sie sich ebenfalls häufiger nachweisen. Auch *Antikörper gegen DNS*, ein wichtiges körpereigenes Protein, entstehen durch den systemischen Lupus erythematodes. Die Menge dieser Antikörper kann Aufschluß über den weiteren Verlauf der Krankheit geben.
Die *Gewebsverträglichkeitsantigene (HLA-System*; Seite 30) wurden im Lauf der Transplantationsforschung entdeckt. Das Muster dieser Antigene ist bei Organverpflanzungen für die Annahme oder das Abstoßen eines Organs von großer Bedeutung.

Andererseits können diese vererbbaren Antigene entscheiden, ob eine Krankheit zum Ausbruch kommt oder nicht. In der Diagnostik rheumatischer Erkrankungen spielen sie für den Morbus Bechterew (Seite 30), das Reiter-Syndrom, die Arthritis bei Schuppenflechte und zum Teil auch für die c.P. (Seite 25) eine besondere Rolle.
Entscheidend für die Diagnose einer Gicht (Seite 45) ist der *Harnsäurespiegel im Blut.* Seine obere Normgrenze liegt bei Männern mit ca. 7,0 mg/100 ml und bei Frauen mit ca. 6,5 mg/100 ml unterschiedlich fest.
Für das früher oft mit «Rheuma» gleichgesetzte rheumatische Fieber (Seite 44), eine durch Streptokokken verursachte, früher meist im Kindesalter auftretende Krankheit, gibt es *den Nachweis von Antikörpern gegen Streptolysin O* im Blut, einem Gift der Streptokokken. Ein einmalig hoher Wert ist allerdings nur unwichtig, denn wir alle haben im täglichen Leben immer wieder Kontakt mit Streptokokken und erkranken manchmal daran. Alle Menschen haben also einen nachweisbaren Antistreptolysintiter (ASL). Nur eine Veränderung der Höhe dieses Titers im Verlauf der Erkrankung kann als Beweis gelten.
Viele Krankheiten, die als «Nebenprodukt» Gelenkschmerzen verursachen, die sogenannten symptomatischen Arthritiden (Seite 46), aber auch infektiöse Gelenkentzündungen (Seiten 46, 47) lassen entweder den *direkten Nachweis des Krankheitserregers* im Blut oder aber den Nachweis der Spuren seiner Auseinandersetzung mit dem Körper zu.

Weitere Untersuchungsmethoden

Urinuntersuchungen geben keine direkten Hinweise auf Gelenk- und Wirbelsäulenerkrankungen. Der Nachweis weißer und roter Blutkörperchen sowie von Eiweiß im Urin jedoch kann Aufschluß über eine Nierenentzündung geben, die manchmal zusammen mit einer Kollagenose (zum Beispiel dem systemischen Lupus erythematodes: Seite 44) vorkommt. Größere Bedeutung haben Urinkontrolluntersuchungen im Rahmen der später aufgezählten Therapieformen (D-Penicillamin und Goldtherapie, Seite 77), um schädliche Nebenwirkungen der Medikamente zu verhindern.

Gewebsentnahmen mit mikroskopischer Untersuchung der Gewebeproben (Biopsie) können eine Diagnose sichern. Das gilt z.B. für die Polymyalgia arteriitica*, da das Gewebe dann entzündete Blutgefäße enthalten kann. Die mikroskopische Untersuchung von Muskelgewebe kann im Fall der Dermatomyositis (Seite 44) ein typisches, beweisendes Ergebnis zeigen. Die Untersuchung eines verdächtigen Hautbezirks schließlich kann die Diagnose einer progressiven systemischen Sklerose bestätigen, einer Krankheit, die das Unterhautbindegewebe verdickt (Seite 44).

Aktivierte Arthrosen, Reizzustände durch eine Meniskusverletzung und jede Gelenkinnenhautentzündung können Gelenkergüsse verursachen. Die Produktion krankhaft veränderter Gelenkschmiere (Synovia) ist nicht selten auch ein Zeichen der Aktivität der Krankheit. Das *Abpunktieren dieses Ergusses aus dem Gelenk* hat diagnostischen, aber auch therapeutischen Zweck. *Die mikroskopische Untersuchung* des Punktats ermöglicht zwar keine Unterscheidung zwischen den einzelnen entzündlichen Gelenkerkrankungen, jedoch eine zwischen entzündlichem und nichtentzündlichem Charakter sowie die Beurteilung der Krankheitsaktivität. Im Fall von Gicht und falscher Gicht (Seite 47) haben die jeweils im Punktat gefundenen Kristalle (Harnsäure- oder Kalziumpyrophosphatkristalle) diagnostisch sogar Beweiskraft. Der therapeutische Zweck des Abpunktierens: Gelenkergüsse können die Gelenkkapsel dehnen und dadurch Schmerzen verursachen, auch die Beweglichkeit der Gelenke einschränken. Sowohl Schmerz als auch Bewegungseinschränkungen lassen sich durch das Punktieren des Ergusses beseitigen.

Röntgenaufnahmen sind bei Gelenkerkrankungen von großer Bedeutung. Einmal als Diagnosehilfe, zum anderen als bildliches Festhalten einer Ausgangssituation, des Stillstands oder Fortschreitens des Krankheitsprozesses. Zwar kann die Röntgendiagnostik am Anfang der Erkrankung oft nur schwache Hinweise liefern. Andererseits ist das Festhalten der Veränderungen in besonderen Problemfällen sehr wichtig: So sollte die Mitbeteiligung der Halswirbelsäule im Rahmen einer c.P. immer röntgenologisch festgehalten werden.

Nuklearmedizinische Untersuchungsmethoden nutzen radioaktive Isotope, die intravenös gespritzt werden und sich in bestimmten Geweben anreichern – wie z.B. das 99mTechnetium Polypyrophosphat im Knochen. Eine meßbare, vermehrte Speicherung des Isotops bedeutet einen vermehrten Knochenstoffwechsel, z.B. bei Entzündung, aber auch bei tumorösen Prozessen. Besonders in den röntgenologisch nicht erfaßbaren Frühphasen vieler Gelenkerkrankungen – Knorpel und Knochen sind noch nicht angegriffen und lassen noch keine Veränderungen erkennen – kann die nuklearmedizinische Diagnostik bereits Hinweise liefern. Im Aufdecken solcher Arthritiden ist diese Art der Diagnostik dem Röntgenverfahren überlegen. Das hat sich besonders im Fall der Arthritis psoriatica (Seite 43) gezeigt. Der Arzt wird immer Röntgenaufnahmen und nuklearmedizinische Befunde zusammen auswerten.

Ähnliche Überlegungen wie für die nuklearmedizinischen Untersuchungsmethoden lassen sich auch für die sogenannte *Thermographie* (Messung von Wärme unterschiedlichen Ausmaßes in dicht unter der Haut liegenden Gelenken, Gelenkstrukturen, Weichteilen sowie der Haut selbst) anstellen. Diese Methode hat den Vorteil, daß sie sich beliebig oft wiederholen läßt, ohne Strahlenbelastung abläuft und auch zur Kontrolle des Erfolgs therapeutischer Maßnahmen eingesetzt werden kann.

Das diagnostische Kapitel abschließend wollen wir noch zwei weitere gelenkdiagnostische Methoden erwähnen: die *Arthrographie* und die *Arthroskopie*. Während der Arthrographie werden Luft und ein Kontrastmittel in die Gelenkhöhle gespritzt, dann folgen Röntgenaufnahmen. Veränderungen im Bereich der Knie- und Schultergelenke lassen sich so gut darstellen. Im Rahmen der Arthroskopie schaut der Arzt mit einem Arthroskop, dem optischen Spezialinstrument zur Untersuchung des Gelenkinneren, direkt in das Gelenk.

* auch: Polymyalgia rheumatica. Eine Krankheit alter Menschen mit Schmerzen der Schulter- und/oder der Beckengürtelmuskulatur und sehr hoher Blutkörperchensenkungsbeschleunigung.

Wirbelsäule

Anamnese, klinische Untersuchung, Blutuntersuchung, weitere Untersuchungen

Anamnese

Am Beginn jeder Untersuchung steht auch hier die genaue und umfassende Anamnese (siehe auch Seiten 63, 64): Fragen nach Erkrankungen in der *Familie* (Bechterew, Schuppenflechte?) können wertvolle diagnostische Hinweise liefern. Die Abhängigkeit des Patienten von Wettereinflüssen, von psychischen Belastungen und der Beschwerdebeginn werden festgehalten. Im Mittelpunkt auch der Wirbelsäulenanamnese steht die Frage nach *der Art des Schmerzes*. Wann hat der Schmerz begonnen? Können Sie selbst *auslösende Ursachen* dafür verantwortlich machen? Ist es ein Anlauf- und/oder ein Ermüdungsschmerz? Erleben Sie die Schmerzen in Ruhe und nachts? Wo genau sitzt der Schmerz? Wie auf Seiten 17, 19 beschrieben, ist die Wirbelsäule in 23 bewegliche Abschnitte gegliedert, die einzeln nicht willkürlich bewegt oder fixiert werden können. Andererseits kann die Wirbelsäule an einem einzigen intervertebralen (Vertebra = Wirbel) Bewegungsabschnitt schmerzhaft erkranken. So wissen wir zum Beispiel, daß ein *lumbaler Bandscheibenvorfall häufig gürtelförmige Schmerzen* verursacht und *in die Beine ausstrahlt*. Schmerzen, die die Halswirbelsäule «aussendet», erscheinen häufig im Nacken und Hinterkopf und können von Schwindel und Ohrensausen begleitet sein. Charakteristisch sind das *frühmorgendliche Aufwachen* durch Schmerzen für den Morbus Bechterew oder der nächtliche Ruheschmerz für die *Osteoporose (Entkalkung)*.

Klinische Untersuchung

Schon an der Art und Weise, wie Sie hereinkommen, sich auskleiden und sich auf die Untersuchungsbank legen, wird der Arzt Hinweise auf Art und Schwere einer Funktionseinschränkung der Wirbelsäule gewinnen können.

> *Die ärztliche Untersuchung der Wirbelsäule erfaßt die Haltung und die Form der Wirbelsäule, den Funktionszustand der Muskulatur und die Beweglichkeit der einzelnen Wirbelsäulenabschnitte.*

Die abschließende *Tastuntersuchung* schließt die Veränderungen der Haut, der Muskulatur, von Bändern und Sehnenansätzen sowie des subkutanen (unter der Haut liegenden) Gewebes ein. Bei einem lumbalen Bandscheibenvorfall werden Stellung, Haltung und Bewegungsabläufe beurteilt. Hat der Patient sich an eine Schonhaltung gewöhnt? Motorik und verschiedene Empfindungen werden ebenso wie vegetative Symptome (z.B. vermehrtes Schwitzen) geprüft.

Aus der Fülle der möglichen Untersuchungen der Wirbelsäule seien genannt: die Beweglichkeit der Halswirbelsäule nach vorn und seitlich sowie in der Drehung (beim Halswirbelsäulensyndrom) und die Dehnung des Ischiasnervs durch verschiedene Untersuchungen beim Verdacht auf ein radikuläres Lendenwirbelsäulensyndrom. Die sogenannte «Blickdiagnose» des Morbus Bechterew ist nur in fortgeschrittenen Fällen einfach. Schwierig kann die Erstdiagnose im Frühstadium vor allem bei Frauen sein. Im Rahmen dieses Verdachts wird die Beweglichkeit der Halswirbelsäule geprüft, es werden verschiedene Maße der *Entfaltung der Brust- und Lendenwirbelsäule* wie z.B. mit Hilfe des *Schoberschen und Ottschen Zeichens* festgehalten (Abb. 43a, b). Die maximale *Weite des Brustkorbs bei Ein- und Ausatmung* wird in Zentimetern notiert. Die Kreuz-Darmbein-Gelenke schmerzen sehr, wenn man das Kreuzbein gegen die

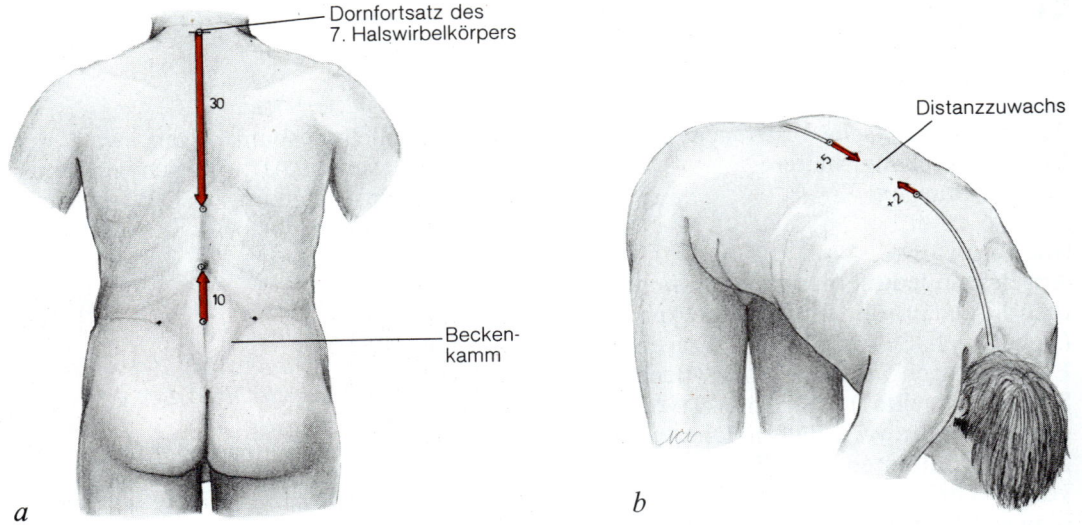

Dornfortsatz des
7. Halswirbelkörpers

Distanzzuwachs

Becken-
kamm

a

b

Abb. 43a, b: **Meßzeichen beim Morbus Bechterew. Schobersches und Ottsches Zeichen.**
a) Etwas unterhalb der Höhe beider Beckenkämme wird ein Punkt markiert. Von diesem
   Punkt wird 10 cm nach oben gemessen und ein zweiter Punkt angekreuzt. Beim Ottschen
   Zeichen wird der am weitesten nach hinten vorspringende Dornfortsatz der Halswirbel-
   säule (der Dornfortsatz des 7. Halswirbelkörpers) markiert. Von ihm aus wird nach unten
   in einer Distanz von 30 cm ein zweiter Markierungspunkt angebracht.
b) Bei maximaler Vorwärtsbeugung wird der Distanzzuwachs gemessen, der beim Scho-
   berschen Zeichen normalerweise über 4 cm, beim Ottschen Zeichen zwischen 2 und 3 cm
   liegt.

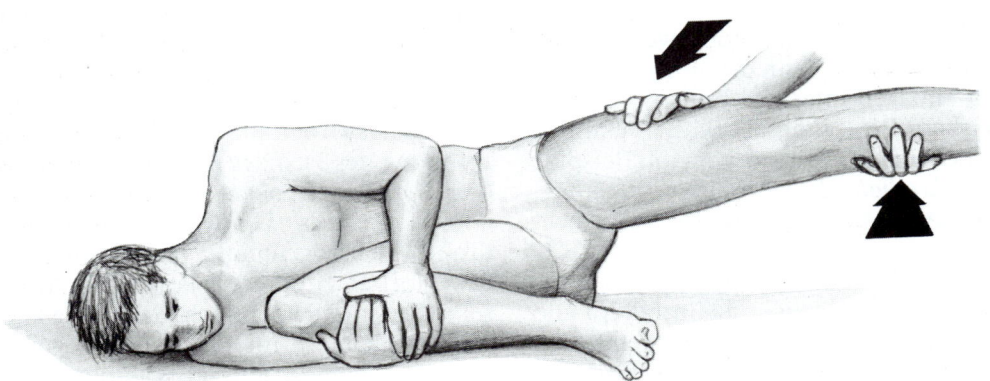

Abb. 44: **Verschiebeschmerz zwischen Kreuzbein und Darmbeinschaufel (Mennellsches**
Zeichen).
Der untersuchende Arzt steht hinter dem in Rechts- oder Linksseitenlage liegenden
Patienten. Dessen unteres Bein wird bei maximaler Hüft- und Kniebeugung mit beiden
Händen vor dem Bauch fixiert. Das obere, gestreckte Bein wird – die Hüfte streckend – vom
Arzt mit einem leichten Ruck nach hinten geführt (Pfeil). Die andere Hand des Untersu-
chenden muß gleichzeitig gegen das Kreuzbein drücken (Pfeil). Entstehen durch diese
Bewegung Schmerzen, kann eine Entzündung oder ein anderer krankhafter Prozeß im
geprüften Kreuzdarmbeingelenk vermutet werden.

Darmbeine verschiebt (*Verschiebe-schmerz: Mennellsches Zeichen*; Abb. 44). *Haltungsveränderungen und Haltungsfehlformen* – ganz gleich, ob sie sich noch ausgleichen lassen oder schon fixiert sind – werden durch Funktionsprüfungen untersucht. Selbstverständlich ist bei jeder vermuteten Wirbelsäulenerkrankung auch eine *Allgemeinuntersuchung* nötig (Blutdruck, Herz, Lungen, übrige innere Organe, Reflexe usw.).

Blutuntersuchungen

Laboruntersuchungen haben für verschleißbedingte Wirbelsäulensyndrome lediglich einen gegenüber anderen Erkrankungen abgrenzenden Wert. Dagegen finden sich bei den entzündlichen Wirbelsäulenerkrankungen und hier besonders beim Morbus Bechterew, der Wirbelsäulenbeteiligung im Rahmen des Reiter-Syndroms und bei Wirbelkörperentzündungen durch Bakterien (z.B. Tuberkelbakterien) all die allgemeinen Entzündungszeichen des Bluts, wie sie schon im Rahmen der Blutuntersuchungen bei Gelenkerkrankungen (Seiten 46, 47) beschrieben wurden. Von Bedeutung für den Morbus Bechterew ist das HLA-B 27, das sich in etwa 90% aller Fälle nachweisen läßt.

Weitere Untersuchungen

Der *Verdacht auf einen Bandscheibenvorfall* zieht folgende Stufendiagnostik nach sich: *Anamnese – klinische Untersuchung – Elektromyogramm – Röntgen der Lendenwirbelsäule – Computertomographie – Myelographie* (falls die Computertomographie unklar ist).

Die *Computertomographie* kann alle anatomischen Einzelheiten direkt darstellen und den Bandscheibenvorfall meist genau zeigen. Sie hat den Vorteil der leichten Wiederholbarkeit und erlaubt eine erfolgreiche Differentialdiagnose bei wiederkehrenden Bandscheibenvorfällen, Schmerzen durch das Narbengewebe und/oder Operationsfolgen.

Während der *Myelographie* wird wasserlösliches Kontrastmittel in den Rückenmarkkanal eingespritzt. So kann in schwierig zu diagnostizierenden Fällen das Rückenmarkwasser untersucht und analysiert werden. Myelographische Untersuchungen setzen ein, wenn die Computertomographie keinen Befund zeigt, aber doch der Verdacht auf einen raumverdrängenden Vorgang besteht, und/oder wenn trotz der in beide Beine ausstrahlenden chronischen Ischialgien dennoch alle neurologischen Prüfungen normal ausfallen.

Das *Elektromyogramm* (EMG) kann etwas über das Alter der Wurzelkompression aussagen (akut/chronisch), kann den genauen Schädigungsort feststellen und das Ausmaß der Wurzelschädigung eingrenzen/bestimmen.

Im Gegensatz zu Bandscheibenvorfällen spielt die *Röntgenuntersuchung* in der Diagnostik des Morbus Bechterew eine überragende Rolle: An der Wirbelsäule finden sich als für den Bechterew typische Zeichen die sogenannten *Syndesmophyten*, das sind Verknöcherungen, die benachbarte Wirbelkörper bandförmig vereinen. *Das Röntgenbild läßt bereits die ersten Veränderungen an den Kreuz-Darmbein-Gelenken erkennen.* Häufig müssen die einfachen Standardaufnahmen durch *Schichtaufnahmen (Tomogramme)*, manchmal auch durch spezielle Untersuchungsverfahren wie zum Beispiel die *Szintigraphie* oder die *Thermographie* (Seite 68) ergänzt werden. Das gilt besonders für Frühfälle und unklare Befunde.

Alle geschilderten Untersuchungen dienen dem Ziel, die Diagnose zu finden. Am scheinbar einfachsten, schmerzlosesten, ganz sicher am wichtigsten sind Anamnese und körperliche Untersuchung. Röntgen- und Laboruntersuchungen können helfen, unklare Fälle zu entscheiden. Wenn dann die Diagnose noch nicht erarbeitet ist, setzen die Spezialuntersuchungen ein.

Behandlung beim Arzt, im Krankenhaus und in der Klinik

Wichtig:
Die Zusammenarbeit Arzt – Patient

Schon bei Ihrem ersten Arztbesuch – erst recht aber während einer längerdauernden Behandlung – sollten auch Sie das Ihre dazu beitragen, daß sich zwischen Ihnen und Ihrem Arzt ein gutes, ein *vertrauensvolles Verhältnis* entwickelt. Praktische Ärzte (Fachärzte für Allgemeinmedizin) arbeiten überwiegend als Hausärzte. Nach einer kürzlich erschienenen Studie werden Arthrotiker in 43% der Fälle von Allgemeinärzten betreut; Polyarthritiker lassen sich etwa zu gleichen Teilen von Internisten und von Allgemeinpraktikern behandeln: zu je etwa 31%! Mittlerweile gibt es die Berufsbezeichnung «Rheumatologe», also Spezialarzt für Gelenk- und Wirbelsäulenrheuma, auch in Deutschland. Auch heute noch fällt dem *Hausarzt* die wichtigste, regelnde und koordinierende Rolle im Team der Sie Behandelnden zu. Gemeinsam mit dem Rheumatologen bestimmt er die zeitliche Reihenfolge der Diagnose und Therapie. *Suchen Sie das Gespräch mit ihm auch über Ihnen vielleicht unangenehme, aber Sie dennoch berührende Themen* wie zum Beispiel Sexualität (siehe auch Seite 133) oder das Verarbeiten Ihrer Krankheit durch die Familie usw.

Manche Probleme lassen sich nur schwer lösen, sollten aber (gerade deswegen) offen an- und ausgesprochen und so bewältigt werden. Ein gutes Verhältnis (das ist kein abgedroschener Begriff) zwischen Ihrem Arzt und Ihnen und das gegenseitige Vertrauen fördern Ihre Bereitschaft zur Mitarbeit an Ihrer Behandlung und bilden eine sehr oft erlebte, fast entscheidende Grundlage für den Erfolg der Therapie.

Wie Sie vielleicht wissen, muß der den Medikamenten beigegebene *Beipackzettel* aus rechtlichen Gründen so gestaltet werden, daß jede, auch die seltenste unerwünschte Wirkung darin festgehalten wird: Durch die Aufzählung möglicher unerwünschter Wirkungen wird diese eigentlich positiv gemeinte Information nicht selten zu einer «Medikamenteneinnahme-Verhinderungsmitteilung». *Wenn Ihnen also etwas unklar ist oder bedrohlich erscheint, suchen Sie unbedingt das Gespräch mit Ihrem Arzt!*

Im Verhältnis des behandelnden Arztes zum Patienten spielt ein englischer Begriff eine wichtige Rolle: «*Compliance*». Darunter versteht man im weitesten Sinn die vom Arzt erhoffte und geförderte Bereitschaft des Patienten zur echten Mitarbeit bei der Behandlung, zum verantwortungsbewußten, beharrlichen Durchführen ärztlicher Empfehlungen und Anregungen. Der Patient sollte zunächst die vom Arzt verordneten *Medikamente* wirklich genau so, wie sie verordnet werden, einnehmen. Bedenken Sie: 35–45% aller verschriebenen Medikamente werden nicht eingenommen: Das bedeutet vertane Chancen im Kampf gegen das Leiden und außerdem eine Belastung unserer Volkswirtschaft von etwa 3 Milliarden D-Mark pro Jahr.
Eine vom Arzt empfohlene *Diätvorschrift* muß eingehalten werden, die mit der *Krankengymnastin* erarbeiteten *Übungen* müssen regelmäßig durchgeführt werden! Gerade die gesamte physikalische Therapie ist sehr wichtig für Sie, denn sie unterstützt die körpereigenen Vorgänge und Heilungschancen bei Gelenk- und Wirbelsäulenerkrankungen. Die physikalische Therapie ist aber nur erfolgreich, wenn Sie selbst

aktiv mitwirken und sich engagieren. Sie wird ausführlich auf den Seiten 84–110 beschrieben. Wir brauchen doch sicher nicht zu betonen, wie wichtig es ist, daß Sie mit Ihrem Arzt gemeinsam an der einen Seite des Stricks ziehen – an der anderen Seite zieht die Krankheit!

Ihre Motivation, die sich mit Hilfe der aufklärenden und anregenden Information des Arztes steigern läßt, fördert Ihr Mitdenken und Ihre Mitarbeit bei der Behandlung.

Ihnen mehr Wissen um Ihre Krankheit zu vermitteln, ist deshalb ein Hauptanliegen dieses Buches.

Die medikamentöse Therapie

Gerade in letzter Zeit sind viele Medikamente gegen Gelenk- und Wirbelsäulenerkrankungen entwickelt worden. Sie gehören zur Gruppe der *Antirheumatika* und besitzen alle eine antientzündliche und schmerzstillende Wirkung; einige wirken auch fiebersenkend. Folgende Gruppen werden unterschieden:

- die kortisonfreien Antirheumatika (entzündungshemmend und schmerzstillend)
- die Kortisonpräparate
- Medikamente, die bereits in den Entstehungsprozeß der Krankheit eingreifen sollen (Basistherapeutika)
- nicht entzündungshemmende, nur schmerzstillende Medikamente (Analgetika)
- Medikamente, die den Harnsäurestoffwechsel beeinflussen.

Die meisten dieser Medikamente sind in verschiedener Form erhältlich: als Saft, Dragees, Kapseln, in präparierten Kapseln, die den Wirkstoff nur langsam freigeben (Retardpräparate), als Zäpfchen (Suppositorien). Einige können oder müssen intravenös oder intramuskulär gespritzt werden: Sie müssen also den Arzt aufsuchen. Salben, Gele und Lotionen schließlich bie-

ten noch weitere Möglichkeiten medikamentöser Therapie.

Bitte überdenken Sie, bevor wir auf die einzelnen Medikamentengruppen näher eingehen, die allgemeine, aber sehr wichtige Feststellung: Alle diese Mittel haben das Ziel, das Leben für Sie, den Gelenk- und Wirbelsäulenkranken, erträglicher zu gestalten, da sie *Schmerzen nehmen oder lindern*. Außerdem *ermöglichen* sie Ihnen *die tägliche notwendige Bewegung und Gymnastik*. Da die meisten gelenk- und wirbelsäulenrheumatischen Krankheiten chronischer Natur sind, müssen diese Medikamente oft *über längere Zeiträume hinweg zuverlässig eingenommen* werden. Greift dann die Wirksubstanz eines Mittels mit Erfolg in den Krankheitsablauf im Körper ein, kann sie allerdings auch daneben nicht beabsichtigte Folgen, also Nebenwirkungen, verursachen. Die Angst vor diesen Nebenwirkungen ist aber unbegründet, denn: Meist sind sie nur gering ausgeprägt und lassen sich durch entsprechende ärztliche Überwachung gut erkennen und beherrschen. Vor allem aber – setzt der Arzt die Medikamente ab (und das gilt für beinahe alle eingesetzten Substanzen), dann verschwinden auch die Nebenwirkungen. Nur sehr selten dauern sie länger an. Sie müssen sich jedenfalls mit dem Problem dieser Nebenwirkungen vertraut machen: Die negativen Auswirkungen Ihres Medikaments verlieren viel von ihrem Schrecken, wenn Sie sie kennen und auf sie gefaßt sind.

Zusammenfassend: Den großen Vorteilen der schmerzungehemmten, manchmal durch die Medikamente überhaupt erst möglichen Gymnastik und der schmerzfreien höheren Lebensqualität stehen die relativ geringen und kontrollierbaren Nachteile möglicher Nebenwirkungen gegenüber.

Kortisonfreie Antirheumatika

Kortisonfreie Antirheumatika lindern Schmerzen, hemmen Entzündungen und vermindern Schwellungen. Sie erlauben dadurch ein besseres Bewegen von Wirbelsäule und Gelenken und geben Ihnen die Möglichkeit zu größerer Aktivität, vor allem zu der so wichtigen täglichen Gymnastik.

Bessere Beweglichkeit der Gelenke und längeres In-Bewegung-Bleiben der Wirbelsäule verlangsamen die Entwicklung der Krankheit fast immer.

Fast alle diese Medikamente sind Säuren, die entzündungsfördernde Stoffe (unter anderem sogenannte Prostaglandine) hemmen. Da sie in natürliches, wenn auch krankhaftes Geschehen im Körper eingreifen, ist es verständlich, daß sie neben den erwünschten manchmal auch ungünstige Wirkungen haben können. Noch einmal: Die Nebenwirkungen der heute entwickelten kortisonfreien Antirheumatika sind kontrollierbar; nach dem Absetzen des Präparats verschwinden sie wieder. Zur Ergänzung der Tabelle 4, die einige willkürlich ausgewählte Medikamente und ihre Dosierung zeigt, sollen Beispiele (theoretisch) möglicher unerwünschter Wirkungen aufgezählt werden: So können die Substanzen Acetylsalicylsäure (Aspirin), Indometacin (Amuno) und selten auch reine Schmerzmittel Kopfschmerzen und Benommenheit verursachen. Fast jedes Präparat kann einen Hautausschlag hervorrufen, der neben Asthmaanfällen (Aspirin) Zeichen des allergischen Ursprungs dieser Symptome ist. Auch er klingt nach dem Absetzen des Medikaments ab. Da die meisten Antirheumatika als Säuren ihren Weg durch den Magen nehmen, kann natürlich die Magenschleimhaut gereizt werden: Übelkeit und Erbrechen können die Folge sein.

Immer sollten Sie beim Auftreten von Nebenwirkungen, die Ihr Wohlbefinden ernsthaft beeinträchtigen, mit Ihrem Arzt sprechen.

Verschiedene Zubereitungsarten dieser Medikamente – das zeigt tägliche klinische Erfahrung – wirken unterschiedlich: Spätabends (z.B.) eingeführte Zäpfchen (Suppositorien) oder Präparate, die ihren Wirkstoff verlangsamt freigeben (Retardpräpa-

Tab. 4: Kortisonfreie Antirheumatika

Substanz	Handelsname	Einnahmemöglichkeiten (Art., mg)	Halbwertszeit*
Acetylsalicylsäure	Aspirin, Godamed	Tabletten, 500	
Diclofenac	Voltaren	Dragees, Zäpfchen, 25, 50, 100	1– 3 h
Ibuprofen	Brufen	Dragees, Zäpfchen, 200, 400, 500	
Ketoprofen	Alrheumun	Kapseln, Zäpfchen, 50/100	
Acemetacin	Rantudil	Kapseln, Zäpfchen, 30, 60	
Indometacin	Amuno	Kapseln, Zäpfchen, 25, 50, 75, 100	4– 6 h
Pirprofen	Rengasil	Tabletten, 200, 400	
Diflunisal	Fluniget	Tabletten, 500	8–12 h
Fenbufen	Lederfen	Kapseln, 300	
Piroxicam	Felden	Kapseln, Zäpfchen, 10, 20	über 40 h
Tenoxicam	Tilcotil	Kapseln, Zäpfchen, 20	

* Halbwertszeit = die Zeit, in der die Hälfte der eingenommenen Substanz durch Stoffwechselleistungen ausgeschieden wird.

rate), lindern häufig die frühmorgens stärksten Schmerzen des Morbus Bechterew oder der c.P. besonders wirkungsvoll.

Kortison

Kortison ist die stärkste antientzündliche Substanz, die uns zur Verfügung steht. Der Körper selbst – die Nebennierenrinde – produziert das zur Bewältigung des täglichen Lebens nötige Kortison. Der Vorteil der Kortisonpräparate liegt in ihrer sehr schnellen Wirkung und damit der Möglichkeit, sie *vorübergehend* in mit starken Schmerzen verbundenen Krankheitsphasen erfolgreich einzusetzen. Freilich kann eine solche Therapie oft nur eine Art «Honeymoon» von kurzer Dauer verschaffen. Über längere Zeit hinweg wird Ihr Arzt – von Ausnahmen abgesehen – Kortison nicht verordnen, da die möglichen Nebenwirkungen bedrohlich sind (beispielsweise Wasseransammlungen im Gewebe, Knochenentkalkung, Zuckerkrankheit bei dazu bestehender Neigung). Nur in *hochaktiven Stadien entzündlicher Gelenkerkrankungen, bei Beteiligung innerer Organe und Regenbogenhautentzündungen des Auges (Iritis)* wird Kortison gegeben.

Kortisonpräparate lassen sich intravenös, intramuskulär oder aber *direkt in das Gelenkinnere spritzen*. Die letztgenannte oft sehr erfolgreiche Methode hat den Vorteil einer (fast) ausschließlich lokalen Behandlung und beeinflußt deshalb nicht oder nur in geringem Ausmaß den gesamten Körper. Ein Gelenk sollte nicht häufiger als 3–6mal pro Jahr punktiert und therapiert werden.

Ein Nachteil der heute überwiegend eingesetzten Kortisonpräparate ist ihre relativ kurze Wirkungsdauer. Da der Patient diese Substanzen, um seine körpereigene «Kortison-Produktionsstätte Nebennierenrinde» zu schonen, nur frühmorgens einnehmen sollte, reicht ihre Wirkung manchmal nicht bis zum Abend. Die frühmorgendliche Einnahme hat Vorrang, da die Nebennierenrinde selbst die größte Kortisonmenge etwa gegen 6 Uhr morgens ausschüttet; an diesen Rhythmus ist unser (gesunder) Organismus gewöhnt – auf den Tag verteilte Kortisondosen würden ihn stören. Die Nebennierenrinde verlernt dann die Eigenproduktion von Kortison und kann in Extremfällen «verkümmern». Da aber Kortison in der Bewältigung täglicher Streßsituationen eine Rolle spielt, brauchen wir dieses Hormon: Der Mensch muß streßfähig bleiben.

Es gibt auch eine indirekte Form der Kortisontherapie. Der Arzt kann intramuskulär *adrenokortikotropes Hormon* spritzen (z.B. Synacthen), ein Hormon, das die Nebennierenrinde stark zur Kortisonproduktion anregt. Erfahrungsgemäß läßt sich die Wirksamkeit dieser Therapie jedoch nicht exakt berechnen; sie ist zudem immer an einen Arztbesuch gekoppelt. Als informierter Patient müssen Sie die Beipackzettel (siehe auch Seite 72) des von Ihrem Arzt verordneten Mittels aufmerksam durchlesen, sich besonders dessen Menge merken.

Präparate, die *Kortison verzögert freigeben* (Retardpräparate), oder Präparate, die mit *kortisonfreien Antirheumatika gekoppelt* sind, können wir *nicht* empfehlen. Meist muß der Patient 3 × 1 oder mehrere Tabletten/Kapseln einnehmen. Der Tagesrhythmus der Nebennierenrinde wird durchbrochen: Ihre Funktionsfähigkeit leidet und die Nebenwirkungen nehmen zu.

Medikamentöse Therapie der chronischen Polyarthritis

Arzt und chronischer Polyarthritiker stehen gemeinsam sehr oft vor schwierigen Situationen: Besteht anfangs nur der Verdacht auf eine c.P., dann wird diese ungewisse Situation Sie in Unsicherheit stürzen. Bestätigt sich der Verdacht, dann müssen Sie gemeinsam mit dem Arzt das Problem der fehlenden oder nur gering vorhandenen Aussicht auf Heilung bewältigen. Nur der bisherige (langfristige) Verlauf und der Rückblick erlauben vorausschauende Aussagen (Prognosen) und Entscheidungen. Deshalb muß der Arzt Ihre Krankheit möglichst engmaschig, in kurzen Zeitabschnitten, kontrollieren, *um den Zeitpunkt für neue Entscheidungen und Therapien nicht zu übersehen.*

Der chronische Polyarthritiker, der meist die Schwierigkeiten der Therapie für seine Krankheit kennt und deshalb entmutigt ist, spricht seine Probleme selten oder überhaupt nicht an. Dann muß der Arzt sie herausarbeiten und mit ihm besprechen, um zu zeigen, daß er mit allen zur c.P. und ihrer Therapie gehörenden negativen Gesichtspunkten vertraut ist. Sie lassen sich auf jeden Fall gemeinsam besser einordnen und bewältigen.

Der Diabetes-Patient erhält Insulin: Er ist nicht geheilt, aber er kann sich weiter seines Lebens freuen. Der Patient mit einer koronaren Herzerkrankung wird durch verschiedenartige Medikamente schmerzfrei und belastungsfähiger – auch er ist nicht geheilt, auch er kann aber wenigstens gut leben! In der Diskussion um kortisonfreie Antirheumatika aber wird in letzter Zeit häufig argumentiert, daß diese Medikamente «nur (!)» gegen die Symptome, den Schmerz helfen, aber letztlich nicht heilen. Soll der Arzt etwa deshalb dem chronischen Polyarthritiker diese Medikamente vorenthalten?

Kortisonfreie Antirheumatika bremsen die Entzündung und gestalten Ihr Leben erträglicher und qualitätsreicher; sie ermöglichen Ihnen die äußerst notwendige, sonst zu schmerzhafte Bewegung und Gymnastik – aber sie müssen, da die c.P. eine Langzeiterkrankung ist, häufig auch über längere Zeiträume eingenommen werden. Bei den meisten kortisonfreien Antirheumatika besteht jedoch nur die *theoretische Möglichkeit unerwünschter Wirkungen.* Bessere Beweglichkeit der Gelenke, längeres «In Bewegung bleiben» verlangsamen die Entwicklung der c.P. Eine Auswahl nichtkortisonhaltiger Antirheumatika vermittelt Tab. 4 (Seite 74).

In mit starken Schmerzen verbundenen Krankheitsphasen wirkt *Kortison* schnell und erfolgreich. Von Ausnahmen abgesehen wird Kortison nicht über längere Zeiträume verordnet, da die möglichen Nebenwirkungen zu bedrohlich sind. Es muß dagegen häufig in *hochaktiven Phasen einer c.P., bei Beteiligung innerer Organe*, zum Beispiel der Niere, eingesetzt werden. Wie schon erwähnt (Seite 75), sollte Kortison überwiegend frühmorgens eingenommen werden. In ausgewählten Fällen *(ein Gelenk ist besonders erkrankt, ein Gelenk behindert die Ausübung des Berufs usw.)* sind *kortisonhaltige Spritzen ins Gelenk* sehr wirkungsvoll. Zusammenfassend: Ihr Arzt wird Ihnen nur zu Kortison raten und Ihnen Kortison ausschließlich dann verordnen, wenn sich die augenblickliche Aktivität Ihrer Krankheit nicht mit anderen schmerzlindernden und entzündungshemmenden Medikamenten, bzw. Methoden (z.B. der Eistherapie) beherrschen läßt.

Langsamwirkende Langzeittherapeutika (Basistherapeutika)

Die Medikamente dieser Gruppe werden fast ausschließlich bei entzündlichen Gelenkerkrankungen eingesetzt (beim Bechterew nur dann, wenn die Gelenkentzündung überwiegt). Sie unterscheiden sich von den bisher geschilderten erheblich:
– *Sie sind keine Schmerzmittel,* sondern greifen ursächlich schon in den Entstehungsprozeß der Krankheit ein, hemmen oder beenden ihn im besten Fall und sorgen auf diese Art grundlegend für den Rückgang der Entzündung und der Schmerzen.
– *Sie wirken nie kurzfristig,* sondern immer erst nach (unterschiedlich) langer Zeit, denn: Der Angriff auf die Ursache der Erkrankung braucht Zeit – manchmal bis zu 6–8 Monaten.
– Entsprechend ihrem erheblichen aktiven Einwirken auf den Körper können auch Nebenwirkungen auftreten. Deshalb: *Eine Therapie mit langsamwirkenden Langzeitmedikamenten sollte immer ärztlich überwacht werden.* Nur der Arzt kann durch engmaschige Kontrollen der Vorgänge im Körper eine Nebenwirkung

Tab. 5: Langsamwirkende Langzeittherapeutika, «Basismedikamente», (Auswahl)

Substanz	Handelsname	Einnahme/Verabreichungsart (mg)
Chloroquin	Resochin	Tabletten, 250
Hydroxychloroquin	Quensyl	Dragees, 200
Salazosulfapyridin	Azulfidine RA	Tabletten, 500
Goldsalze	Aureotan	intramuskulär
Goldsalze	Tauredon	intramuskulär
Auranofin	Ridaura	Tabletten, 3
Pyritinol	Encephabol	Tabletten 200
D-Penicillamin	Trolovol, Metalcaptase	Tabletten, 150, 300
Azathioprin	Imurek	Tabletten, 50

auch wirklich frühzeitig erkennen und abfangen.

Zur Orientierung: Alle bisher beschriebenen Medikamente werden überwiegend im Rahmen entzündlicher Gelenkerkrankungen und – seltener – Wirbelsäulenerkrankungen mit Gelenkbeteiligung eingesetzt. Kortisonfreie Antirheumatika finden allerdings auch bei schmerzenden degenerativen Wirbelsäulenkrankheiten und Arthrosen Verwendung (hier überwiegend bei aktivierten Arthrosen). Die wichtigste Behandlungsmethode der Arthrose jedoch ist sicher die gezielte Gymnastik (Seiten 89–92).

Langsamwirkende Langzeitmedikamente sind genau zu unterteilen (Tab. 5) in:
– *Medikamente gegen entzündliche Gelenkerkrankungen* (Ausnahme Gicht) und
– sogenannte *«Basistherapeutika» für degenerative Gelenkerkrankungen.*

Es muß noch einmal betont werden, daß Basistherapeutika beim Streptokokken-Rheumatismus (dem rheumatischen Fieber), der Gicht und einer Reihe von Kollagenosen, infektiösen Arthritiden und symptomatischen Arthritiden *nicht* eingesetzt werden.

Folgende die entzündlichen Gelenkerkrankungen, und hier vor allem die c.P., günstig beeinflussende langsamwirkende Langzeitmedikamente sind bekannt:

(Hydroxy)chloroquin, ein *Antimalariapräparat (Resochin, Quensyl); Goldsalze,* die wohl wirksamste Therapie in diesem Kreis, entweder intramuskulär verabreicht *(Aureotan, Auro-Detoxin, Tauredon)* oder in Tablettenform gegeben *(Ridaura); D-Penicillamin,* ein ebenfalls sehr erfolgreiches Medikament *(Metalcaptase, Trolovol); Immunsuppressiva,* also die körpereigene Abwehr unterdrückende Präparate wie z. B. *Azathioprin (Imurek)* oder *Methotrexat (Methotrexat-Lederle). Immunstimulierende Mittel,* die die körpereigene Abwehr anregen, werden zur Zeit weltweit erprobt. Im Verlauf der Behandlung mit langsamwirkenden Langzeittherapeutika ist Ihre Mitwirkung von entscheidender Bedeutung: Bitte setzen Sie diese Therapie nicht einfach ab, da sie keine Besserung oder gar Heilung zu bewirken scheint – *Sie verschenken damit voreilig* (wegen einer zu kurzen Einwirkungszeit) *die Aussicht auf Erfolg!* Auch müssen in den Anfangsphasen dieser Therapie meist noch kortisonfreie Antirheumatika zusätzlich gegeben werden, da z. B. Gold kein Schmerzmittel im üblichen Sinn ist.

Schon längere Zeit bekannte «neue» Substanzen sind in letzter Zeit immer wieder mit Erfolg gegen die c.P. als langsamwirkende Langzeittherapeutika eingesetzt worden: *Pyritinol (Encephabol),* das dem D-Penicillamin ähnlich ist und in Frankreich schon lange zur Therapie der c.P.

eingesetzt wird, und *Salazosulfapyridin (Azulfidine RA),* das vor etwa 40 Jahren zum erstenmal gegen die c.P. erprobt wurde. Beide Substanzen erweitern den bisherigen Kreis der langsamwirkenden Langzeittherapeutika. *Erste Zeichen, daß eine solche Therapie wirksam Ihre Krankheit bekämpft: Die Dosierung anderer begleitender Medikamente kann reduziert werden, und Schmerzen, Schwellungen und Entzündungszeichen im Blut verringern sich.*

Medikamentöse Therapie des Morbus Bechterew (Spondylitis ankylosans)

Da für die Bechterewsche Erkrankung die tägliche, über die Schmerzgrenze hinausgehende Krankengymnastik überaus wichtig und eine fast schon ursächlich eingreifende Therapie darstellt, steht die Bekämpfung des Schmerzes durch kortisonfreie Antirheumatika im Vordergrund: *Kortisonfreie Antirheumatika* sind entsprechend der Art, Stärke und Dauer der Schmerzen zu verordnen/einzunehmen: Ein spät am Abend eingenommenes Zäpfchen oder ein Retardpräparat vermag den frühmorgendlichen Schmerz zu lindern. In besondes aktiven Phasen der Entzündung – wenn also Gymnastik besonders schmerzt – ist eine Langzeittherapie mit diesen Medikamenten nötig, um nicht «aus der Bewegung» zu kommen. Für nichtkortisonhaltige Antirheumatika gilt hier das gleiche wie im Verlauf der Therapie der c.P.: Jeder Patient spricht, sowohl was Wirkung als auch Nebenwirkungen angeht, individuell an. Der Arzt muß zusammen mit ihm herausfinden, welches Medikament in seinem Fall genügend wirkt und gut verträglich ist. Alle Vorsichtsmaßnahmen (Nebenwirkungen) und «Einnahmetricks» gelten wie für die c.P.

Kortison müssen Bechterew-Patienten nur selten einnehmen. In akuten Schüben mit starken Gelenkschmerzen und Schwellungen kann es *intraartikulär,* also direkt in das Gelenk gegeben werden. Auch an den *Ansatzstellen der Sehnen am Knochen* (z.B. Fersen) sind derartige lokal begrenzte Anwendungen angezeigt. Kortison wird gegen die nicht seltene akute *Regenbogenhautentzündung (Iritis)* des Bechterew häufig lokal in Salben- oder Tropfenform oder sogar mittels Injektion verabreicht.

Wie schon gesagt (Seiten 76, 77), werden langsamwirkende Langzeittherapeutika (z.B. Goldsalze, Antimalariapräparate usw.) beim Morbus Bechterew nur dann eingesetzt, wenn die Gelenkbeteiligung (siehe Seiten 43, 44) Schmerzbild und Krankheitsverlauf bestimmt.

Da der Morbus Bechterew heute meist mit kortisonfreien Antirheumatika und physikalischer Therapie beherrscht werden kann, hat die *Röntgenbestrahlung der Wirbelsäule* (zur Bekämpfung von Schmerzen und Entzündung) an Bedeutung verloren.

Medikamentöse Therapie der Arthrose

Jede *aktivierte Arthrose,* das heißt die mit einer mehr oder minder ausgeprägten Begleitentzündung einhergehende Arthrose, läßt sich wirksam mit kortisonfreien Antirheumatika (siehe Seiten 73, 74) bekämpfen. Auch können dann intraartikuläre Kortisoninjektionen von großem Nutzen sein. Ziel dieser Therapie ist es, die aktivierte Arthrose «von ihrer Entzündung zu befreien» und sie in eine Arthrose ohne Entzündungsteil zurückzuverwandeln. Auch hier gilt, daß Bewegung oder gezielte Krankengymnastik die Ernährung des Knorpels verbessert: Schmerzfreie Bewegungstherapie ist immer anzustreben. *Die wichtigste Therapieform der Arthrose ist ohne Zweifel (siehe Seiten 89–92, 110) die physikalische Therapie.* Zurzeit werden Medikamente diskutiert, die den Knorpel stabilisieren, zumindest aber den Abbau des Knorpels (also das Fortschreiten der Arthrose) hemmen. Es gibt mehrere den Knorpelabbau hemmende, als «Basistherapeutika» bezeichnete Präparate (Tab. 6): Für den Einsatz dieser Präparate gilt, daß die Arthrose noch nicht zu weit fortgeschritten sein darf (im Röntgenbild muß der Gelenkspalt noch weit sein); außerdem sollte der Patient diese Substanzen «kur-

Tab. 6: Knorpelschutzpräparate

Substanz	Handelsname	Applikationsform
GAG-Peptid-Komplexe	Arumalon, Rumalon	intramuskulär
Glykosamin-Glykanpolysulfat	Arteparon	intraartikulär
		intramuskulär
D-Glukosaminsulfat	Dona	intramuskulär

mäßig» über Jahre hinweg in bestimmten Abständen immer wieder erhalten.

Gichtmedikamente

Die Therapie der Gicht geht fast völlig eigene Wege außerhalb der bisher beschriebenen Behandlungsmethoden. Zwar läßt sich ein akuter Gichtanfall, der früher nur mit Colchicin (Inhaltsstoff der Herbstzeitlose) bekämpft werden konnte, heute auch mit einer Reihe kortisonfreier Antirheumatika oder durch Kortisonpräparate beenden; die *Langzeittherapie der Gicht* aber vereint folgende Gesichtspunkte:
- Da sie letztlich eine Stoffwechselkrankheit ist, muß der Gichtkranke am Anfang seiner Behandlung sein oft *zu hohes Körpergewicht vermindern*. Die erste Therapiemaßnahme heißt also: Abnehmen!
- An die Stelle der früher geforderten Gichtdiät des purinfreien Essens (Seite 144), die sich häufig für den Berufstätigen nur schwer verwirklichen läßt (Kantinenessen), soll eine *gesunde Diät* treten, die zu 40% aus hochmolekularen Kohlehydraten, zu 40% aus Fett, das sich vorwiegend aus ungesättigten Fettsäuren zusammensetzen soll, und zu 20% aus purinarmem Eiweiß besteht.
- *Zu reichhaltige Mahlzeiten und gesteigerter Alkoholgenuß* – am schlimmsten beides zusammen – führen beim Gichtkranken häufig zu einer Attacke. Beides *sollten Sie unbedingt vermeiden.*

Ein *erhöhter Harnsäurespiegel im Blut läßt sich auf zweierlei Art senken*: durch die Substanz *Allopurinol* (Zyloric, Urosin

usw.), die die *Entstehung der Harnsäure im Blut hemmt*, oder durch die *erhöhte Ausscheidung der Harnsäure über die Nieren* mit Hilfe der Substanz *Benzbromaron (Uricovac* usw.). Lebensführung und Lebensstil des Gichtkranken haben entscheidenden Einfluß auf den Verlauf seiner Krankheit. Auch ist bekannt, daß körperlich aktive Menschen «harnsäurebelastbarer» sind als überwiegend passiv lebende. Also: *Auch der «Gichtiker» muß in Bewegung bleiben.*

Medikamentöse Therapie des Bandscheibenvorfalls

Die meisten (z.B.) lumbalen Bandscheibenvorfälle können konservativ und müssen nicht operativ behandelt werden. Ziel der Behandlung ist die Unterbrechung des Teufelskreises: «Bandscheibenvorfall – Schmerz – Muskelverspannung – Fehlhaltung – Schmerz». *Der akute Bandscheibenvorfall erfordert folgende Schmerztherapie:*
- *Wärme (manchmal auch Kälte) und Lagerung* (Seite 80; Abb. 45a–c). Jede (therapeutische) Lagerung soll die Schmerzen lindern. Bei der einfachen Stufenlagerung (Abb. 45a) sind Hüft- und Kniegelenke rechtwinklig gebeugt, die Unterschenkel liegen auf einem (gepolsterten) Würfel von unterschiedlicher Höhe. Eine feste Rolle – kombiniert mit der Stufenlagerung - liegt der Gesäß- und Kreuzbeinpartie an und bewirkt, daß sich die LWS nach unten durchbiegt (Abb. 45b). Eine Schaumstoffrolle unter dem Knie führt – als «mildeste» Lage-

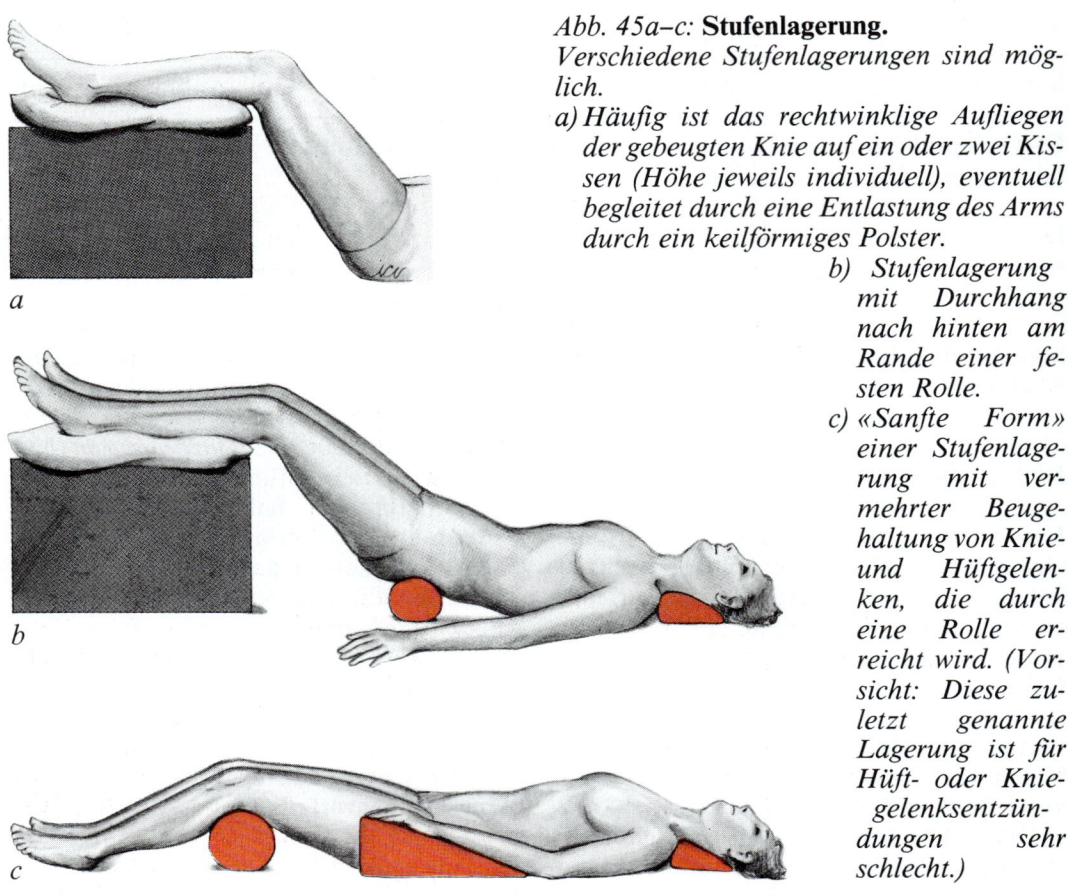

Abb. 45a–c: Stufenlagerung.
Verschiedene Stufenlagerungen sind möglich.

a) *Häufig ist das rechtwinklige Aufliegen der gebeugten Knie auf ein oder zwei Kissen (Höhe jeweils individuell), eventuell begleitet durch eine Entlastung des Arms durch ein keilförmiges Polster.*

b) *Stufenlagerung mit Durchhang nach hinten am Rande einer festen Rolle.*

c) *«Sanfte Form» einer Stufenlagerung mit vermehrter Beugehaltung von Knie- und Hüftgelenken, die durch eine Rolle erreicht wird. (Vorsicht: Diese zuletzt genannte Lagerung ist für Hüft- oder Kniegelenksentzündungen sehr schlecht.)*

rungsform – über die Kniebeugung zur Hüftbeugung und Entlastung der LWS (Abb. 45c).

– *schmerzlindernde Medikamente* (kortisonfreie Antirheumatika, Analgetika)

– *muskelentspannende Medikamente*: Die Therapie mit muskellockernden Medikamenten läßt sich häufig nur in der Klinik mit Erfolg durchführen. Der Grund: Diese Medikamente wirken immer auch zentral (im Gehirn) dämpfend. Schläfrigkeit und Müdigkeit sind also die harmlosen Nebenwirkungen; die Verlangsamung der Reaktionsfähigkeit ist dagegen eingreifender. Durch die Entspannung und Lockerung der Muskulatur wird der oben genannte Teufelskreis günstig beeinflußt.

– *beruhigende Medikamente* wie Neuroleptika, besonders abends: Sie treten an die Stelle eines Schlafmittels.

Medikamentöse Therapie infektiöser Arthritiden und des rheumatischen Fiebers (Streptokokken-Rheumatismus)

Für Arthritiden, die durch Bakterien verursacht werden (siehe Seite 46) ist das jeweils ansprechende Antibiotikum das Mittel der Wahl. Die Therapie des rheumatischen Fiebers ergänzen noch zusätzliche Kortisongaben, da diese Krankheit nicht so sehr die Gelenke, wohl aber das Herz angreifen kann und deshalb sofort intensiv behandelt werden muß.

Gelenkinnenhautverödung (Synoviorthese) und enzymatische Behandlung des Bandscheibenvorfalls (Chemonukleolyse)

Eine unblutige Operation

Im Krankenhaus werden auch Therapieformen eingesetzt, die sich in der Arztpraxis nur bedingt durchführen lassen. Dazu zählt die *Synoviorthese*, eine Art Gelenkinnenhautverödung, eine unblutige Operation: Der Arzt spritzt eine Substanz in ein entzündetes Gelenk mit verwucherter und entzündeter Gelenkinnenhaut. Neben *radioaktiven Isotopen* lassen sich auch *chemische Stoffe wie Varicocid oder Osmiumtetroxydsäure* verwenden: Alle diese Stoffe bleiben und wirken im Gelenk selbst.

Patienten unter 40 Jahre werden vorwiegend mit chemischen Stoffen behandelt, die Radioisotopen dagegen werden dem älteren Patienten gespritzt. Es hat sich erwiesen, daß die Wirkung der Isotopensynoviorthese der der chemischen Synoviorthese überlegen ist: Die Energie der radioaktiven Strahlung vernichtet die Oberflächenschicht der Gelenkinnenhaut, also den Teil, der Ergüsse hervorruft und in gewissem Umfang an der Verselbständigung der Krankheit schuld ist. Die Halbwertszeit von Yttrium 90 (das ins Kniegelenk gespritzt wird) beträgt 2,7 Tage. Nach etwa 10 Halbwertszeiten ist keine aktiv strahlende Substanz mehr im Körper vorhanden. Ist diese Methode nicht vorteilhaft oder versagt sie ganz, dann rückt die operative Entfernung der Gelenkinnenhaut (Synovialektomie) in den Vordergrund. Diese Operation gehört zum wichtigen Kapitel der Rheumachirurgie (siehe Seiten 111–113).

Enzymatische Behandlung des Bandscheibenvorfalls (Chemonukleolyse)

Erleidet der Patient einen lumbalen Bandscheibenvorfall, wird in letzter Zeit die Chemonukleolyse unter bestimmten Umständen der operativen Therapie vorgezogen. *Dann wird Chymopapain unter Durchleuchtungskontrolle direkt in die betroffene Bandscheibe injiziert.* Das Ziel ist eine Entlastung der Nervenwurzeln: Chymopapain nimmt dem (vorgefallenen) Gallertkerngewebe enzymatisch die Fähigkeit, Wasser zu binden: Das Volumen reduzert sich und der Druck im Gallertkern sinkt.

Entscheidend für Erfolg/Mißerfolg dieser Methode sind die *strenge Beachtung von Indikationen* (= Anwendungsbereiche) *und Kontraindikationen* (= keine Anwendung erlaubt).

Indikationen: eindeutige (streng einseitige) radikuläre Symptome mit nur auf die Haut bezogenen Schmerz- und Empfindungsstörungen; Vorbehandlungszeit ambulant* mindestens 6 Wochen, 2 Wochen strenge Bettruhe eingeschlossen.

Kontraindikationen: allergische Bereitschaft, schwere neurologische Ausfallserscheinungen (z. B. Lähmungen), Schwangerschaft, Morbus Bechterew, chronische Polyarthritis, Bandscheiben- und Wirbelkörperentzündung, Zuckerkrankheit.

Relative, also bedingte *Kontraindikationen* stellen unter anderem ein verengter Rückenmarkkanal, Wirbelgleiten sowie eine Krankheitsdauer von über einem Jahr dar, da in diesen Fällen nur geringere Erfolge zu erwarten sind. Nach Chymopapaininjektionen entwickeln sich in ca. 1–3% allergische Reaktionen (nach 15 Minuten oder nach 3–7 Tagen, also sehr früh oder auch später). Der Punktion folgt strikte Bettruhe. Nach 3–5 Tagen beginnt die krankengymnastische Mobilisierung. Sitzen ist nicht erlaubt. Nach etwa 10 Tagen ist die Entlassung aus der Klinik möglich. Da es lange – bis zu einem Jahr – dauern kann, bis sich das Volumen des Gallertkerns ausreichend zurückbildet, ist es wichtig, darauf hinzuweisen, daß sich Erfolge nicht unmittelbar einstellen müssen. Bisherige Statistiken zeigen, daß diese Behandlungsmethode Schmerzfreiheit auf Dauer in ca. 70% der Fälle erreicht.

* das heißt Lagerung, Wärme, Kälte, Muskellockerung, Schmerzlinderung durch Medikamente

Psychologische Behandlungsverfahren

Mit Schmerzen leben? Psychologische Verhaltensstrategien

Wir alle kennen den Schmerz als wichtigen *Schutzmechanismus* des Körpers, als Hinweispfeil auf bereits bestehende Schäden oder als Ausrufungszeichen und Warnschild vor drohenden Gefahren. Wir sprechen von akuten, Tage andauernden Schmerzen, von über Monaten bestehenden Schmerzen und dem chronischen Schmerz, der länger als 6 Monate andauert. Schmerz kann spontan – ohne erkennbare Ursache – oder durch eine intensive Schädigung entstehen. Akut-schmerzhafte körperliche Krankheiten lassen sich meist sehr schnell durch eine schmerzstillende medikamentöse oder eine kausale Therapie bekämpfen. Es ist interessant, daß auch nach der «Heilung» verletzten Gewebes eine gewisse Schmerzempfindlichkeit bestehen bleibt und sich zu einem chronischen Problem entwickeln kann.

Im Verlauf chronischer Erkrankungen stellt sich die Psyche des chronisch Schmerzkranken auf das Leben mit dem Schmerz ein, seine Persönlichkeit verändert sich!

Es gibt verschiedene Formen, Schmerz zu empfinden: körperlich – aber auch seelisch. Jeder Mensch erlebt Schmerzen je nach Situation und Problem ganz individuell und hat auch eine nur ihm eigene Schmerzschwelle. Das Schmerzempfinden setzt sich also aus absolut persönlichen körperlichen und seelischen Vorgängen zusammen. Welche Hilfen kann die klinische Psychologie angesichts dieser Ausgangssituation einem chronischen Schmerzpatienten anbieten?

Die aus der eigenen Persönlichkeitsstruktur stammende Fähigkeit zur Schmerzverarbeitung und die psychologische Belastung durch unsere Umwelt beeinflussen unsere Schmerzerfahrung qualitativ und quantitativ entscheidend mit. Die Veränderung dieser Faktoren kann zur Verminderung des Schmerzes führen. Schmerzverursachende Bedingungen können auch vorbeugend behandelt werden. Ziel jeder psychologischen Schmerztherapie wird es also sein, diese Bereiche therapeutisch zu beeinflussen. Das heißt:

Durch anderes, besseres Verhalten lernen, mit dem Schmerz umzugehen, dadurch ihn vielleicht sogar verringern, seine Auswirkungen auf die eigenen Lebensumstände mildern: Das ist das Ziel der psychologischen Behandlung.

Depression, Angst und soziale Unsicherheit können Schmerzen auslösen oder sie verstärken, spielen also eine entscheidende Rolle in der Schmerzwahrnehmung. *Verhaltens- und Entspannungstherapie, Schmerzimmunisierungs- und Bewältigungstraining* wollen erreichen, daß der chronische Schmerzpatient besser mit seinem individuellen Schmerzproblem umgehen lernt, es also diszipliniert unter Kontrolle zu bringen vermag.

Das Problem der Krankheitsakzeptanz

Nehmen wir als Beispiel für eine chronisch schmerzhafte rheumatische Gelenkerkrankung die chronische Polyarthritis: Neben einer lückenlosen ärztlichen und physikalisch-therapeutischen Behandlung ist das möglichst *frühe Einwirken* auf psychische Probleme für den Erfolg jeder Therapie wesentlich. Denn: *«Resignieren ist der Anfang vom Ende».* Besonders in den Anfangsphasen der chronischen Polyarthritis müssen Sie lernen, sich nicht angesichts der unausweichlichen Realität Ihrer Krankheit der Angst und Depression zu überlassen, sondern sich aktiv damit auseinanderzusetzen, das heißt psychisch und physisch in Bewegung zu bleiben. Der Arzt sieht nicht selten während der täglichen Visite das sogenannte «Brennglas-» oder «Fernrohrerlebnis» des Patienten: Die Einstellung eines chronischen Polyarthritikers zu seiner Krankheit läßt ihn das Geschehen und seine Probleme entweder wie durch ein Brennglas vergrößert – übermäßig aufgebläht und realitätsfremd – betrachten oder aber wie durch ein umgekehrtes Fernrohr verkleinert erleben: Er wird echte Beschwerden herabsetzen oder sogar unterdrücken.

Den Beginn einer chronischen Polyarthritis begleitet auf psychischer Ebene häufig die Phase der Verweigerung, des Nicht-Akzeptierens, des Wegschiebens oder Verdrängens. Diese Haltung verbraucht Ihre Kraft, die dann letztlich für das aktive Bekämpfen der chronischen Polyarthritis fehlt. Die Erkrankung zu «akzeptieren», dadurch freiwerdende Kräfte gegen sie einzusetzen, ist also erstes psychisches Ziel. Sowohl für diese Phase als auch für den späteren Krankheitsverlauf, in dem sich eine depressive Verstimmung als Reaktion entwickeln kann, kennt die Verhaltenstherapie Methoden, die dem chronisch Kranken und seiner Umwelt eine Anpassung an die großen Belastungen ermöglichen; erst dann können sich die Lebensverhältnisse normalisieren und stabilisieren. Selbst entwickelte Anpassungsstrategien (Verleugnen oder Herunterspielen der Schwere der Erkrankung, Suche nach emotionaler Hilfe durch die Familie, nach wichtiger Information über die Erkrankung, das praktische Anpassen an den neuen Lebenslauf usw.) helfen Ihnen meist nicht ausreichend. Lassen Sie sich unterstützen – vom Psychotherapeuten, Verhaltenstherapeuten oder dem geschulten Arzt!

Physiotherapie

Aktive Krankengymnastik

Bei chronischer Polyarthritis (c.P.)

Die *Krankengymnastik/Bewegungstherapie* hat einen herausragenden Platz unter allen Therapieformen der c.P. Bewegungsübungen, die die Gelenke entlasten, sind besonders wichtig (Abb. 46, Abb. 47). Damit Ihre Gelenke voll beweglich bleiben: Widerstehen Sie der fortwährenden Versuchung, eine Schonhaltung einzunehmen und das Gelenk gebeugt zu halten. *Ständiges Üben kräftigt die Muskulatur, die alle Gelenke umgibt und sie zum Teil auch festigt.* Das kann durch Muskelarbeit in Bewegung während des Laufens oder Schwimmens *(dynamische Muskelarbeit)* oder durch Muskeltraining, wie es etwa das Expanderziehen verlangt *(statische Muskelarbeit)*, geschehen. Die Muskulatur läßt sich auch gegen Widerstände anspannen, ohne daß Bewegung entsteht *(isometrische Muskelarbeit)* (Abb. 48, Abb. 49a, b). Da ein entzündlicher Gelenkerguß das Verkleben und Verbacken der Gelenkinnenhaut, also die Vorstufen zur Versteifung fördert, muß der Krankengymnast auch in den akuten Phasen einer c.P. jedes betroffene Gelenk wenigstens einmal pro Tag durchbewegen. Je weniger entzündlich aktiv die Krankheit ist, umso intensiver muß sich die Gymnastik gestalten und umso eher sollte sie vom passiven «Durchbewegtwerden» zur «aktiven Eigenbewegung» wechseln. Aus dem Begriffspaar Strategie/Gegenstrategie (Seite 41) ergibt sich, daß die Krankengymnastik der c.P. immer individuell auf den Verlauf und das jeweilige Stadium der Krankheit abgestimmt werden muß (Abb. 50–54).

Eine meist in der Klinik eingeleitete Form der Behandlung ist die *Ergotherapie* (Beschäftigungstherapie). In akut entzündlichen und mit starken Schmerzen verbundenen Phasen sorgt der Ergotherapeut für eine individuelle Schienenversorgung, z.B. durch eine *Nachtlagerungsschiene*, die die Hand stabilisiert und ein Abgleiten der Fingergrundgelenke und des Handgelenks verhindert. *Die Ergotherapie baut die aktive Behandlung gestörter Gelenkfunktionen in Beschäftigungen ein, die den Neigungen und Interessen der Kranken entgegenkommen oder sie fördern* (siehe auch Seiten 120–126).

Bei Arthrosen der Gelenke und Periarthropathia humeroscapularis

Neben passiven Anwendungen (Seite 110) spielt die aktiv-übende Krankengymnastik für alle Arthrosen der Gelenke als gezieltes In-Bewegung-Bleiben eine sehr wichtige Rolle: Sie kräftigt die Muskulatur, stabilisiert Bänder und Sehnen, ernährt den Knorpel wieder besser und verhindert das Fortschreiten der Bewegungseinschränkungen bzw. stellt die Gelenkfunktion wieder vollständig her: bei der Arthrose des Kniegelenks (Abb. 55, 56a, b, 57), des Hüftgelenks (Abb. 58, 59, 60a, b) und des Schultergelenks (Abb. 61, 62a–c). Auch gegen die Erkrankung der Weichteile, die das Schultergelenk umgeben (Periarthropathia humeroscapularis), sind krankengymnastische Übungen immer nützlich und hilfreich (Abb. 63a, b, 64a, b, 65).

84

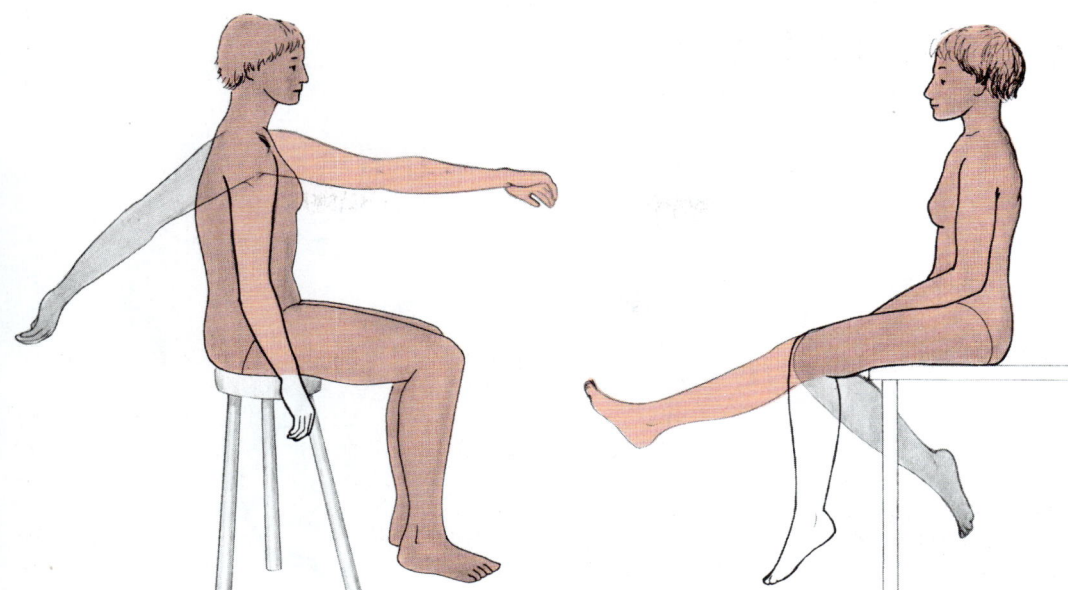

Abb. 46: **Chronische Polyarthritis: Gelenkentlastende Übung für das Schultergelenk.**
Ausgangsstellung:
Sitzend. Rücken gerade halten! Arme locker nach unten hängen lassen.
Übung:
Mit der Schwere des Arms nach vorne- und zurückpendeln. Die Pendelausschläge dürfen nur bis zur Schmerzgrenze gehen! «Pendeln lernen»!

Abb. 47: **Chronische Polyarthritis: Gelenkentlastende Übungen für die Kniegelenke.**
Ausgangsstellung:
Sitzend. Wichtig ist die Stuhlwahl: Raum nach vorne und nach hinten muß vorhanden sein; Bodenberührung darf auch mit gestreckten Sprunggelenken nicht möglich sein. Die Sitzfläche muß dünn sein (wenn sie dick ist, behindert sie die Beugung der Kniegelenke). Die Oberschenkel liegen der Stuhlfläche fast bis zur Kniekehle auf. Das Knie muß «pendelbar» sein.
Übung:
Unterschenkel bis zur Schmerzgrenze – nicht darüber – pendeln: sonst Gegenspannung. Keine aktive Bewegung im Sprung- oder Hüftgelenk.

Abb. 48: **Chronische Polyarthritis: Isometrische Übung für die Halswirbelsäule.**
Ausgangsstellung:
Rückenlage auf harter Unterlage.
Übung:
Die Schultern liegen dem Boden auf. Nakken in Richtung Boden drücken (Pfeil), Kinn zur Brust führen: Es entsteht ein Doppelkinn. Danach den Nacken in die Richtung des Bodens drücken (Pfeil) und den Kopf nach hinten hinausschieben (Pfeil). Diese Anspannung ca. 10 Sekunden halten, danach entspannen.

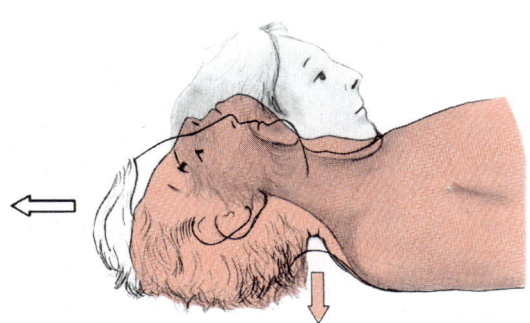

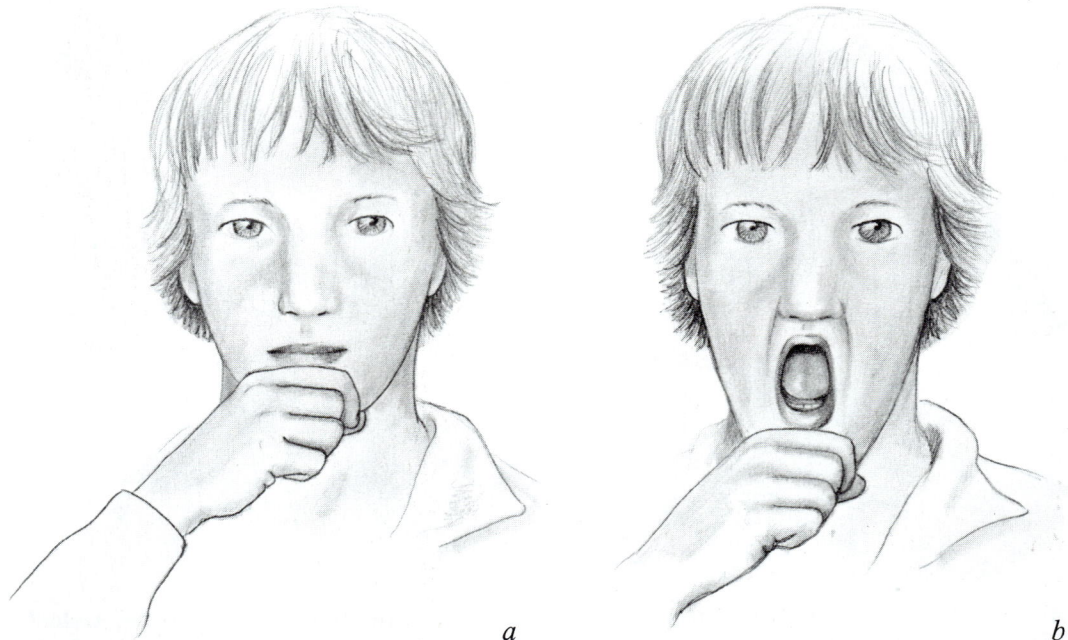

a

b

Abb. 49a, b: **Chronische Polyarthritis: Isometrische Übung für die Kiefergelenke.**
Ausgangsstellung:
a) Am besten (der Kontrolle wegen) vor einem Spiegel sitzen. Den Unterkiefer im Kinnbereich mit der rechten Hand fassen.
Übung:
b) Die das Kinn fixierende Hand bestimmt den individuellen Widerstand. Gegen diesen Widerstand Mund öffnen und schließen.

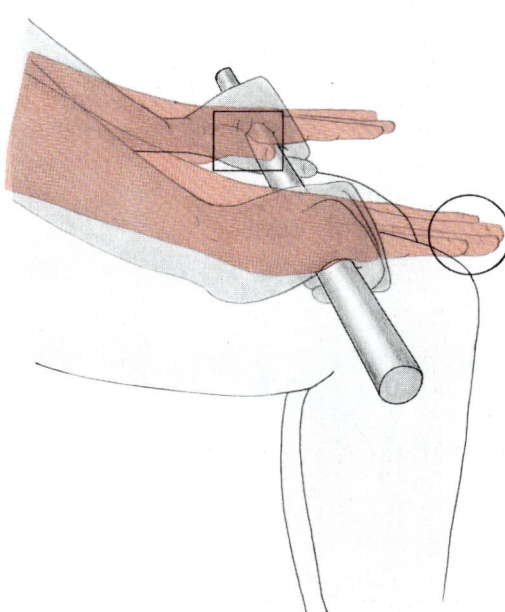

Abb. 50: **Chronische Polyarthritis: Übung für die Fingergelenke.**
Ausgangsstellung:
Sitzend. Beine etwa schulterbreit voneinander. Einen Stab in die Hände nehmen und auf die Oberschenkel legen.
Übung:
Finger öffnen und schließen. Wichtig: Mit dem Daumen den Stab umfassen (oranges Viereck), Finger strecken (oranger Kreis).

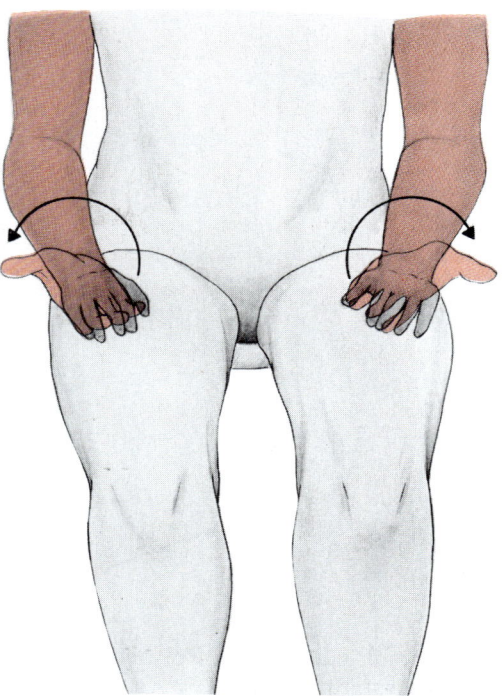

Abb. 51: **Chronische Polyarthritis: Übung für die Ellbogengelenke.**
Ausgangsstellung:
Sitzend. Die Füße stehen fest auf dem Boden. Der Abstand der beiden Kniegelenkinnenseiten beträgt etwa eine Faustbreite. Wichtig: Gerade sitzen, die Hände mit der Handinnenfläche auf die Oberschenkel legen.
Übung:
Oberarme am Körper lassen (!). Die Handinnenseiten und Handrücken im Wechsel auf den Oberschenkeln drehen.

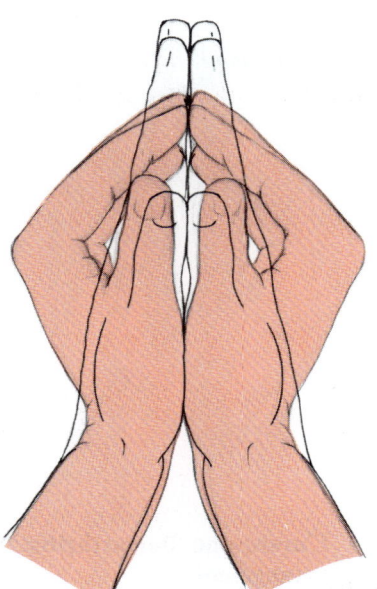

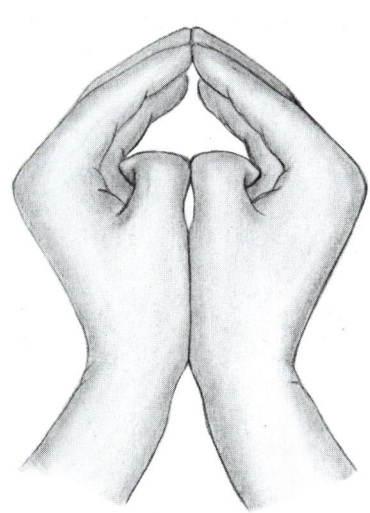

Abb. 52a, b: **Chronische Polyarthritis: Übung für die Fingergrundgelenke.**
Ausgangsstellung:
a) Beide Hände gestreckt aneinanderlegen.
Übung:
a) Fingergrundgelenke beugen (in Aufsicht wird ein Karo gebildet).
b) Daumengelenke ebenfalls beugen und in die entstandene Öffnung führen.

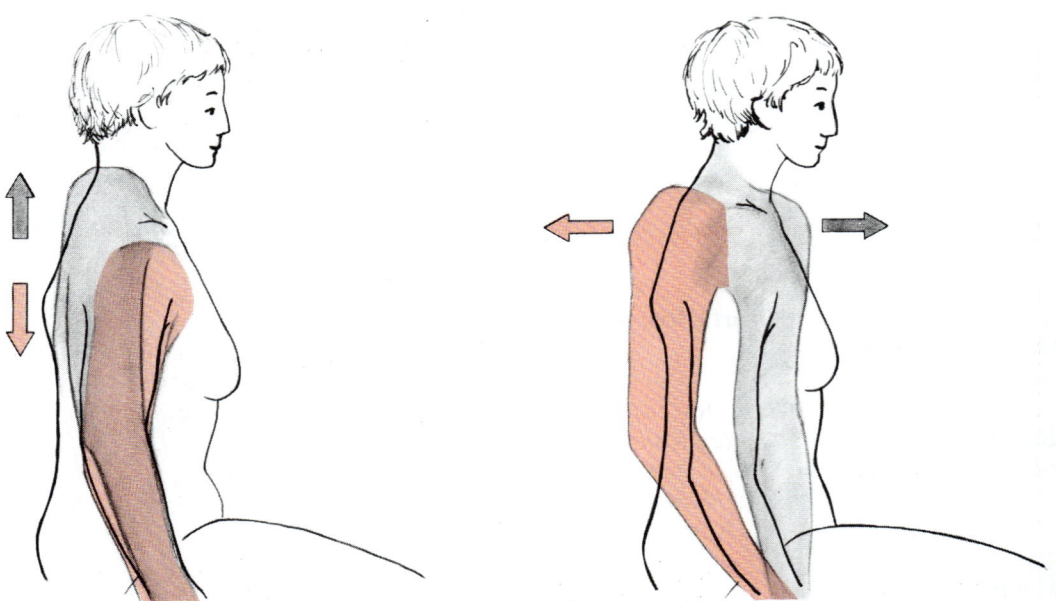

Abb. 53a, b: Chronische Polyarthritis: Übung für die Schultergelenke.
Ausgangsstellung:
Aufrechter Sitz vor einem Spiegel.
Übung:
a) Schultern nach oben und nach unten bewegen (Pfeile).
b) Danach aus der Ausgangsstellung Schulter nach vorne und nach hinten bewegen (Pfeile).
   Die Schulterblätter nähern sich der Wirbelsäule!

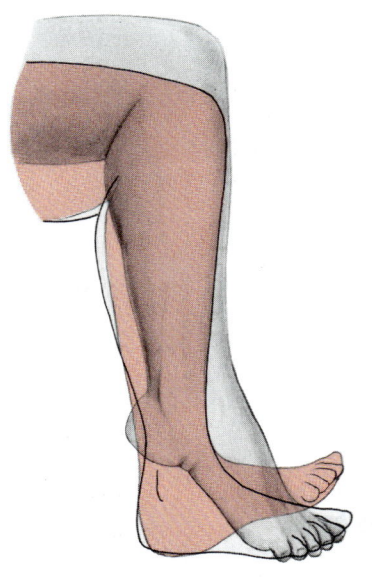

Abb. 54: Chronische Polyarthritis: Übung für die Sprunggelenke.
Ausgangsstellung:
Sitzend. Die Füße stehen gerade auf dem Boden.
Übung:
Den Fuß von den Fersen auf die Zehenspitzen und zurück hin und her rollen lassen (Schaukelbewegung).

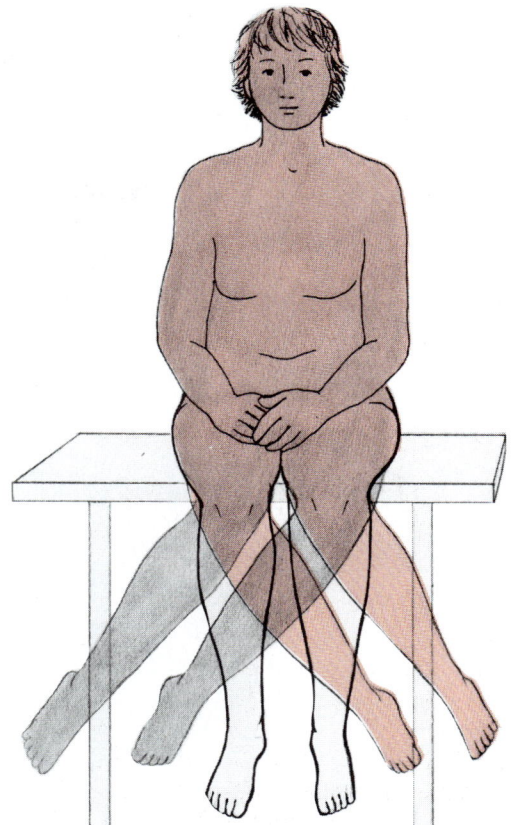

Abb. 55: **Kniegelenksarthrose: Gelenkentlastende, lockernde Übungen.**
Ausgangsstellung:
*Sitzend. Wichtig: Der Stuhl muß wie in
Abb. 47 beschaffen sein. Zusätzlicher Raum
zur Seite muß vorhanden sein.*
Übung:
*Unterschenkel jeweils bis zur Schmerzgren-
ze, aber nicht darüberhinaus pendeln (siehe
auch Abb. 47). Keine aktive Bewegung im
Sprung- oder Hüftgelenk. Zusätzlich können die Unterschenkel auch nach links und
rechts bzw. kreiselnd bewegt werden.*

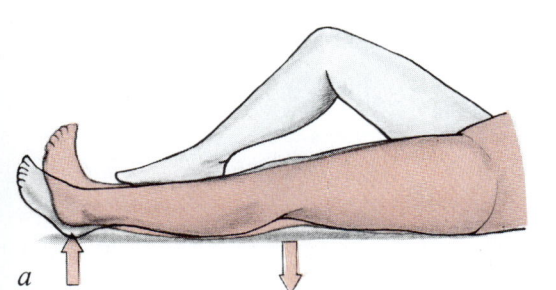
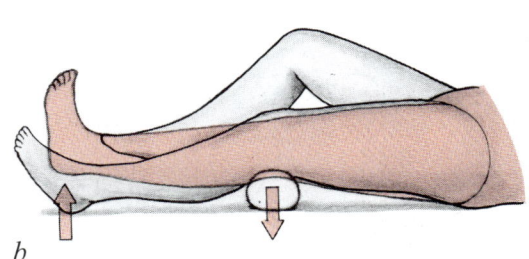

a   b

Abb. 56a, b: **Kniegelenksarthrose: Übung zur Kräftigung der Oberschenkelmuskulatur und
Gelenkbeweglichkeit.**
Ausgangsstellung:
Rückenlage. Ein Bein fest auf den Boden legen.
Übung:
a) *Kniekehle fest auf den Boden drücken (Pfeil) und versuchen, die Fersen abzuheben
   (Pfeil).*
b) *Diese Übung ist für Patienten, deren Knie nicht mehr ganz streckbar ist, in dieser Form
   nicht auszuführen. Um sie dennoch durchführen zu können, braucht der Patient die
   Unterstützung einer Knierolle.*

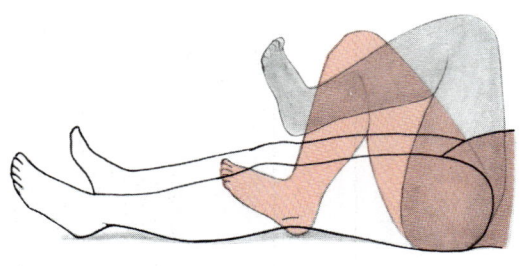

Abb. 57: **Kniegelenksarthrose: Übung zur Kniegelenkbeugung.**
Ausgangsstellung:
Rückenlage.
Übung:
Das Kniegelenk beugen. Zwei Beugeformen sind möglich: Entweder bleibt während der Beugung die Ferse mit dem Boden in Kontakt, oder die Beugung geschieht ohne Bodenkontakt.

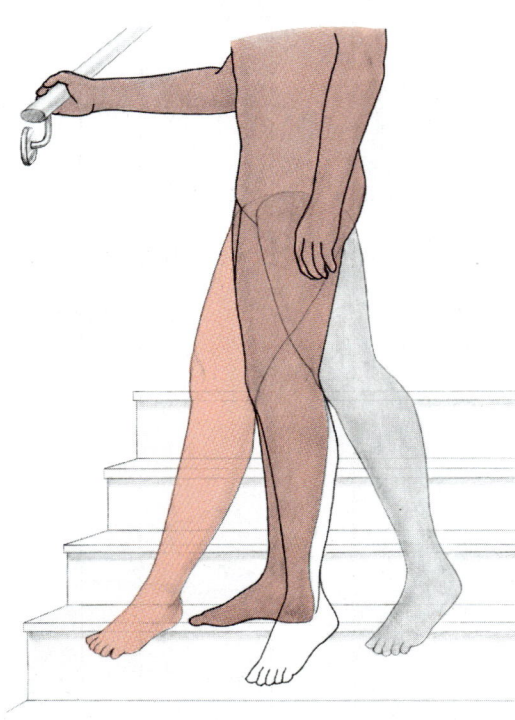

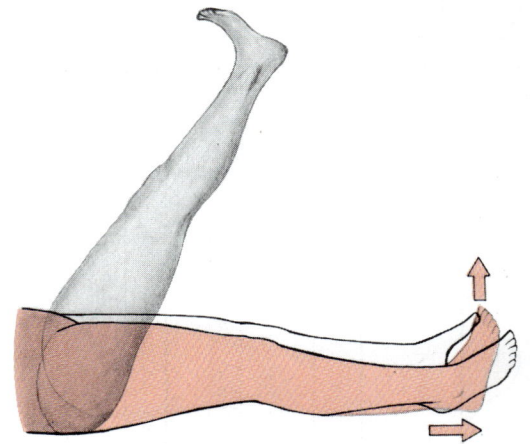

Abb. 58: **Hüftgelenksarthrose: Gelenkentlastende Übung.**
Ausgangsstellung:
Seitlich auf einer Treppe stehen, so daß ein Fuß frei schwebt.
Übung:
Mit dem freischwebenden Fuß nach vorne und nach hinten Pendelbewegungen ausführen.

Abb. 59: **Hüftgelenksarthrose: Übung zur Hüftbeugung und Kräftigung der Oberschenkelmuskulatur.**
Ausgangsstellung:
Rückenlage. Die Innenknöchel sind schulterbreit voneinander entfernt.
Übung:
Den Vorfuß hochziehen, die Ferse «rausschieben» (Pfeile). Aus dieser Stellung dann das Bein möglichst gestreckt anheben (Pfeil).

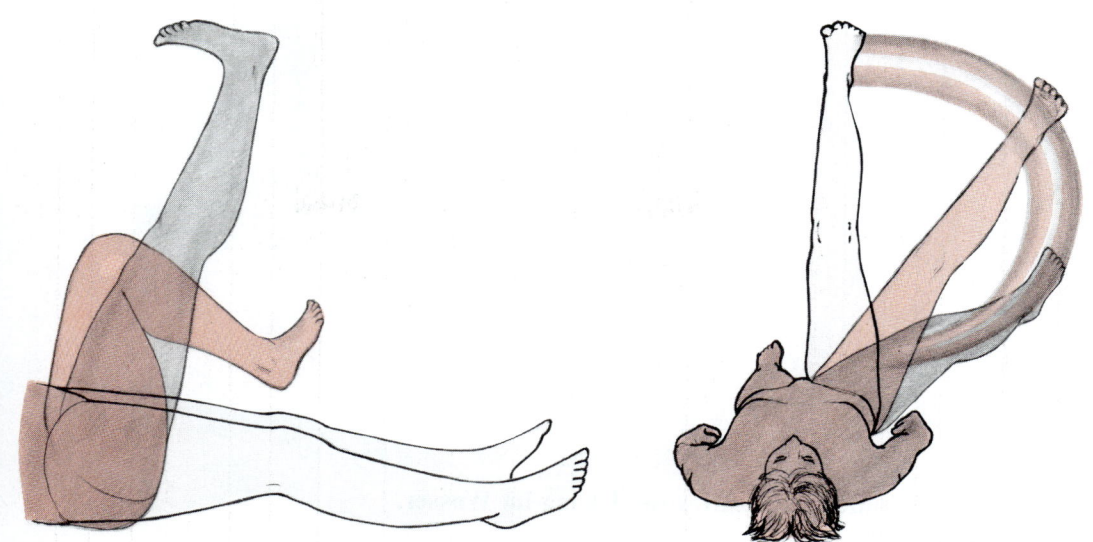

Abb. 60a, b: **Hüftgelenksarthrose: Übung für alle Bewegungsebenen, Kräftigung der Muskulatur.**

Ausgangsstellung:
Rückenlage. Die Innenknöchel sind schulterbreit voneinander entfernt.

Übung:
a) *Die Hüfte rechtwinklig (oder soweit es möglich ist) beugen – das Kniegelenk des gebeugten Beins strecken.*
b) *Von dieser Stellung aus das in der Hüfte rechtwinklig gebeugte, im Knie gestreckte Gelenk in einem weiten Halbkreis zum anderen Bein zurückführen.*

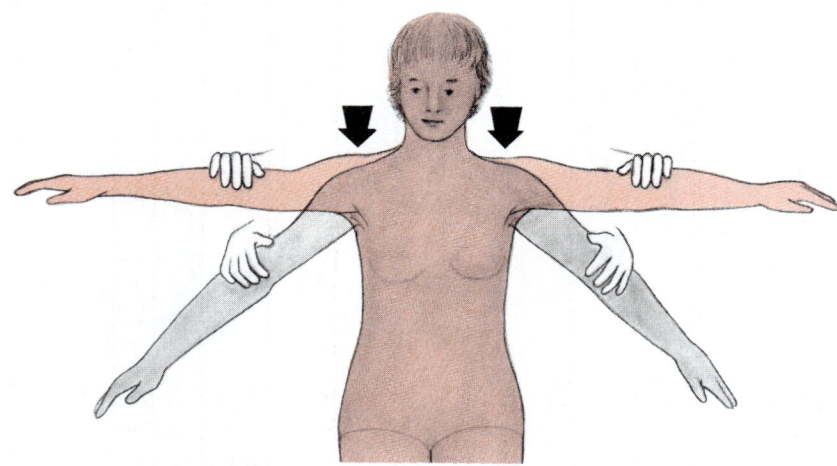

Abb. 61: **Schultergelenksarthrose: Übung zur Kräftigung der Muskulatur.**

Ausgangsstellung:
Beide Arme etwa 45° vom Körper seitlich wegbewegen.

Übung:
Die vom Körper abgespreizten Arme werden gegen den individuell dosierten Widerstand einer zweiten Person (in der Abbildung durch die Hände dargestellt) weiter vom Körper weg nach oben geführt. Sehr wichtig: Die Schultern dürfen bei dieser Bewegung nicht mit nach oben gezogen werden (Pfeile).

91

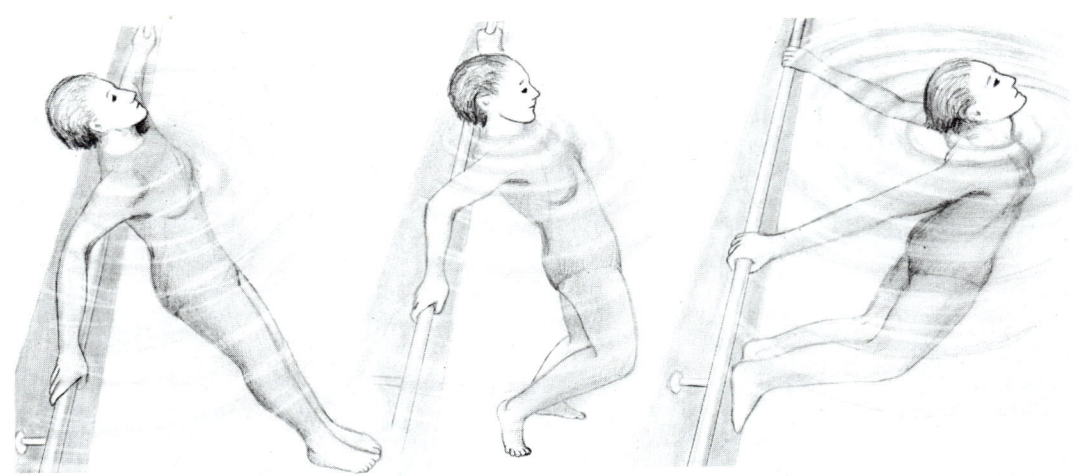

Abb. 62a–c: **Schultergelenksarthrose: Übung im Wasser.**

Ausgangsstellung:

a) *Stand in der schrägen Ebene im Wasser mit dem Rücken zur Stange. Arme auf die Stange legen, Stange fassen. Beine ausgestreckt, Füße parallel.*

Übung:

b) *Hände fest an die Stange fassen. Mit beiden Füßen in die Richtung Mauer laufen, bis die Fußsohlen die Mauer berühren. Gleichzeitig etwas mit den Händen zusammenrutschen.*

c) *Zuletzt den Kopf in den Nacken legen. Wichtig: Die Arme gestreckt lassen, das Becken nach vorne drücken, die Kniegelenke beugen. Schultern und Schultergürtelmuskulatur müssen unter Wasser bleiben (Droste).*

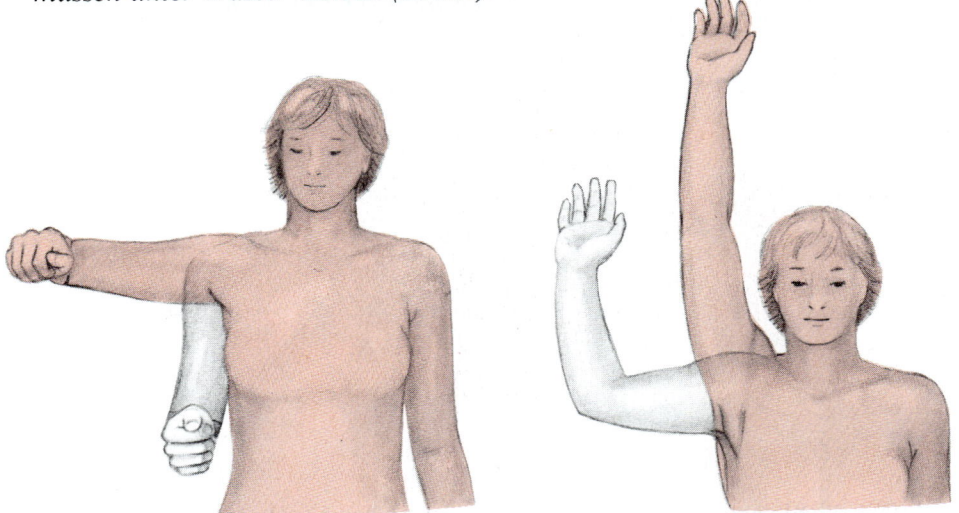

Abb. 63a, b: **Periarthropathia humeroscapularis: Übung für alle Bewegungsebenen.**

Ausgangsstellung:

a) *Rückenlage. Einen Arm rechtwinklig anbeugen und eng am Körper anlegen (Sicht von oben).*

Übung:

b) *Den Oberarm soweit wie möglich zur Seite führen. Wichtig ist, daß die Schulter unten bleibt. Danach: Den Arm aufdrehen und nach hinten strecken.*

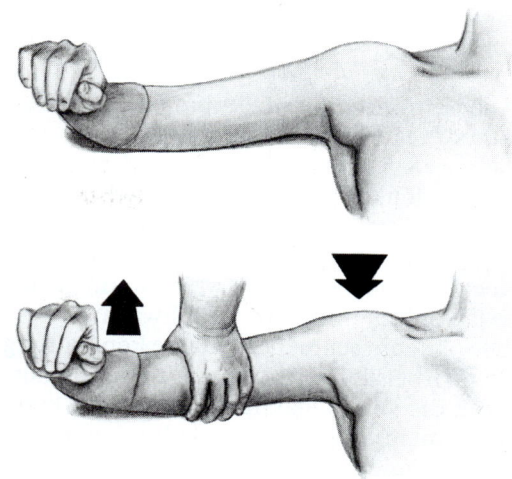

Abb. 64a, b: **Periarthropathia humeroscapularis: Übung bei schmerzhaftem Bogen.**

Ausgangsstellung:

a) Rückenlage. In dieser Lage den im Ellbogen gebeugten Arm vom Körper bis zu dem Punkt wegführen, an dem der Schmerz beginnt (schmerzhafter Bogen siehe Abb. 28a–c Seite 48).

Übung:

b) Von diesem Punkt aus den Arm gegen den geführten Widerstand der Hand einer zweiten Person weiter vom Körper wegführen (Pfeile). Manchmal reicht auch die Anspannung der Oberarmmuskulatur gegen diesen Widerstand ohne Bewegung.

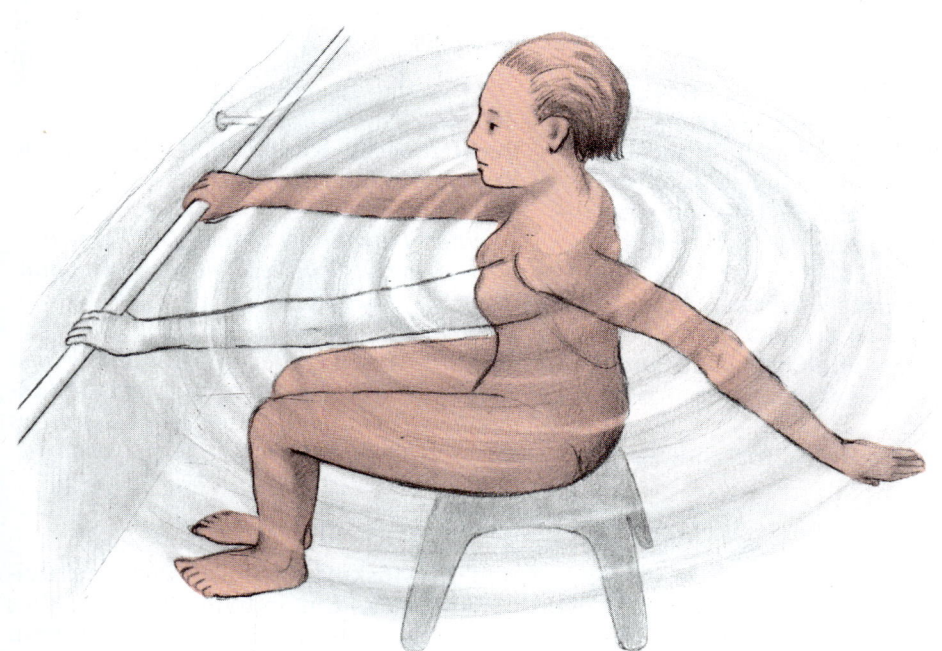

Abb. 65: **Periarthropathia humeroscapularis: Übung im Wasser.**

Ausgangsstellung:

Einfacher Sitz im Wasser. Schultern und Oberarme müssen unter Wasser sein.

Übung:

Bewegung der Schulter, des Oberarms und der Hand gegen den Wasserwiderstand in verschiedenen Ebenen. Durch die unterschiedliche Schnelligkeit der Bewegungen wird der Wasserwiderstand selbst bestimmt.

Beim Morbus Bechterew (Spondylitis ankylosans)

Die chronische Entzündung im Verlauf eines Morbus Bechterew verursacht Schmerzen in der Wirbelsäule oder auch in den Gelenken. Der Patient stellt deshalb seine Wirbelsäule ruhig und bewegt sich möglichst wenig. Durch diese Inaktivität aber verringert sich die Muskulatur (Muskelatrophie) und wird zu schwach: Die ohnehin schon bestehende Fehlhaltung der Wirbelsäule prägt sich noch stärker aus, denn die vernachlässigte Muskulatur kann nicht mehr ausgleichen – dadurch wird die Wirbelsäule noch stärker belastet und schmerzt vermehrt. *Die aktive Bewegungstherapie gilt deshalb als die wichtigste Therapie des Morbus Bechterew.* Bechterew-Patienten wurden früher aus Unkenntnis der Diagnose oder in der Annahme einer Wirbelsäulentuberkulose monatelang in einem Gipsbett oder einem Gipskorsett ruhiggestellt: Dann versteifte die gesamte Wirbelsäule in kurzer Zeit. Bewegungsmangel und Ruhigstellung wirken sich also auf Muskeln, Weichteile und Knochen des Bechterew-Patienten sehr negativ aus. Deshalb muß die auf diese Krankheit spezialisierte Krankengymnastik sich bemühen:

- die Muskelkraft wiederzugewinnen, zu erhalten und zu verstärken,
- Wirbelsäulen- und Gelenkbeweglichkeit zu erhalten, wiederzuerlangen oder zu verbessern,
- Fehlstellungen der Wirbelsäule zu korrigieren.

Dieser Anforderungskatalog läßt unschwer erkennen, daß es nicht genügt, «irgendeine» Gymnastik durchzuführen. Eine geschulte Krankengymnastin, die immer eng mit dem behandelnden Arzt zusammenarbeiten muß, kann die Muskulatur isometrisch oder isoton kräftigen, durch spezielle Dehnübungen der Neigung zum Zusammenziehen und zur Fehlstellung von Muskeln und Gelenken entgegenarbeiten (Abb. 66, Abb. 67) oder im Wasser die durch Entzündung veränderte Wirbelsäule

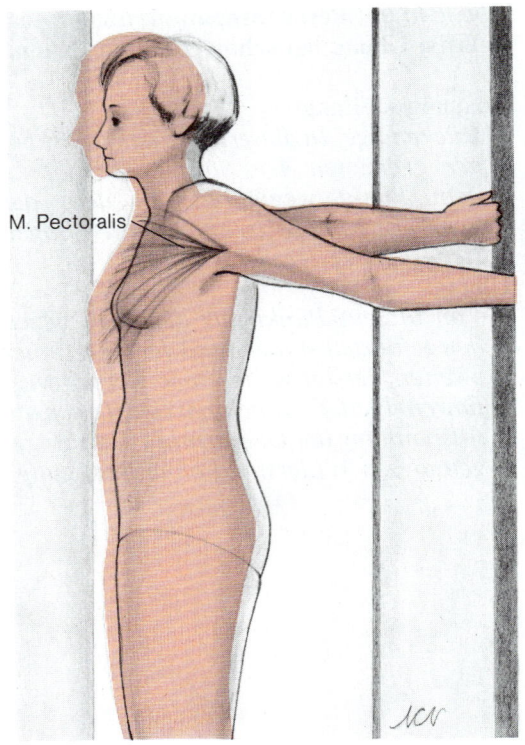

M. Pectoralis

Abb. 66:
Bechterewsche Krankheit: Übung für die Brustmuskulatur.
Ausgangsstellung:
In einen Türrahmen stellen. Die Beine parallel, Arme in Schulterhöhe weit auseinander.
Übung:
Von der Ausgangsstellung aus durch den Türrahmen gehen, dabei mit beiden Händen den Türrahmen fassen und – soweit es die Schultern zulassen – nach vorne gehen.

und die Muskulatur dehnen und gleichzeitig kräftigen. Ein individuell angepaßtes krankengymnastisches Hausprogramm muß entworfen werden; daneben sind Übungen auf der Matte, mit dem Ball oder auf dem Hocker zu empfehlen (Abb. 68 bis Abb. 73). *Als kategorischer Imperativ gilt: Diese krankengymnastischen Übungen müssen Sie regelmäßig (jeden Tag) durchführen!* Wenn Sie dieses Ziel verwirklichen, sind Ihre Erfolgsaussichten, den

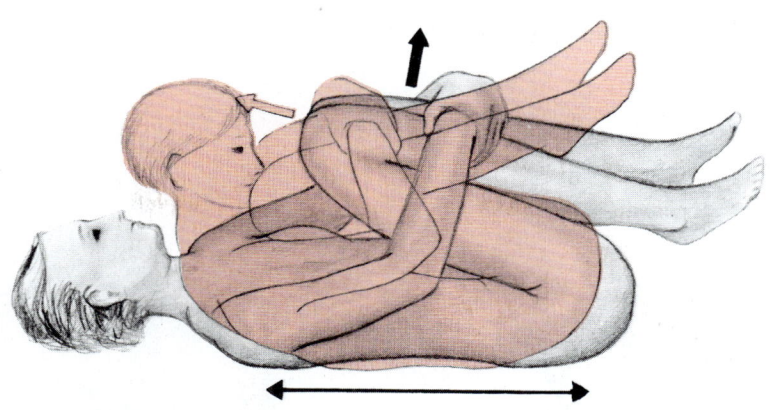

Abb. 67: **Bechterewsche Krankheit: Dehnung der Rückenmuskulatur.**
Ausgangsstellung:
Rückenlage.
Übung:
Beide Hüftgelenke beugen. Beide Kniegelenke ebenfalls soweit wie möglich beugen und mit beiden Armen fest umfassen. Die Hüftgelenke gegen den Widerstand der Arme in Richtung Boden strecken. Wichtig: Das Gesäß muß am Boden bleiben! Diese Spannung über 10 bis 15 Sekunden halten. Danach entspannen und mit beiden Händen die Beine gegen den Kopf ziehen, ohne sie gegen den Bauch zu drücken.

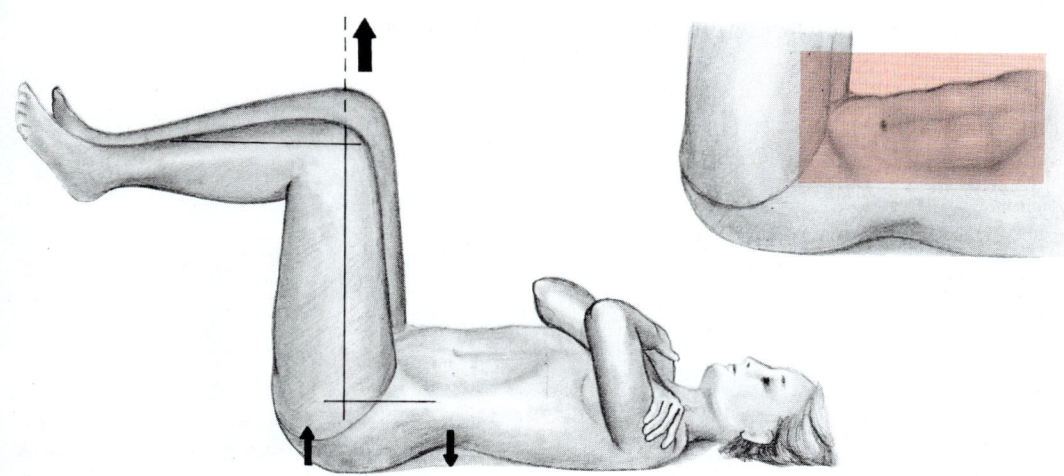

Abb. 68a, b: **Bechterewsche Krankheit: Kräftigung der Bauchmuskulatur.**
Ausgangsstellung:
Rückenlage. Hüft- und Kniegelenke im rechten Winkel beugen.
Übung:
a) Becken vorne etwas anheben (Pfeil), beide Knie nach oben schieben (Pfeil).
b) Die durch diese Stellung erreichte Spannung der Bauchmuskulatur etwa 10 Sekunden halten, danach entspannen und einen Fuß nach dem anderen wieder auf die Unterlage stellen.

Abb. 69a–d: **Bechterewsche Krankheit: Klappsches Kriechen.**

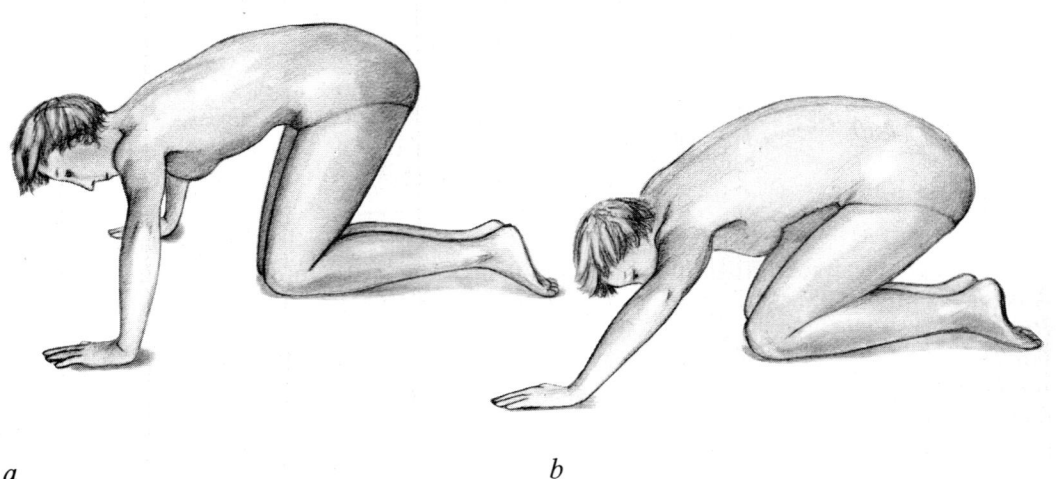

a   *b*

Ausgangsstellung:
a) Tiefer Vierfüßlerstand: Der Brustkorb ist weit unten, das Gesäß ist dadurch oben. Die Arme sind über Schulterbreite auseinander.
Übung:
b) Zunächst mit dem Gesäß in Richtung Fersen «schieben».

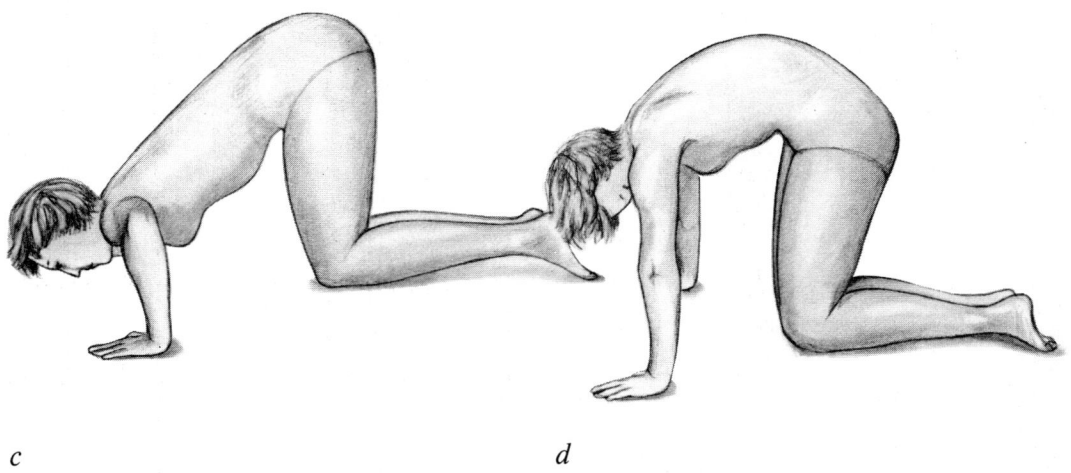

c   *d*

c) Dann mit dem Brustkorb möglichst weit nach unten und nach vorne gehen: «Einen Teil des vor einem liegenden Bodens abschlecken».
d) Kreisförmig den Brustkorb heben und wieder das Gesäß in Richtung Fersen führen: Kamel- und Katzenbuckel.

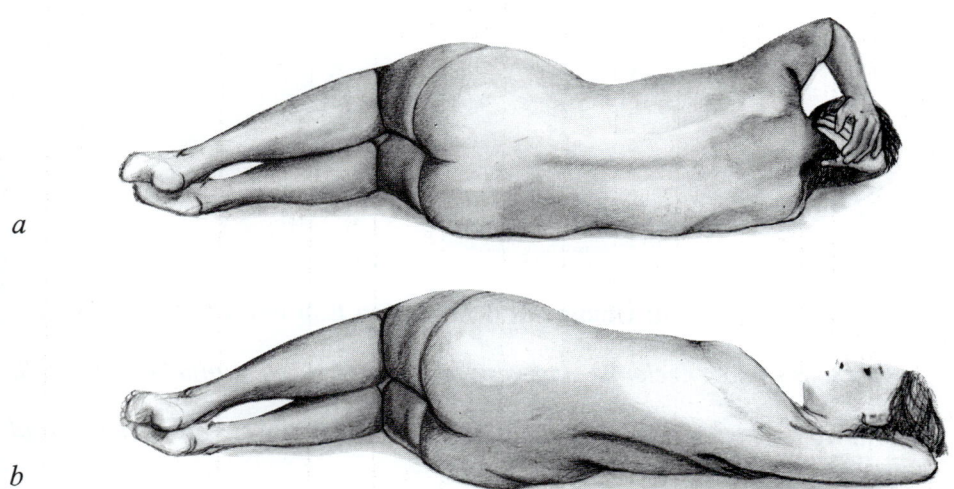

a

b

Abb. 70a, b: **Bechterewsche Krankheit: Übung für die Drehbeweglichkeit der Brust- und Lendenwirbelsäule.**
Ausgangsstellung:
a) Seitenlage, beide Hände im Nacken verschränken. Der Kopf ruht auf dem unten liegenden Arm. Die Knie liegen gebeugt und übereinander auf dem Boden.
Übung:
b) Den freien Arm mit der Schulter (!) in Richtung Boden führen. Die Kniegelenke übereinander lassen! Wichtig: Die Knie sollen Bodenkontakt behalten!

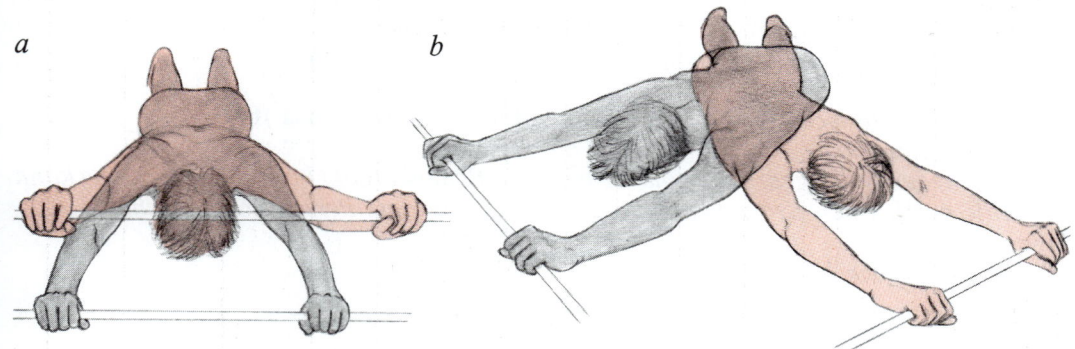

a   b

Abb. 71a, b: **Bechterewsche Krankheit: Übung mit dem Stab. Kräftigung der Rückenmuskulatur.**
Ausgangsstellung:
a) Bauchlage, Arme gestreckt, Stirn auf dem Boden. Den Stab mit beiden Händen an den Enden umfassen. Die Handgelenke gestreckt lassen!
Übung:
a) Stab anheben, Stirn untenlassen.
b) **Alternative Übung:**
Stab nach oben heben, von der erreichten Höhe soweit wie möglich nach links führen und dort den Stab ablegen. Einige Sekunden in dieser Haltung bleiben, dann den Stab wieder senkrecht hochheben und auf die andere Seite des Körpers legen. Wichtig: Der Stab darf nicht am Boden entlang geführt werden!

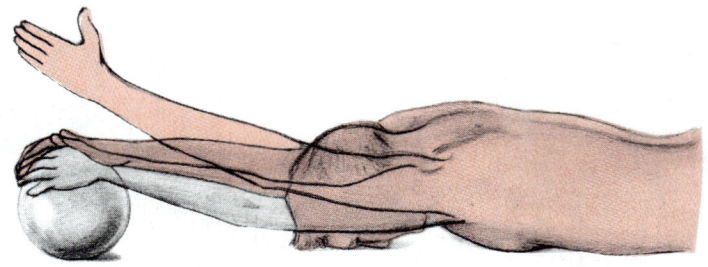

Abb. 72: **Bechterewsche Krankheit: Übung mit dem kleinen Ball (etwa Fußballgröße).**
Ausgangsstellung:
Bauchlage. Hand- und Ellbogengelenke sind gestreckt. Beide Hände umfassen den Ball.
Übung:
Die Stirn auf dem Boden lassen. Eine Hand auf dem Ball ruhen lassen; die andere Hand wird «mit dem Daumen voran» nach oben gehoben.

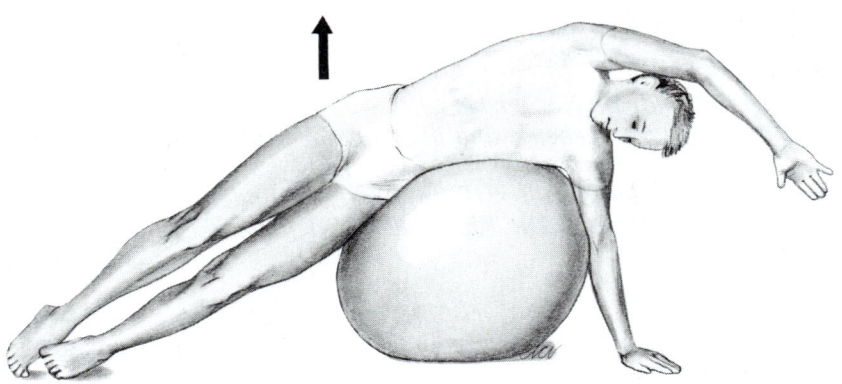

Abb. 73: **Bechterewsche Krankheit: Übung mit dem großen (Pezzi-)Ball.**
Ausgangsstellung:
Seitlich auf den Ball legen, Arme und Beine sollen Bodenkontakt haben. Diese Übung kann die Hilfe durch einen Krankengymnasten oder eine andere Person nötig machen.
Übung:
Rechte Hüfte nach oben führen.

Kampf um die Beweglichkeit gegen den Morbus Bechterew zu gewinnen, sehr günstig – das beweisen Untersuchungen spezialisierter Rheumakliniken.

Bei Wirbelsäulensyndromen

Für Wirbelsäulensyndrome ist das genaue Ziel der Behandlung entscheidend wichtig. Da sich die klinischen Symptome manchmal sehr ähneln, muß man im Einzelfall immer klären, ob vorwiegend oder ausschließlich stabilisierende, korrigierende, lockernde oder mobilisierende Übungen die richtigen sind. Akut schmerzhafte degenerative Wirbelsäulensyndrome ohne radikuläre Anzeichen müssen zunächst gelockert und vorsichtig mobilisiert werden (Abb. 74a, b). Die sehr häufigen chronischen Wirbelsäulensyndrome fordern meist sowohl mobilisierende als auch stabilisierende Übungen. Wichtig ist dabei die Rolle der Bauch- und Gesäßmuskulatur, die die Halteaufgaben der Rückenstreckmuskulatur verstärkt (Abb. 75, Abb. 76).

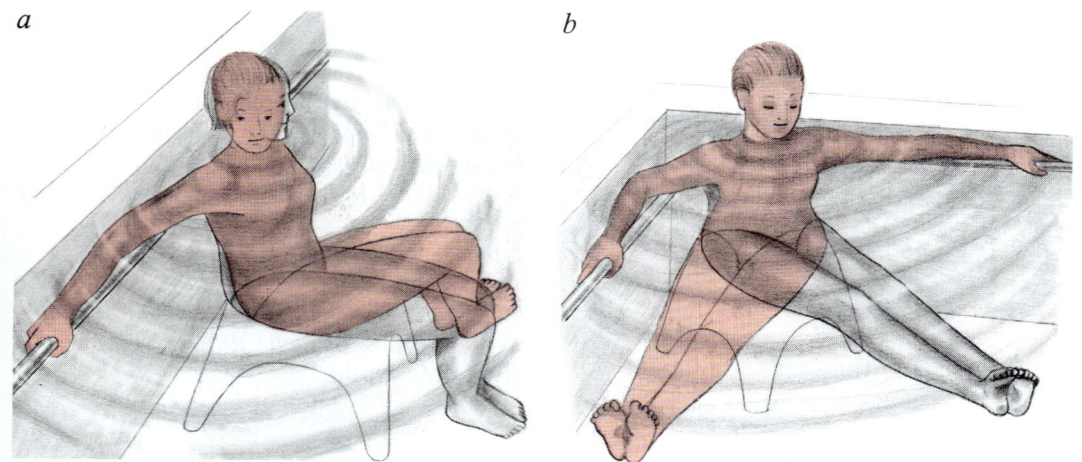

Abb. 74a, b: **Pseudoradikuläres Wirbelsäulensyndrom: Allgemeine Übungen im Wasser.**

Ausgangsstellung:

a) Sitz auf dem Hocker mit dem Rücken zur Stange. Die Arme liegen auf der Stange. Kniegelenke und Füße müssen parallel gehalten werden.

Übung:

a) Die Hände fassen die Stange. Mit beiden Beinen zur linken Seite gehen. Der Kopf dreht sich zur rechten Seite. Über die Ausgangsstellung dann zur rechten Seite gehen. Wichtig: Die Hände fassen die Stange fest, die Beine nicht öffnen!

Variante:

b) Sitz auf dem Hocker in der Ecke. Die Arme liegen auf der Stange, die beiden Beine sind gestreckt.

Übung:

b) Beide Hände fassen die Stange fest. Die gestreckten Beine werden im Wechsel nach links und nach rechts geführt (Droste).

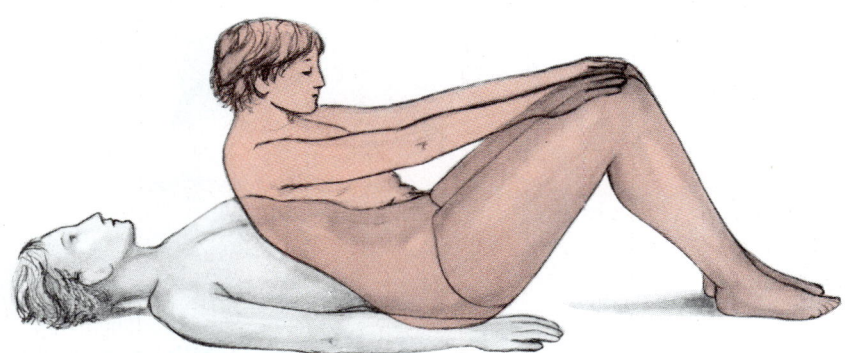

Abb. 75: **Pseudoradikuläres Wirbelsäulensyndrom: Training der Bauchmuskulatur.**

Ausgangsstellung:

Rückenlage, die Beine sind angestellt.

Übung:

Die Handinnenflächen an den Oberschenkeln nach oben in die Richtung der Kniegelenke führen. Diese Stellung solange wie möglich halten. Danach entspannen.

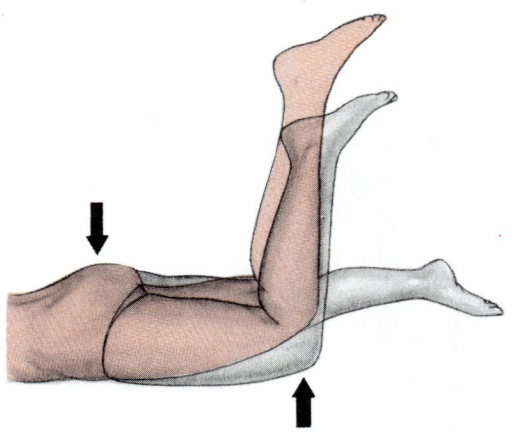

Abb. 76: **Pseudoradikuläres Wirbelsäulensyndrom: Training der Gesäßmuskulatur.**
Ausgangsstellung:
Bauchlage. Ein Knie ist gebeugt, das andere gestreckt.
Übung:
Den Oberschenkel des gebeugten Knies vom Boden heben (Pfeil). Das Becken am Boden lassen (Pfeil). Bauch- und Gesäßmuskeln sind angespannt.

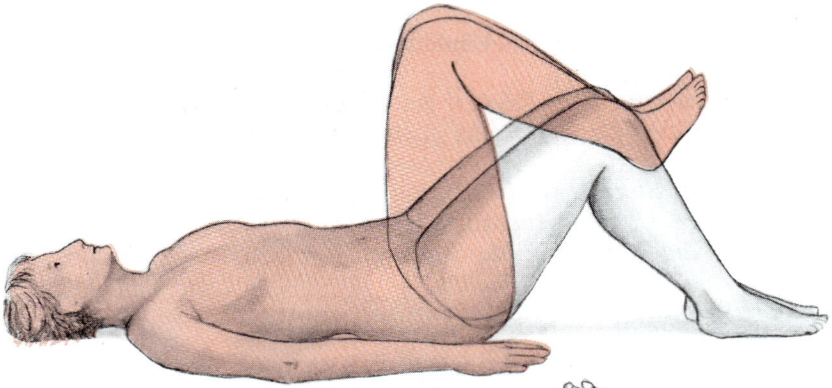

a

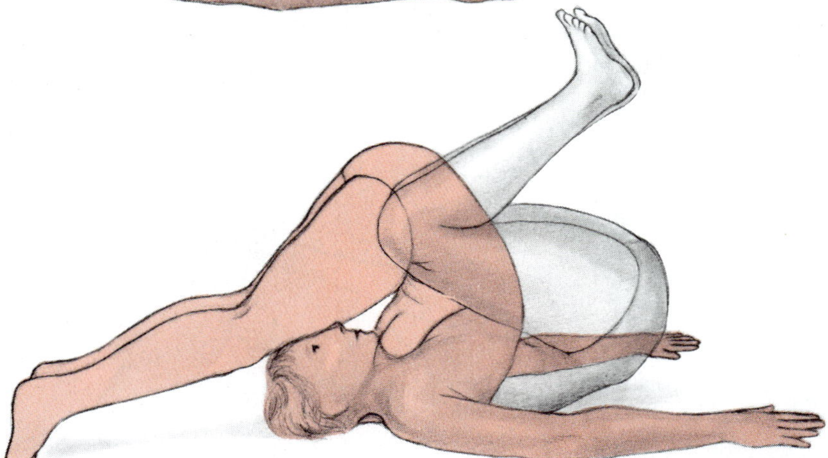

b

Abb. 77a, b: **Pseudoradikuläres Halswirbelsäulensyndrom: Mobilisierung in Beugung (nur für leichte Fälle).**
Ausgangsstellung:
a) Rückenlage mit angestellten Beinen.
Übung:
b) Beine über den Kopf; die Füße sollten, wenn möglich, den Boden hinter dem Kopf berühren.

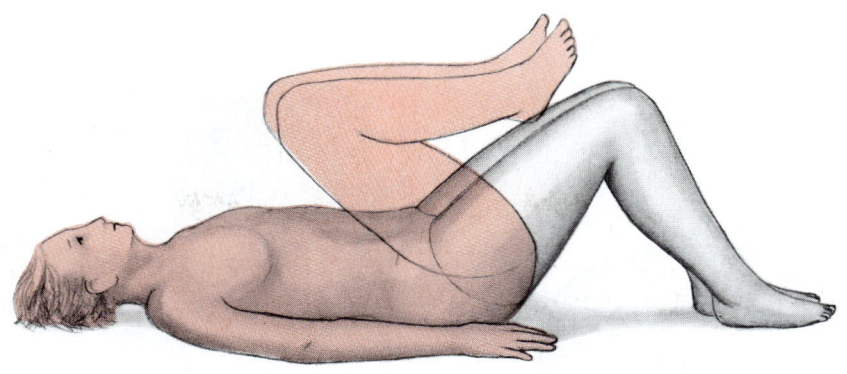

Abb. 78: **Pseudoradikuläres Lendenwirbelsäulensyndrom: Mobilisierung in Beugung.**
Ausgangslage:
Rückenlage, Beine angestellt.
Übung:
Schaukelbewegung: Knie langsam Richtung Kopf ziehen und ebenso langsam wieder zurückführen. Die Übung (das Schaukeln) sollte sich darauf beschränken, ausschließlich die Lendenwirbelsäule zu mobilisieren.

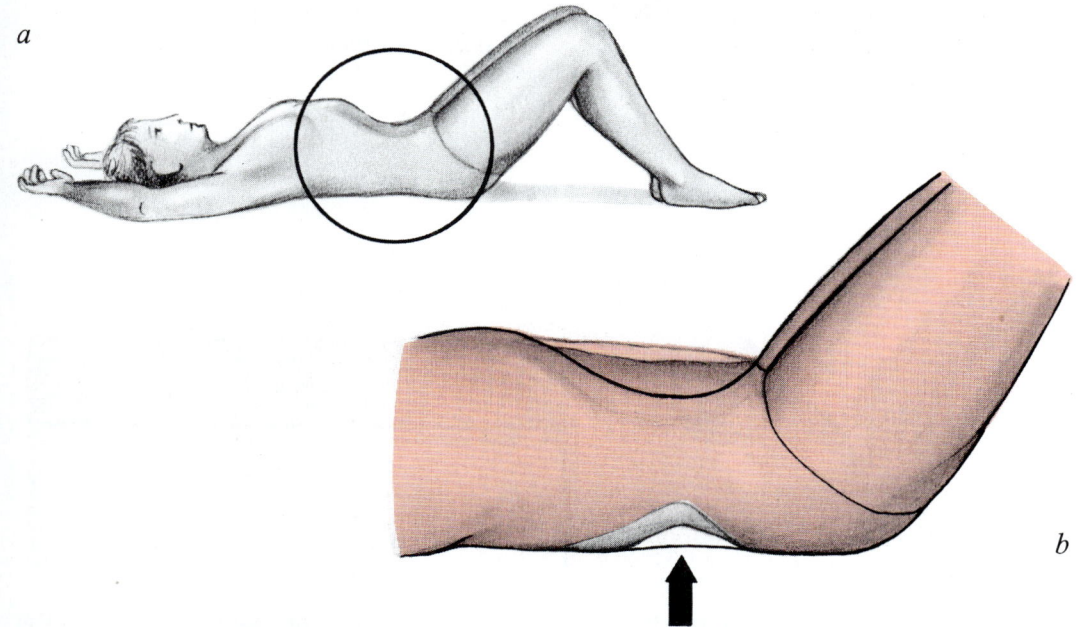

Abb. 79a, b: **Pseudoradikuläres Lendenwirbelsäulensyndrom: Mobilisierung in Streckung.**
Ausgangsstellung:
Rückenlage.
Übung:
a) Bauchmuskulatur anspannen, Lendenwirbelsäule fest auf den Boden drücken (Kreis).
b) Danach: «Ins Hohlkreuz gehen» (Pfeil). Das Gesäß muß am Boden bleiben.

101

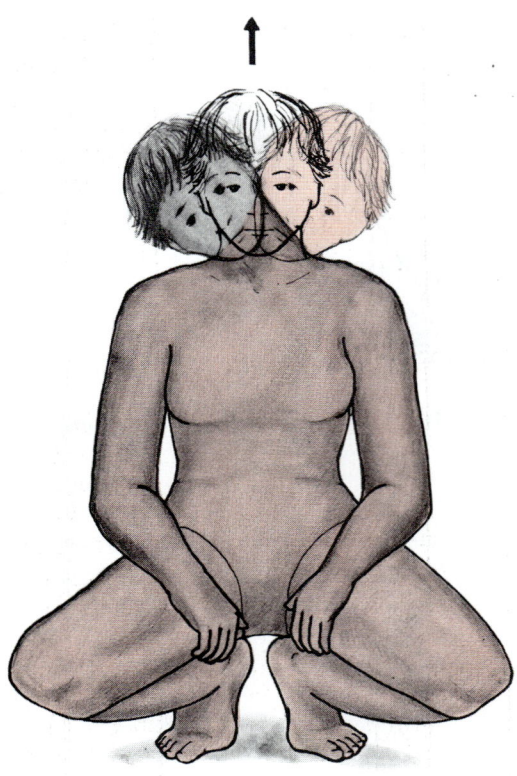
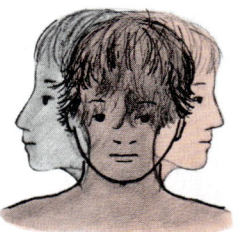

Abb. 80a, b: **Pseudoradikuläres Halswirbelsäulensyndrom: Muskeldehnung.**
Ausgangsstellung:
Hockersitz vor einem Spiegel.
Übung:
a) Halswirbelsäule nach oben «schieben»
 (Pfeil).
Aus dieser Streckhaltung der Halswirbelsäule heraus seitlich neigen und
b) seitlich drehen.

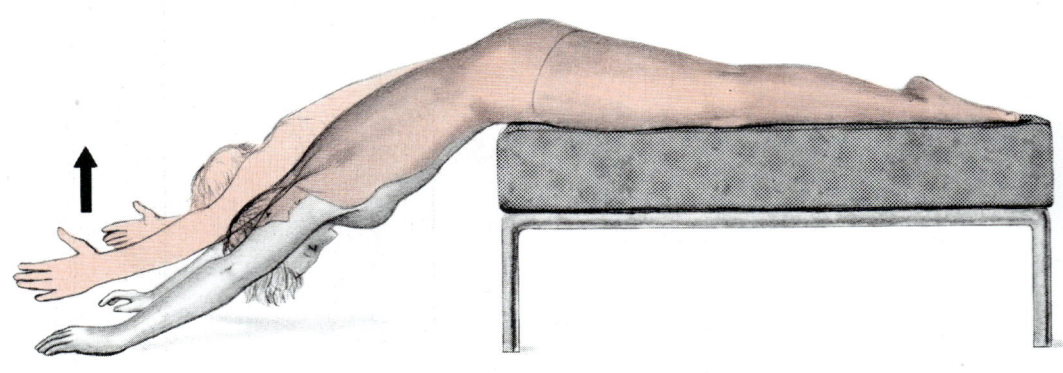

Abb. 81: **Pseudoradikuläres Wirbelsäulensyndrom: Übung zur Kräftigung der Muskulatur – Übung aus dem Überhang.**
Ausgangsstellung:
So auf ein Bett legen, daß das Becken mit dem Bettrand abschließt. Bauchlage! Die Arme haben Bodenkontakt.
Übung:
Beide Arme nacheinander vom Boden abheben (Pfeil) und diese Stellung dann solange wie möglich halten.

102

Auch die konservative Therapie eines Bandscheibenvorfalls oder einer Bandscheibenvorwölbung (Protrusion) hängt von einer sehr genauen Anfangsuntersuchung ab: Ist eine konservative Therapie überhaupt noch möglich? Ist der betroffene Abschnitt überbeweglich oder bewegungsstarr? Muß er deshalb stabilisiert oder mobilisiert werden? Wie ist das Muskelkorsett beschaffen – müssen Bauch- oder Rückenmuskeln trainiert werden? Die konservative Therapie des *Bandscheibenvorfalls* entlastet! Sie arbeitet zum Teil manuell-therapeutisch (Traktion), durch entlastende Lagerung, im Bewegungsbad (am besten ist die Krankengymnastin mit im Wasser) sowie auf dem Schlingentisch. Sind Wirbelsäulenabschnitte fixiert oder nur wenig beweglich, kommen mobilisierende Übungen in Beugung und Streckung (Abb. 77a, b, 78a, b, 79a, b) ebenso wie die Korrektur von Rotationsfehlstellungen oder Muskeldehnungen (Abb. 80a, b) in Frage. Das überbewegliche Wirbelkörper-/Bandscheibensegment muß wie ein Zustand nach Bandscheibenoperation behandelt werden. Erstes und vorderstes Ziel ist Stabilisierung und Schaffung eines möglichst kräftigen Muskelkorsetts. Empfehlenswert sind Übungen aus dem Überhang, Bauch- und Rückenmuskulaturtraining sowie eine allgemeine Haltungsschulung *(Abb. 81: vor/bei dieser Übung darf kein Anzeichen für eine Bandscheibenvorwölbung oder gar der Verdacht auf einen Vorfall bestehen/entstehen).*

Nach Bandscheibenoperationen

Schon während einer *Anschlußheilbehandlung* in der postoperativen Zeit soll die krankengymnastische Behandlung Sie betont zur aktiven Mitarbeit anregen. Treten während oder nach den Übungen Schmerzen auf, sollten Sie das Übungsprogramm unterbrechen. Alle Übungen müssen langsam durchgeführt werden. *Schwung- und ruckhafte Bewegungen, vor allem Drehbewegungen, sind für die Wirbelsäule schädlich und nach Bandscheibenoperation zu vermeiden.* Die Abb. 82 bis Abb. 87 zeigen einige empfehlenswerte nachoperative krankengymnastische Übungen.

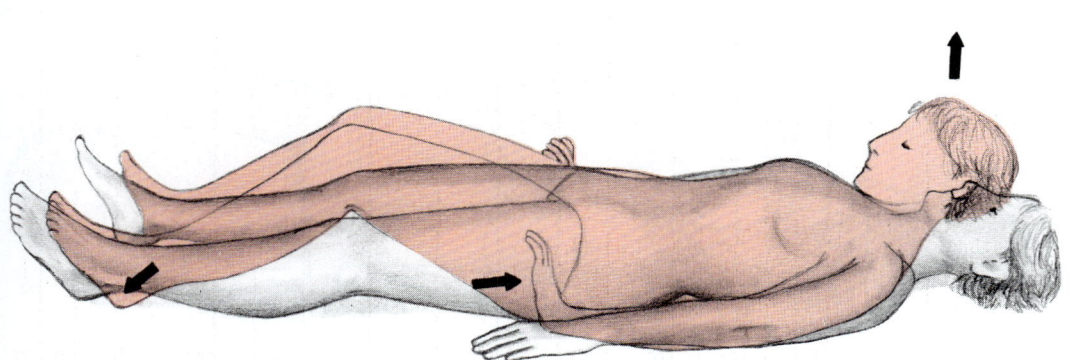

Abb. 82: **Zustand nach Bandscheibenoperation: Stabilisierende Übung.**
Ausgangsstellung:
Rückenlage.
Übung:
Beide Beine leicht anwinkeln; die Fersen in den Boden stemmen (Pfeil), Kopf und Schulter abheben, dabei Arme leicht gebeugt lassen und Handrücken hochziehen (Pfeil). Diese Stellung 10–15 Sekunden halten, dann entspannen.

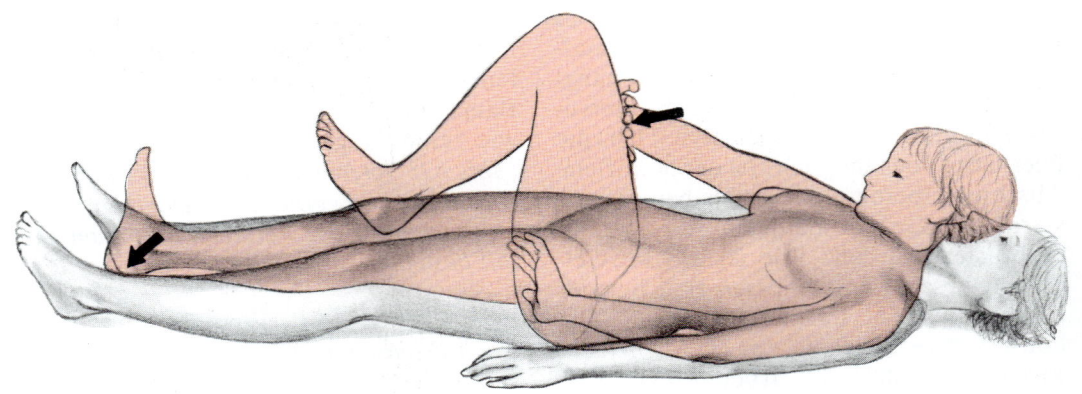

Abb. 83: **Zustand nach Bandscheibenoperation: Stabilisierende Übung.**
Ausgangsstellung:
Die gleiche wie in Abb. 82.
Übung:
Das linke Bein gebeugt abheben, das andere gestreckt am Boden lassen. Mit der rechten Hand gegen den Oberschenkel stemmen (Pfeil). Den linken, leicht abgesetzten Arm nach unten schieben, diese Spannung etwa 10 Sekunden halten, danach entspannen.

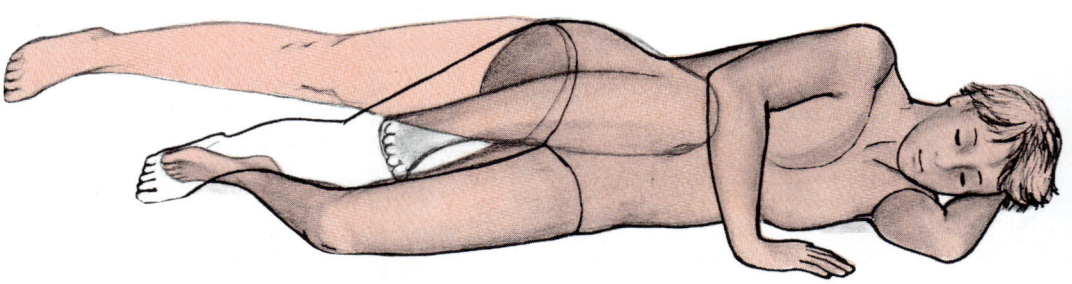

Abb. 84: **Zustand nach Bandscheibenoperation: Stabilisierende Übung.**
Ausgangsstellung:
Seitenlage. Der Kopf ruht auf dem linken Arm. Mit der rechten Hand den Körper abstützen.
Übung:
Das rechte Bein in Verlängerung des Körpers nach hinten wegstrecken. Dann das Bein an den Bauch ziehen, wobei Knie und Fuß den Boden nicht berühren dürfen. Wichtig: Becken gerade lassen! Diese Stellung etwa 10 Sekunden halten. Danach Bein zurückführen und entspannen.

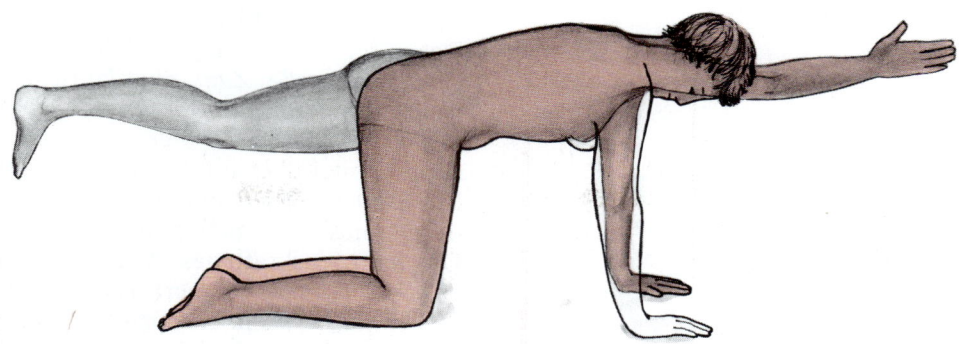

Abb. 85: **Zustand nach Bandscheibenoperation: Stabilisierende Übung für die Zeit etwa 3 bis 4 Wochen nach der Operation.**

Ausgangsstellung:
Vierfüßlerstand. Wichtig: Die Lendenwirbelsäule geradehalten, nicht durchhängen lassen. Den Bauch einziehen und anspannen, den Kopf nicht hängen lassen.

Übung:
Den rechten Arm nach vorne gestreckt abheben; möglichst gleichzeitig (oder nacheinander) das linke Bein heben und mit der Ferse nach hinten schieben! Arm, Lendenwirbelsäule und Bein bilden im Idealfall eine Linie. Wichtig: Das Becken muß stabil bleiben! Diese Stellung etwa 5 bis 10 Sekunden halten, danach entspannen.

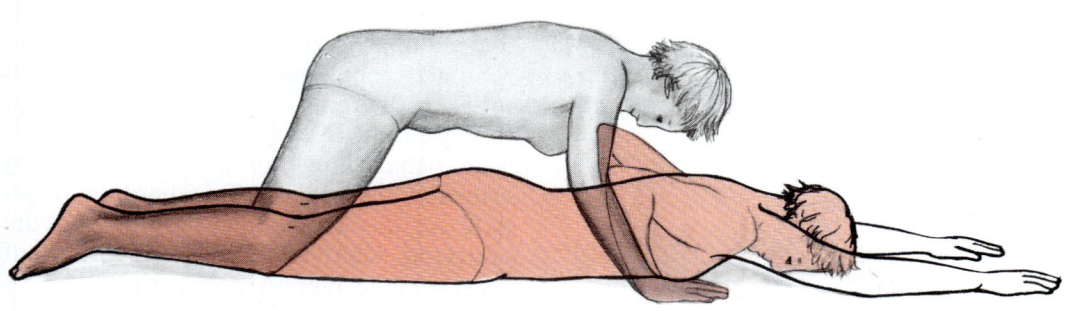

Abb. 86a, b: **Zustand nach Bandscheiben-operation: Richtiges Aufstehen aus der Bauchlage.**

Ausgangsstellung:
Bauchlage.

Übung:
Hände auf Schulterhöhe zurücknehmen. Wichtig: Bauchmuskulatur anspannen, dadurch wird die Lendenwirbelsäule stabilisiert. Durch die Armkraft das Gesäß nach hinten schieben – Durchgangsstation Vierfüßlerstand – dann: Ein Bein nach vorne setzen, die Arme in Brusthöhe nach vorne führen und gegen eine gedachte Wand stemmen und dadurch über beide Beine aufstehen.

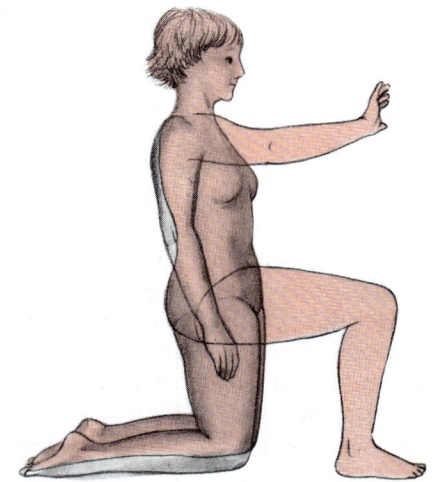

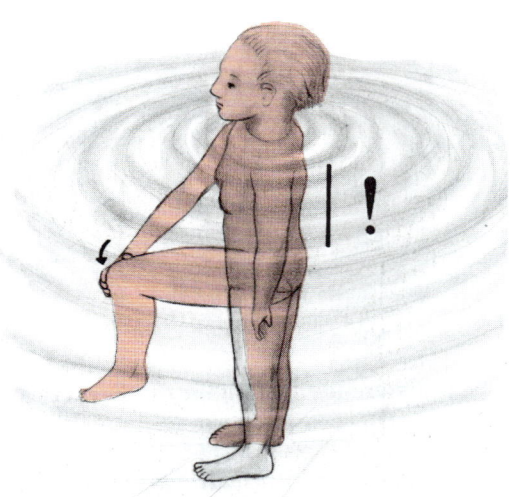

Abb. 87: **Zustand nach Bandscheibenoperation: Allgemeine Kräftigung der Muskulatur im Wasser.**

Ausgangsstellung:
Einbeinstand im Wasser; das andere Bein (in der Abbildung das linke) ist rechtwinklig gebeugt. Wichtig: Rücken gerade halten.

Übung:
Die Handinnenfläche der rechten Hand gegen das gebeugte Knie drücken. Diese muskuläre Spannung etwa 10 Sekunden halten; danach entspannen.

Passive physikalische Therapie

Die passive physikalische Therapie – der Patient läßt also «Hand an sich legen» – stützt sich auf zwei Prinzipien: Anwendungen, die begrenzt, an Ort und Stelle, ihre Wirkung entfalten (Massage, Extensionsbehandlung eines bestimmten Wirbelsäulenabschnitts usw.) und Anwendungen, die durch indirekte und direkte Mechanismen allgemein auf den Körper wirken: Dazu zählen unter anderem Bäder mit unterschiedlichen Zusätzen, die den Körper im Wasser dem Auftrieb, dem hydrostatischen Druck und der Wassertemperatur (entsprechend dem Badezusatz) – also allgemeinen Reizen – aussetzen. Da die physikalische Therapie körpereigene Heilungs-

vorgänge unterstützt, spielen Zeit und Dauer der Anwendung eine Rolle: *Nur eine genügend große Zahl physikalisch-therapeutischer Verordnungen in richtigem zeitlichem Abstand ist erfolgreich.* Ergänzend zum Kapitel über die Krankengymnastik: Ein *Bewegungsbad* unterstützt die krankengymnastische Behandlung vorteilhaft: Die Auftriebskraft des Wassers entlastet die Wirbelsäule, schmerzarmes Üben im Stehen und Gehen ist möglich (Wasser ist Weltraum!). Zusätzlich kräftigen gegen den Widerstand des Wassers durchgeführte Bewegungen die Muskulatur und fördern ihr Zusammenspiel.

Behandlung mit Kälte:
In letzter Zeit hat sich immer deutlicher die Erkenntnis durchgesetzt, daß *Wärme entzündeten Gelenken schadet. Kälte dagegen hat eine schmerzstillende, abschwellende und muskelentspannende Wirkung.* Kälte führt zusätzlich zu einer Mehrdurchblutung des Körpers (denken Sie an Ihre roten Wangen, wenn Sie im Winter längere Zeit an der kalten Luft sind). Die einer Kälteanwendung folgende Krankengymnastik schmerzt weniger und läßt sich leichter und mit größeren Bewegungsausschlägen durchführen. Die physikalisch-therapeutische Behandlung der Gelenkentzündung erfordert also meist Kälte, allerdings angepaßt an das Krankheitsstadium und die -aktivität. Kälte läßt sich dem Körper auf verschiedene Weisen vermitteln:

- durch kalte Auflagen oder wärmeentziehende Wickel
- durch Eispackungen, Eisabrieb
- durch kaltes Wasser
- in Kältekammern
- durch Kaltwind (–20°C bis –180°C).

Die Therapie mit *Kaltwind* kann Entzündungen unterdrücken und Schmerzen lindern: Gasförmiger Stickstoff wird als kräftiger Luftstrom auf die Haut des Patienten geblasen. Die allein Stickstoff enthaltende Luft kann am Austrittspunkt des Schlauches noch Temperaturen von zwischen –180°C und –150°C erreichen. Wichtig ist ein kräftiger Luftstrom, in dem das betroffene Gelenk *bewegt* werden muß. Dieses Bewegen vermeidet eine tiefe Hautabkühlung, die zu Erfrierungen führen könnte. Die trockene, meist angenehm empfundene Kälte bewirkt eine Gewebeabküh-

Behandlung mit Kälte und Wärme

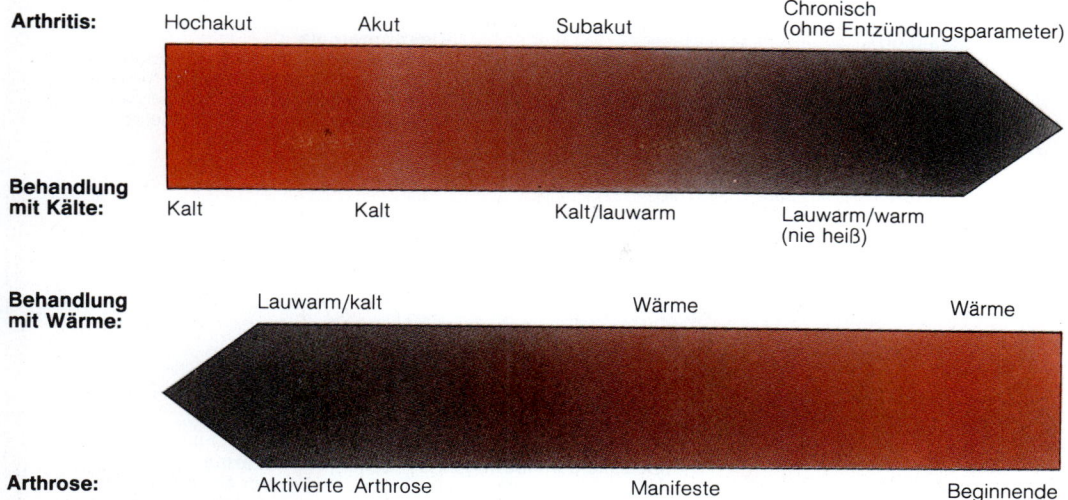

Abb. 88: **Kälte oder Wärme bei Arthrose oder Arthritis.**

lung, die beim Gesunden über 3 und mehr Stunden, beim chronischen Polyarthritiker wesentlich kürzer wirkt. Die lokale Kältetherapie – in jeder Form – sollte nach spätestens 3 Stunden wiederholt werden. Eine einmalige Anwendung, wie es häufig üblich ist, reicht keineswegs aus (Fricke). Da die aufwendige lokale Kaltwindtherapie in der Regel nicht 4mal täglich angewendet werden kann, sollen zusätzlich 3–4mal Eisbeutel angeboten werden. Bei welchen Krankheiten kann die Kaltlufttherapie sinnvoll eingesetzt werden? Bei Schwellungen jeder Art, auch postoperativer, bei Verletzungen, aktivierten Arthrosen und allen entzündlichen Gelenk- und Wirbelsäulenkrankheiten. Unter sachgerechter Behandlung (Bewegung des Schlauches oder des Gelenks im Kaltwindstrom) treten fast keine unerwünschten Wirkungen auf. In den seltenen Fällen, in denen sie sich entwickeln, sind sie ungefährlich und klingen in kürzester Zeit wieder ab (Fricke).

Örtliche *Wärmeanwendungen* lindern vor allem am Anfang sehr vieler Weichteilerkrankungen und bei degenerativen Gelenk- und Wirbelsäulensyndromen deutlich die Schmerzen. Wärme wirkt bei Arthrosen oder Verspannungen der paravertebralen (= die Wirbelsäule auf allen Seiten umgebenden) Wirbelsäulenmuskulatur (denen meist degenerative Wirbelsäulenkrankheiten zugrunde liegen) muskelentspannend, durchblutungsfördernd und schmerzlindernd. Wie die Kälte läßt sich auch Wärme in vielen Formen anwenden:

– *durch warme Auflagen oder wärmestauende Wickel*
– *durch heiße Moor- und Fangopackungen oder Heublumenwickel*
– *durch Wasser – dazu zählen Arm- oder Fußteilbäder, heiße Bäder* (die therapeutische Wirksamkeit von Thermalbädern beginnt bei Temperaturen von 33–35°C).
– *durch Moorbäder* (Überwärmungstherapie) oder *Bäder mit ansteigender Temperatur*
– durch verschiedene *Stromformen*: Elektrische Ströme können an der Haut für Mehrdurchblutung sorgen (Galvanisation) oder die Muskulatur des Körpers durch Kurzwelle oder 69-cm-Welle erwärmen (Diathermie) (Abb. 88)
– durch *Heißluft* (z.B. im Stollen)

Bäder mit Zusätzen (z.B. Fichtelnadelbäder, Brom-Baldrian-Bäder) führen zu einer besseren Durchblutung.
Massagen lockern schmerzhafte Muskelverspannungen, sie sorgen für einen besseren Abtransport der Gewebsflüssigkeit und bringen eine bessere Durchblutung von Haut und Muskulatur mit sich. Auch wir-

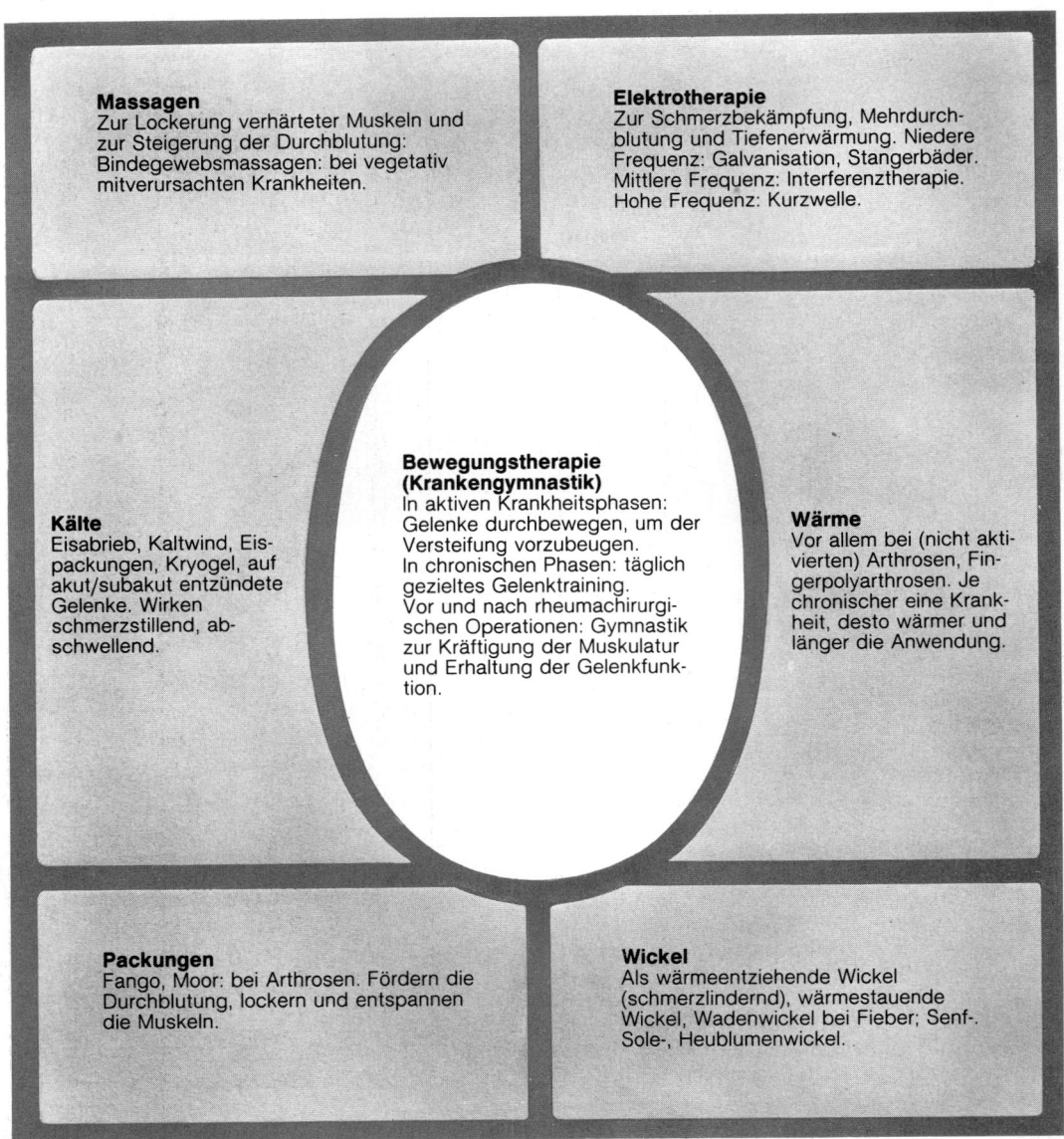

Massagen
Zur Lockerung verhärteter Muskeln und zur Steigerung der Durchblutung: Bindegewebsmassagen: bei vegetativ mitverursachten Krankheiten.

Elektrotherapie
Zur Schmerzbekämpfung, Mehrdurchblutung und Tiefenerwärmung. Niedere Frequenz: Galvanisation, Stangerbäder. Mittlere Frequenz: Interferenztherapie. Hohe Frequenz: Kurzwelle.

Kälte
Eisabrieb, Kaltwind, Eispackungen, Kryogel, auf akut/subakut entzündete Gelenke. Wirken schmerzstillend, abschwellend.

Bewegungstherapie (Krankengymnastik)
In aktiven Krankheitsphasen: Gelenke durchbewegen, um der Versteifung vorzubeugen. In chronischen Phasen: täglich gezieltes Gelenktraining. Vor und nach rheumachirurgischen Operationen: Gymnastik zur Kräftigung der Muskulatur und Erhaltung der Gelenkfunktion.

Wärme
Vor allem bei (nicht aktivierten) Arthrosen, Fingerpolyarthrosen. Je chronischer eine Krankheit, desto wärmer und länger die Anwendung.

Packungen
Fango, Moor: bei Arthrosen. Fördern die Durchblutung, lockern und entspannen die Muskeln.

Wickel
Als wärmeentziehende Wickel (schmerzlindernd), wärmestauende Wickel, Wadenwickel bei Fieber; Senf-. Sole-, Heublumenwickel.

Abb. 89: **In Bewegung bleiben.**
Die physikalischen Therapieformen und ihre gezielten Anwendungen bei rheumatischen Gelenk- und Wirbelsäulenerkrankungen. Im Mittelpunkt stehen dabei immer die täglichen Bewegungsübungen.

ken sie allgemein entspannend. Die von Hand durchgeführte Massage kann auch durch bestimmte Techniken ergänzt/ersetzt werden: Unterwasserstrahlmassage usw.
Elektrotherapeutische Anwendungen dienen der Schmerzbekämpfung, Mehrdurch-

blutung und Tiefenerwärmung. Die Galvanisation lindert Schmerzen und verbessert die Durchblutung. Elektroden, Zellenbäder oder aber auch das Stangerbad sind die Medien, in denen dieser Strom fließt. Mit Hilfe des niederfrequenten Stroms können durch die Haut über einer erkrankten Stelle

Medikamente geschleust werden (Jontophorese). Ganz allgemein gilt der Satz:

> Je akuter und entzündlicher das Stadium einer Gelenk- oder Wirbelsäulenerkrankung ist, desto kürzer muß die physikalische Anwendung sein und desto geringer sollte sie dosiert werden. Je chronischer die Krankheit verläuft, je milder ihre Aktivität ist, um so länger darf die Anwendung dauern und um so höher muß die Dosis werden (Abb. 89).

Passive physikalische Therapie bei chronischer Polyarthritis

Wärme oder Kälte als Therapie der c.P. – diese Frage läßt sich nur entsprechend dem jeweiligen Stadium und der jeweiligen Aktivität der Krankheit beantworten: *Lokale intensive Wärmezufuhr,* etwa in Form einer Fango- oder Paraffinpackung, und/oder *systemische Überwärmungstherapien* (Stollenkuren, Moorbäder) können Schwellungen und Schmerzen verschlimmern. Andere Möglichkeiten der Wärmezufuhr – wie durch die Elektrotherapie oder durch das Licht – spielen eine untergeordnete Rolle. Das nur lauwarme morgendliche Wasserbad als Bewegungsstarter für entzündete Hand- und Fingergelenke schadet nicht.

Kälte wirkt im Rahmen der c.P. *schmerzstillend und abschwellend* und führt zur *Mehrdurchblutung* der Gelenke. *Die dann folgende Krankengymnastik ist weniger schmerzhaft und erlaubt größere Bewegungsausschläge.* Die Behandlung der (mäßig, mittel, sehr) aktiven c.P. nutzt also meist Kälte: Eisabrieb, Eispackungen, Bestreichen mit Eis oder aber die sogenannte Kaltwindtherapie (−20°C bis −180°C). Zwei Gruppen chronischer Polyarthritiker können nicht mit Kälte behandelt werden: zum einen die kälteempfindlichen, kälteunverträglichen Patienten (dazu zählen natürlich die extrem seltenen Menschen mit Kälteagglutininen), zum anderen die Patienten mit einem Raynaud-Syndrom, das häufiger vorkommt.

Zum zweiten Glied therapeutischer Maßnahmen zählen Massagen, Bindegewebsmassagen, Wickel, alle Formen der Elektrotherapie sowie Packungen.

Passive physikalische Therapie der Arthritis psoriatica

Lange Zeit hoffte man, durch *eine* physikalische Methode beide Anteile dieses Krankheitsbilds, die Arthritis und die Schuppenflechte, gemeinsam beeinflussen zu können. Das gelingt dem heutigen Stand des Wissens nach weder durch spezielle Bäder noch durch andere balneophysikalische Maßnahmen. Auch die Therapie mit selektivem Licht (UVA, UVB) allein, oder aber in Kombination mit einem Medikament (PUVA), bekämpft zwar in aller Regel die Schuppenflechte, jedoch nicht die Arthritis. Eine gewisse Ausnahmestellung beansprucht die «Behandlung Totes Meer». Sein Wasser setzt sich vor allem aus Magnesiumchlorid (280 g/l), Calciumchlorid (80 g/l), Natriumchlorid (25 g/l) und Kaliumchlorid (23 g/l) zusammen. Der UVB-Anteil der Sonnenstrahlen am Toten Meer ist etwa 2,5fach geringer als in Meereshöhe. Die dort gemessenen mittleren Jahrestemperaturen der Luft liegen bei etwa 23°C, die des Wassers bei etwa 24°C. Im Toten Meer kann man ja nicht untergehen: Das schafft eine krankengymnastische Situation, die der des Schlingentischs/-käfigs entspricht.

In der Therapie der Arthritis psoriatica gelten die gleichen Prinzipien wie für die chronische Polyarthritis (Wärme/Kälte; Bäder; Massagen; Elektrotherapie). Allerdings reagiert die Schuppenflechte manchmal unvorhersehbar auf verschiedene der äußerlich anzuwendenden Methoden/Substanzen, die der Arzt deshalb vorsichtig abwägen muß.

Passive physikalische Therapie des Morbus Bechterew

Der Bechterew ohne periphere Gelenkbeteiligung und/oder ohne Regenbogenhautentzündung (Iritis) läßt sich sowohl durch *lokale Wärmemaßnahmen* (Fango, Wickel, 69-cm-Welle, Ultraschall usw.) wie auch durch *Ganzkörperüberwärmungen* durch Überwärmungsbäder (Moorbäder), Thermalbäder und Heißluftüberwärmung (Stollen eventuell kombiniert mit Radon) günstig beeinflussen. Alle diese Maßnahmen lockern die Muskelverspannung, fördern die Durchblutung und bekämpfen die Schmerzen. *Ein großer Teil der Schmerzen des Morbus Bechterew ist muskulären Ursprungs.* Die vom medizinisch geschulten Masseur durchgeführte lockernde Massage löst Muskelverhärtungen, wirkt durchblutungsfördernd und schmerzdämpfend. Einer besonderen Situation sieht sich der Therapeut gegenüber, *wenn der Morbus Bechterew mit peripheren Gelenkentzündungen und/oder einer Iritis einhergeht:* Dann können die Wärmeapplikationen ebenso wie bei der chronischen Polyarthritis die Gelenkschmerzen und -schwellungen verschlimmern und die Entzündungsaktivität verstärken. Auch die Regenbogenhautentzündung reagiert auf Ganzkörperüberwärmungen sehr häufig ungünstig.

Leidet der Bechterew-Patient vor allem unter Gelenkentzündungen, werden Eiswickel oder -packungen, auch Kaltlufttherapie verordnet – analog zur c.P.

Passive physikalische Therapie der Gelenk- und Wirbelsäulenarthrosen

Im Verlauf *akuter radikulärer Wirbelsäulensyndrome* spielt die *Lagerung* eine große Rolle: Kopf und Hals des Patienten sollen im Nacken auf einem separaten kleinen Kissen liegen, die Schultern ruhen auf dem gewohnten Kopfkissen. Ist die Lendenwirbelsäule erkrankt, lindert das Auflegen der Unterschenkel auf einen ca. 50 cm hohen Block (oder mehrere Kissen) die Schmerzen oft wesentlich. Manchmal genügt es auch, in Rückenlage die gebeugten Knie auf eine Rolle zu lagern. Einige Patienten finden in Seitenlage mit angezogenen Knien Erleichterung (Abb. 45; Seite 80).
«Kreuzschmerzen» (Bandscheibenschäden, Spondylarthrosen) mit verhärteter und verspannter Wirbelsäulenmuskulatur sprechen gut auf verschiedene Wärmeanwendungen an. Dazu zählen Moorpackungen, die 69-cm-Welle mit dem Muldenapplikator und Dampfduschen mit einem Druck von 1–2 Atmosphären.

In besonderen, ausgesuchten Fällen kann die Lendenwirbelsäule, manchmal auch die Halswirbelsäule *gestreckt* (extendiert) werden: Das kann durch die Hand des Therapeuten geschehen, durch die sogenannte Glissonschlinge oder aber durch eine rhythmisch intermittierende Extensionsliege. Vor der Extension sollten Wärmeanwendungen (Packungen, heiße Wickel) die Muskulatur erst einmal entspannen.
Jede *Massage* lockert die Muskulatur und verbessert die Durchblutung. Wie schon geschildert kann die Muskelmassage anstatt mit der Hand auch mit entsprechenden Geräten, zum Beispiel in Form der Unterwasserstrahlmassage, durchgeführt werden.

Passive physikalische Therapie der Fingerpolyarthrose

Entsprechend dem klinischen Bild (Seiten 53, 54) muß die Therapie der Fingerpolyarthrose, abgesehen von anfangs entzündlichen und/oder zerstörenden Verläufen, Kälte meiden. Fingerpolyarthrosen sprechen günstig auf Wärme an. Auch bessert das Kräftigen der Hand- und Fingermuskulatur den Krankheitsverlauf. Beides läßt sich einfach miteinander verknüpfen:

> Kaufen Sie sich in der Apotheke eine Fango- oder Moorpackung. Geben Sie sie in einen Topf und erhitzen Sie das Fango gerade so stark, daß Ihre Hände die Berührung damit noch vertragen. Kneten Sie dann (jeden zweiten Tag oder 2mal pro Woche) intensiv und etwa 15 bis 20 Minuten in diesem heißen Brei.

Je weniger «verwässert» das Fango oder das Moor ist, um so mehr Widerstand fühlen Sie beim Kneten, um so besser werden Sie Ihre Fingermuskulatur trainieren. Sie verlegen diese «Prozedur» am besten auf den Abend. Wenn morgens Ihre Hände und Finger schneller beweglich werden sollen, können Sie die einfachere und nicht so wirkungsvolle Methode wählen: möglichst heißes Wasser mit einem die Durchblutung fördernden Zusatz. Das wird Ihnen ebenfalls guttun, ist sauberer als die abendliche Übung (morgens vor der Arbeit hat man meist keine Zeit), trainiert allerdings Ihre Fingermuskulatur nicht in gleichem Umfang.

Rheumachirurgie

Gelenk- und Wirbelsäulenerkrankungen lassen sich auch operativ bekämpfen – eine Behandlung, die eine zunehmend große Rolle im gesamten «Therapiefahrplan» spielt.
Jede überzogen positive oder extrem negative Einstellung zu operativen Eingriffen schadet Ihnen. Am schlimmsten wirkt die falsch verstandene und deshalb einfach zur Ablehnung führende Information. *Jeder Patient muß den Entschluß zur Operation in sich reifen lassen.* Diesen Reifungsprozeß begründen und beschleunigen *solide Information* und *Ihre Teilnahme an der Logik* des ärztlichen Entscheidungsprozesses. Welche operativen Vorschläge kann Ihnen der Arzt machen?

Gelenke

Bei Arthritiden ist die *Entfernung der Gelenkinnenhaut (Synovialektomie)* zu einem frühen Zeitpunkt, wenn Knorpel und Knochen noch unversehrt sind *(Frühsynovialektomie),* oder auch in fortgeschrittenen Stadien (als *Spätsynovialektomie)* möglich. Sie bekämpft nicht nur Schmerzen, sondern kann häufig die Funktion des Gelenks wiederherstellen. Die Entfernung einer großen Fläche von entzündeter Gelenkinnenhaut kann sogar den Erkrankungsverlauf auch anderer, nichtoperierter Gelenke positiv beeinflussen. Bewegungstherapie vor und nach der Operation ist hier ebenso wie bei allen anderen rheumachirurgischen Eingriffen zur Kräftigung der Muskulatur wichtig. Nach der Operation setzt die trainierende Gymnastik ein, die entscheidende Bedingung für das Wiedererlangen des vollen Bewegungsumfangs ist.

Synovialektomien werden an allen Gelenken, besonders häufig am Knie, aber auch an Hand-, Finger- und Fußgelenken durchgeführt.
Hat die chronische Polyarthritis den Band- und Sehnenapparat schon zerstört, haben sich bereits Gelenkfehlstellungen entwickelt, dann sind *korrigierende* Operationen nötig.
Die nicht mehr zu verändernde Fehlstellung schließlich oder die Zerstörung eines Gelenks und seine dann endgültige ungünstige, schmerzverursachende Stellung fordert den *Gelenkersatz durch Kunstteile (Endoprothese).* Diese Operationen lassen sich grundsätzlich an allen Gelenken durchführen.
Für *Arthrosen* spielt die operative Gelenkinnenhautentfernung – denken Sie an die Entstehung der Arthrose (Seiten 27–29, 49–53) – keine Rolle. Neben dem *Gelenkersatz,* der ein strenges Abwägen erfordert (Alter, noch mögliche Gehstrecke, schmerzfreie Intervalle, allgemeiner Zustand, Operationsfähigkeit), sind *korrigierende* und *entlastende Operationen* wichtig – auch um später drohende Arthrosen zu vermeiden. Denn: Beseitigt man die präarthrotische Fehlstellung eines Gelenks, kann man der sonst fast sicher entstehenden Arthrose vorbeugen. Im Fall der Coxarthrose (Seiten 51, 52) läßt sich beispielsweise die intertrochantere *Osteotomie* (Abb. 90a–e) durchführen, die den krankhaft erhöhten Gelenkdruck verringern soll.
Zu unterscheiden sind der teilweise und der vollständige Gelenkersatz (das *Kunstgelenk).* Eine sichere Prognose über die

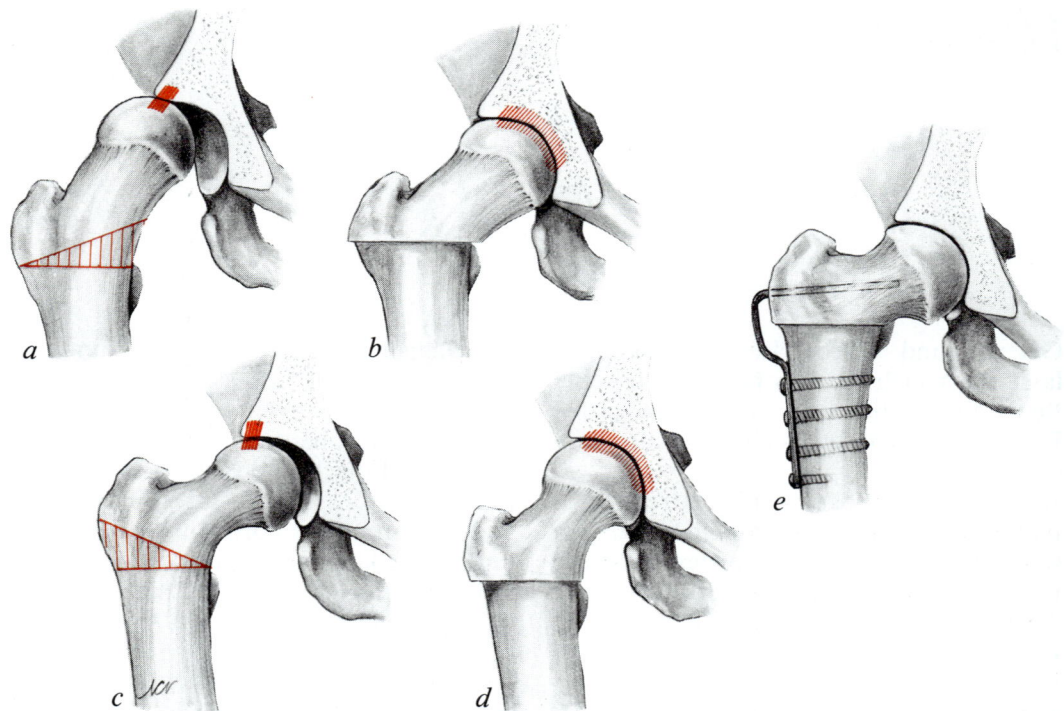

Abb. 90a–e: **Hüftgelenksnahe Umstellungsoperationen (Osteotomien).**
Mit diesen Operationen will man erreichen, daß sich Hüftkopf und Hüftpfanne möglichst deckend gegenüberstehen, so daß der Belastungsdruck in diesem Gelenk auf ausgedehntere Knorpelzonen verteilt wird.
a) Korrektur einer «X-Fehlstellung»: An der Innenseite des Oberschenkels wird ein Knochenkeil entnommen.
b) Dadurch wird der Hüftgelenkkopf weiter in die Pfanne geführt
c) Entnahme eines Knochenkeils auf der Außenseite des Oberschenkelknochens (Korrektur einer «O-Fehlstellung»)
d) Auch das führt zur größeren Deckung von Hüftkopf und -pfanne
e) Fixierung von operiertem Hüftkopf und operiertem Hüftschenkelknochen durch eine Metallplatte. Damit ist eine frühe Übungsstabilität zu erreichen.

Haltbarkeit und Festigkeit eines künstlichen Gelenks ist nicht möglich. Wenn beim heutigen Stand des Wissens und den verbesserten technischen Möglichkeiten auch die Ausnahmen der jetzt folgenden Regel zunehmen, gilt grundsätzlich dennoch: Ein Kunstgelenk hat eine «Lebensdauer» von etwa 10 Jahren. *Gelenkersatz* ist möglich bei Hüft-, Knie-, Fingergrund- und Fingermittelgelenken, am Ellbogen, den Hand- oder auch den Fußgelenken. Eine Totalprothese besteht aus Kopf und Pfanne, eine Kopfprothese aus einem metallischen Prothesenkopf (Abb. 91a–c).

Der Behandlung vor und nach der Operation muß große Aufmerksamkeit geschenkt werden. Bereits vor der Operation müssen die das zu ersetzende Gelenk umgebenden Muskeln und Bänder trainiert werden. Auch nach der Operation steht eine muskelkräftigende Gymnastik im Vordergrund. Schwimmen in warmem Wasser und Radfahren sind vorteilhaft.
Unter *Resektion* versteht man die Entfernung von Gelenkanteilen, die die Bewegung hindern. *Arthrodesen* versteifen operativ ein Gelenk. Diese Operationsmethode kann (beispielsweise) im Hüft- oder

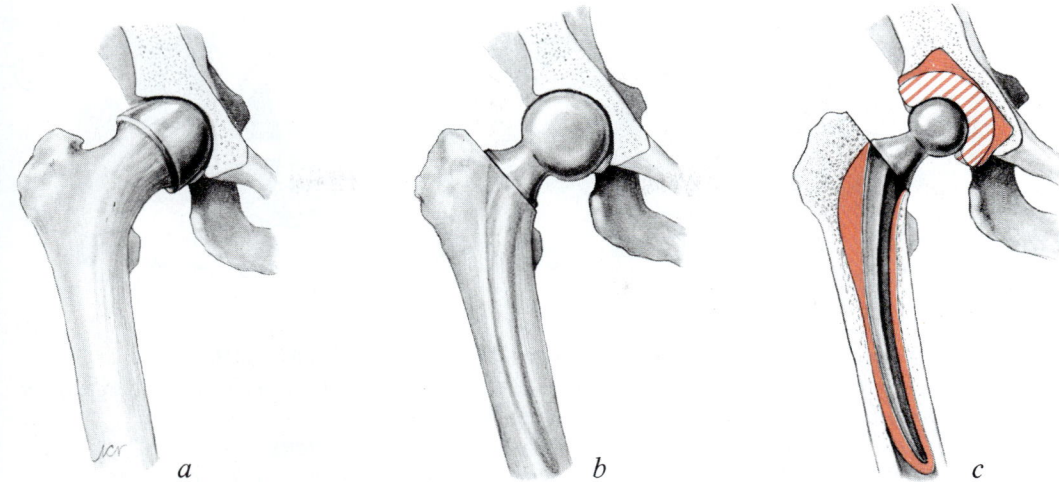

a   b   c

Abb. 91a–c: **Ersatzeingriffe am Hüftgelenk.**
a) Der entknorpelte, nicht entfernte Hüftkopf wird mit einem Metallkopf abgedeckt.
b) Vollständiger Ersatz von Hüftkopf- und hals.
c) Ersatz von Hüftkopf und Hüftpfanne.

Kniegelenk Schmerzen beseitigen. Voraussetzung für eine Arthrodese ist die volle Funktionsfähigkeit der Nachbargelenke und der Gelenke der Gegenseite, die ja die Auswirkungen der Versteifung auffangen müssen. Ist der Erfolg einer Arthrodese ungenügend, kann später eine Endoprothese eingesetzt werden.

Zusammenfassend läßt sich die Entscheidung zu einer Gelenkersatzoperation um so leichter fällen, je stärker die Gelenkzerstörung Sie behindert (Funktion, Schmerz), je vollständiger Sie informiert und damit motiviert sind und – last but not least – je größer allgemein nach medizinischer Erfahrung die Operationserfolge bei dem betroffenen Gelenk sind.

Wirbelsäule

Der größte Teil der in diesem Buch besprochenen Wirbelsäulenkrankheiten läßt operative Eingriffe an der Wirbelsäule nicht zu. Das gilt vor allem für den Löwenanteil der verschleißbedingten (degenerativen) Wirbelsäulenkrankheiten, aber auch für die entzündlichen Wirbelsäulenleiden. Einige wenige Ausnahmen (ohne den Anspruch auf Vollständigkeit zu erheben) seien angeführt:

– Ein *ausgeprägtes Wirbelgleiten (Spondylolisthesis)* kann manchmal die operative Stabilisierung, also das Feststellen der Wirbel, erfordern.
– Eine bestimmte, stark ausgeprägte *Arthrose der kleinen Zwischenwirbelgelenke und der Unkovertebralgelenke* der Halswirbelsäule (Seite 18) kann die Zwischenwirbellöcher so verschmälern, daß es zu *Lähmungen* kommt: Dann muß operiert werden.
– Nur ausgeprägteste *seitliche Verbiegungen der Wirbelsäule* (angeborene oder erworbene Skoliosen; Seite 53) müssen manchmal operativ korrigiert werden.
– Führt die entzündliche Bänderzerstörung *im Rahmen einer chronischen Polyarthritis am 1. und 2. Halswirbelkörper* zu einem Auseinanderrücken dieser Wirbelkörper (atlantoaxiale Dislokation), dann sind Rückenmark und/oder die Arteria vertebralis gefährdet: Die Wirbelkörper müssen operativ stabilisiert werden.

113

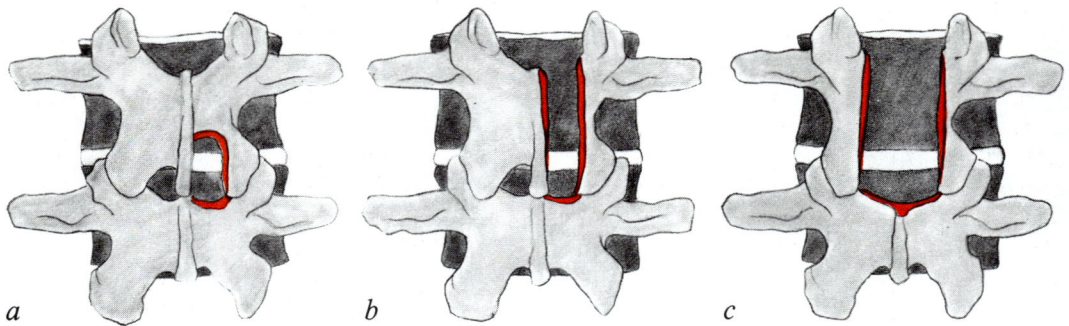

a   b   c

Abb. 92a–c: **Verschiedene Operationsverfahren bei Bandscheibenvorfall.**
a) Aufsicht von hinten: Es wird operativ zum Bandscheibenvorfall «ein Fenster» geschaffen.
Wirbelbögen und Dornfortsatz bleiben weitgehend erhalten.
b) Aufsicht von hinten: Einseitige Teilentfernung des Wirbelbogens.
c) Aufsicht von hinten: Beide Wirbelbögen und der Dornfortsatz werden entfernt.

– Führen mehrfache starke Entzündungsschübe an Wirbelkörpern und Bandscheiben (Spondylodiszitis) zu gefährdenden *Dislokationen*, also Fehlstellungen zwischen Halswirbelkörpern, kann operatives Eingreifen nötig werden.

– Extrem selten – allerdings heute mit deutlich besseren Erfolgen und erheblich weniger Nebenwirkungen als früher – werden *Endstadien des Morbus Bechterew* aus der Verkrümmung aufgerichtet.

Bandscheibenvorfall

Im Jahr 1975 wurden in den Vereinigten Staaten 16 000 lumbale Bandscheibenvorfälle operiert, 1982 etwa 4mal soviel: Diese Zahlen zeigen, daß als operative Maßnahme an der Wirbelsäule die *Behandlung des Bandscheibenvorfalls – vor allem an der Lendenwirbelsäule – im Vordergrund* steht.

Selbstverständlich geht jedem Eingriff die intensive Information für den Patienten voraus. Operiert wird nur, wenn die Diagnose wirklich feststeht. Eine *absolute Operationsindikation* (also sofort) ist der akute Bandscheibenvorfall mit Zeichen einer *Querschnittlähmung. Sofort* muß auch operiert werden, wenn nach einer *bestimmten*

Zeit noch Lähmungen ohne Neigung zur Rückbildung und erhebliche neurologische Ausfälle bestehen. Fehlen trotz eines gesicherten Bandscheibenvorfalls neurologische Funktionsstörungen, dann bestimmen *Dauer und Schwere des Schmerzes den Zeitpunkt der Operation* vor allem in den Fällen, die schon mehrfach und über längere Zeiträume intensiv, aber erfolglos konservativ behandelt wurden. Eine *relative (erwägenswerte) Operationsindikation* sind den Patienten zermürbende, chronischwiederkehrende *Schmerzen.* Es ist für Sie *vor der Operation* sehr wichtig zu wissen, daß der Bandscheibenvorfall *am Ende der Entwicklung der Bandscheibendegeneration* steht. *Nicht die Ursache der Erkrankung wird operiert, sondern deren Folgen.*

Alle Operationsverfahren werden entweder mit Lupenbrillenvergrößerung oder mit dem Operationsmikroskop durchgeführt: Entweder werden Wirbelbögen bis zu den kleinen Wirbelgelenken und einem Dornfortsatz (Laminektomie) oder ein oder mehrere Wirbelbögen einer Seite (Hemilaminektomie) oder aber nur unwesentliche Teile des unteren oder oberen Wirbelbogens sind Teile des gelben Wirbelsäulenbandes (Fensterung) entfernt (Abb. 92a–c).

Entsprechend den Zielen der Bandscheibenoperation – Schmerzen zu beseitigen und Grundlagen für die Lähmungsrückbildung zu schaffen – bewirkt eine erfolgreiche Operation den Rückgang/das Verschwinden von Schmerzen, von Lähmungen, von Empfindungsstörungen, die Zunahme der Wirbelsäulenbeweglichkeit und schließlich das volle Erlangen der körperlichen Leistungsfähigkeit. Oft wird die Frage gestellt: «*Kann sich ein erneuter Bandscheibenvorfall einstellen?*». Das ist in etwa 5–10% aller Fälle möglich. Die dann nötige Nachoperation geschieht in etwa einem Drittel der Fälle in dem bereits operierten Wirbelsäulenabschnitt. Für den Operationserfolg ist die *Zeit nach der Operation* sehr wichtig: In den ersten 24 Stunden muß der Patient strikt auf dem Rücken liegen, dann steht er (unterstützt) in der Regel am Abend des ersten postoperativen Tages auf, muß aber noch bis zu 3 Tagen strenge Bettruhe einhalten. In den der Operation unmittelbar folgenden Tagen darf er nicht oder nur wenig sitzen. Sie müssen wissen, daß präoperative Lähmungen und Gefühlsstörungen nicht immer sofort nach dem Eingriff verschwinden. Noch nach Monaten kann sich das Befinden bessern. Restschmerzen können unterschiedlichste Ursachen haben: *Noch einmal: Nicht die Ursache der Erkrankung, sondern nur deren Folgen werden behandelt.* Das heißt: Verschleißbedingte Wirbelsäulenveränderungen mit ihren Schmerzen können bestehen bleiben. Abgesehen von dem seltenen erneuten Bandscheibenvorfall können Schmerzen durch eine Störung des vegetativen Nervensystems, seltener durch Narbenbildung entstehen. War die Nervenwurzel durch den Vorfall schon längere Zeit (mechanisch) entzündlich gereizt, kann die Entzündung auch nach der operativen Druckentlastung noch andauern.

Wie bei sehr vielen therapeutischen Eingriffen entscheiden Sie, der Patient, zu 51% über den Erfolg der Operation. Ihr Verhalten in der Zeit nach der Operation wird das Ergebnis wesentlich mitbestimmen.

Selbstverständlich sind weder die krankengymnastische noch gelegentlich die medikamentöse und nie die physikalische Therapie nach der Krankenhausentlassung beendet: Eine stationäre Anschlußheilbehandlung (AHB) in einer entsprechend eingerichteten Klinik sollte dem Krankenhausaufenthalt folgen.

Verbindliche Aussagen/Richtlinien für die Zeit nach der unbedingt nötigen postoperativen körperlichen Schonung (6 bis 8 bis 10 Wochen) *gibt es nicht.* Das gilt für den beruflichen (Autofahren), aber auch für den privaten (Sport, sexuelles Verhalten) Lebensbereich. *Sie selbst müssen entscheiden* – der Maßstab ist Ihr körperliches Leistungsvermögen – *was Sie tun dürfen und was Sie unbedingt vermeiden sollen.* Die Dauer ihrer Arbeitsunfähigkeit legt der Arzt fest.

Konservative orthopädische Behandlung

Orthesen (Schienen)

Arzt, Krankengymnast(in), Ergotherapeut(in) und Orthopädie-Techniker versorgen in enger Zusammenarbeit den Patienten mit c.P., Morbus Bechterew und Coxarthrose mit Orthesen (Kunstwort aus *orthopädische Prothese)* und technischen Hilfen.

Sehr schmerzhafte entzündliche Gelenkerkrankungen erfordern manchmal eine *(zeitlich immer begrenzte!)* Ruhigstellung des Gelenks während der Dauer des Schubs (Abb. 93). Die dann drohende Versteifungsgefahr muß allerdings immer bedacht werden.

Einige Beispiele konservativer orthopädischer Therapie:
- die *stabilisierende Kniehülse* mit beweglichem Kniegelenk und Fußteil,
- die *Hallux-Retentionsbandage,*
- die *Armlagerungsschiene.*

Die *Armlagerungsschiene* (eine Abduktionsschiene, also den Arm vom Körper wegspreizend) wird bei ausgeprägten, durch arthritische Veränderungen verursachten Schmerzen im Schultergelenk ebenso verwendet wie zur postoperativen Lagerung nach Eingriffen an der Schulter (zum Beispiel nach der Mobilisierung einer Schulter in Narkose im Rahmen einer Periarthropathia humeroscapularis). Die Schiene wird mit einer Bandage und einem anschmiegsamen Schulterring (auf der gesunden Seite) am Körper fest angelegt.

Die individuell angefertigte *Fingerschiene* für die sogenannte *Schwanenhalsdeformität* – mit einer Überstreckung oder Beugehemmung in den Fingermittelgelenken – korrigiert diese Fehlstellung (Abb. 94).

Ruhigstellende und stabilisierende Orthesen für die *Halswirbelsäule*, die im Rahmen der c.P. häufig, seltener auch bei der Bechterewschen Erkrankung oder der Arthritis psoriatica miterkranken kann (Seiten 40, 41), schränken Kopf- und Wirbelsäulenbewegungen ein. Damit lassen sich Bewegungsschmerzen der Halswirbelsäule, ihre teilweise Lockerung und arthritische Veränderungen mit der Gefahr des Zusammendrückens einer Nervenwurzel oder der Einengung der Arteria vertebralis in Grenzen halten.

Gehhilfen und Stützgeräte

Alle Patienten mit entzündlichen Gelenkerkrankungen an gewichttragenden Gelenken (Hüft-, Knie-, Sprunggelenken), aber auch mit ausgeprägten Cox- und Gonarthrosen können *Gehhilfen* brauchen. Es gibt eine Fülle verschiedener Möglichkeiten (Unterarmstützen, Achselstützen, Vierfußgehhilfen usw.). Nur der *Handstock*, die meistbenutzte Gehhilfe, soll besprochen werden: Es ist wichtig, auf die Grifform, die Stocklänge und -kappe und das Gewicht zu achten. Die Hand des chronischen Polyarthritikers sollte den anatomisch geformten Handgriff in Handgelenkmittelstellung umgreifen können (Abb. 95a–c). Stärker veränderte Hände brauchen zur Gelenkschonung individuell geformte, am besten elastisch gepolsterte Handgriffe. Der Patient stellt in aufrechter Körperhaltung und mit leicht gebeugtem Handgelenk die richtige Stockhöhe fest. Die Stockkappe muß rutschfest und großflächig sein.

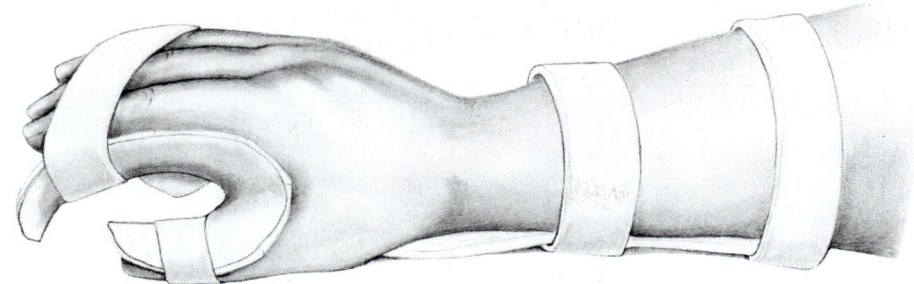

Abb. 93: **Chronische Polyarthritis: Armlagerungsschiene.**
Bei akuten Schubzuständen des Handgelenks oder der Langfinger bietet eine Lagerungs-
schiene in Funktionsstellung Sicherheit und Entlastung.

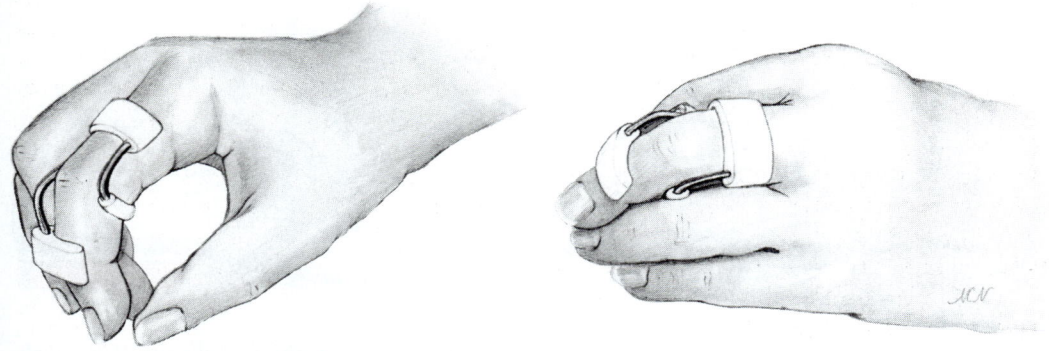

Abb. 94: **Chronische Polyarthritis: Dreipunktschiene für Schwanenhalsdeformationen.**
Entwickelt sich eine Schwanenhalsdeformität, oder ist sie schon vorhanden (siehe auch
Abb. 26c, Seite 42), korrigiert die Dreipunktfederdrahtspange diese Deformität oder arbei-
tet der Entwicklungstendenz entgegen.

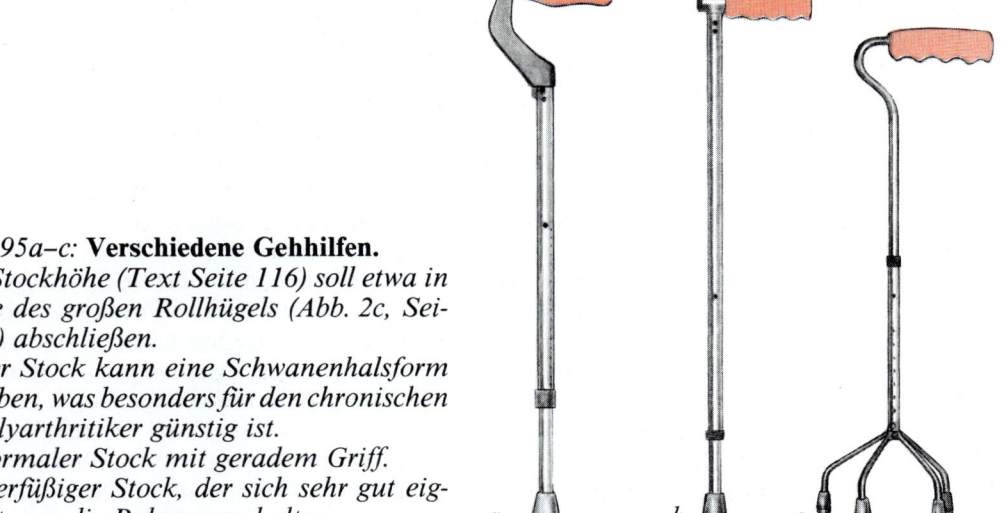

Abb. 95a–c: **Verschiedene Gehhilfen.**
Die Stockhöhe (Text Seite 116) soll etwa in
Höhe des großen Rollhügels (Abb. 2c, Sei-
te 15) abschließen.
a) Der Stock kann eine Schwanenhalsform
  haben, was besonders für den chronischen
  Polyarthritiker günstig ist.
b) Normaler Stock mit geradem Griff.
c) Vierfüßiger Stock, der sich sehr gut eig-
  net, um die Balance zu halten.

117

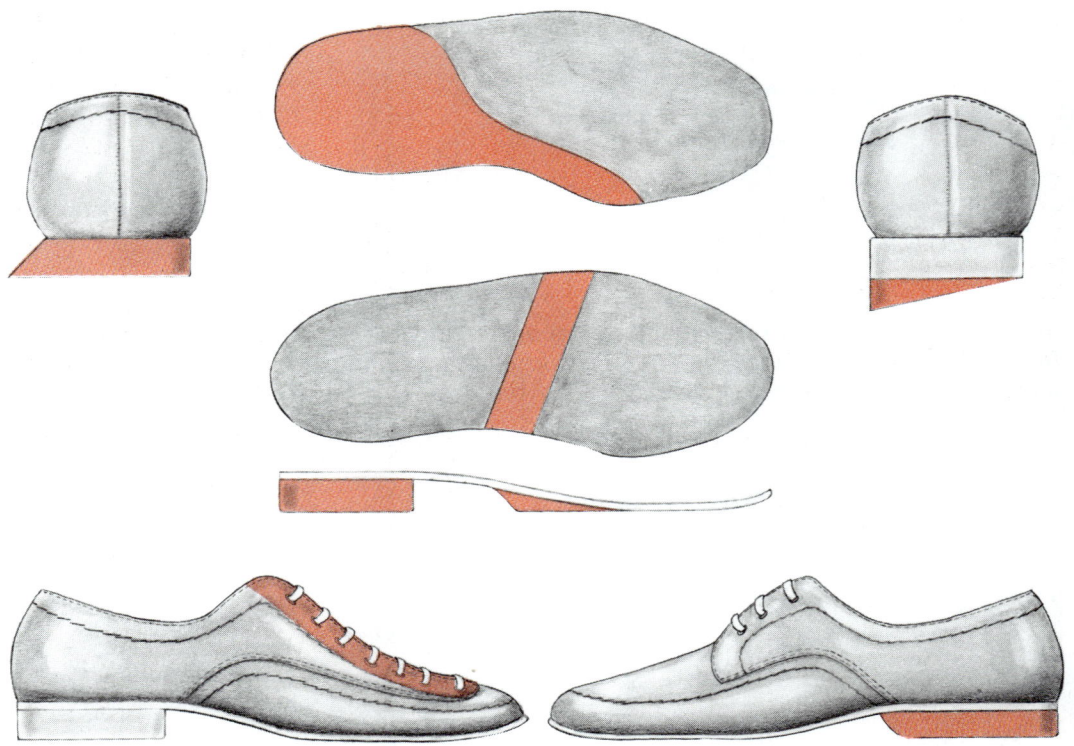

Abb. 96a–f: **Schuhversorgung.**
a) Verbreiterung/Verlagerung des Absatzes zur Seite bei Fersenfehlstellung (Flügelabsatz).
b) Flügelabsatz bei chronischer Instabilität im oberen Sprunggelenk,
c) Seitliche Absatzerhöhung bei Instabilität im oberen Sprunggelenk.
d) Ballenrolle: Entlastung der Zehengrundgelenke (z.B. entzündlich entstandener Spreizfuß). Die unten an der Sohle angebrachte hintere Rolle entlastet die Sprunggelenke.
e) Breit gepolsterte und verstärkte Schnürpartie bei Bewegungseinschränkungen im oberen Sprunggelenk.
f) Pufferabsatz.

Schuhversorgung

Jede Gelenkentzündung der unteren oder oberen Sprunggelenke und der Zehengrundgelenke wirkt nicht nur durch ihre eigene zerstörerische Kraft. *Statisch-mechanische* Kräfte («man steht auf seinen Füßen») beschleunigen und verschlimmern die Entzündung häufig. Daraus entstehen sich nicht nur auf das Fußskelett auswirkende, sondern auch die Statik der unteren Gliedmaßen und des Rumpfes beeinflussende *Ausweichbewegungen,*

Schmerzen und Schonhaltung. Selbstverständlich führen auch ausschließlich statisch bedingte Fußdeformationen zu diesen Zuständen.

Entzündungen der *oberen Sprunggelenke* rufen meist nur geringe Funktionsbehinderungen hervor. Dagegen führen Arthritiden der *unteren Sprunggelenke* zu erheblichen Bewegungseinschränkungen und zu Fehlformen des Fußes (Knick-Plattfuß).

Beim Bechterew-Patienten, aber auch im Rahmen des Reiter-Syndroms oder der Arthritis psoriatica und bei degenerativen

Leiden sind *Veränderungen an der Ferse* (Achillessehne, Schleimbeutel an der Ferse) häufig. Die sich daraus entwickelnden Schmerzen können durch Hohllegung oder Abpolsterung in den Schuhen gelindert werden.

Die bei der c.P. sehr häufigen *Zehengrundgelenksarthritiden* verursachen an den Schleimbeuteln an der Fußsohle pralle, manchmal auch gerötete Schwellungen direkt unter den Mittelfußköpfchen. Werden diese Schleimbeutel belastet, entstehen Schmerzen. Eine Abstützung hinter den Mittelfußköpfchen vermindert sie. Eine vordere Rolle verringert die Abrollbeschwerden, wenn die Grundgelenke erkranken. Abhängig vom Befund und der Schwere der Veränderungen an den Sprunggelenken und/oder Zehengrundgelenken kann dann eine *schuhtechnische Versorgung* (Anfertigung orthopädischer Schuhe, individuelle Zurichtung von Konfektionsschuhen, Einlagenversorgung: Abb. 96a–f) die Schmerzen lindern, im günstigsten Fall beseitigen. Die wichtigste Versorgungsart ist die der Einlagen:

Das beste Material ist das der *Korkledereinlage* (halbstarr; ermöglicht weichen Auftritt), die sich gut anpassen läßt, die betroffene Gelenke ruhigstellen und entlasten und Fehlformen passiv berichtigen kann. Ein weiterer Vorteil ist die stoßdämpfende Eigenschaft dieses Materials. Die individuelle Einlagenkorrektur entlastet durchgetretene Mittelfußköpfchen durch Abstützungen im Bereich der Fußwurzel oder durch Spreizfußpelotten.

Ergotherapie (Beschäftigungstherapie)

Die Ergotherapie (Beschäftigungstherapie) wird meist in der Klinik eingeleitet. Der Begriff setzt sich aus dem griechischen Wort *ergon = Werk, Arbeit* und aus dem uns bekannten Wort *Therapie = Behandlung* zusammen. Jeder Patient wird entsprechend seinem Leistungsvermögen und -können handwerklich beschäftigt. Normale Werkzeuge werden so angepasst und verändert, daß der Patient durch seine handwerkliche Arbeit die Wiederherstellung der gestörten Funktion seiner Gelenke selbst übt. Er kann – von fremder Hilfe weitgehend unabhängig – mit ihm besonders zusagendem Werkzeug arbeiten. Für Patienten, bei denen eine Anpassung des alltäglichen Werkzeugs (der Gebrauchsgegenstände) nicht mehr möglich ist, werden besondere Geräte hergestellt.

In akut entzündlichen und dadurch mit starkem Schmerz verbundenen Phasen ist eine ergotherapeutische Übungsbehandlung nicht erlaubt. In diesen Stadien sorgt der Ergotherapeut für eine individuelle Schienenversorgung, zum Beispiel durch die Nachtlagerungsschiene, die die Hand stabilisiert und ein Abgleiten der Fingergrundgelenke und des Handgelenks verhindert. Leidet der Patient bereits unter der Deformation eines Gelenks, folgt dann später die Funktionsschiene, die – wie der Name sagt – die Funktion der Hand erhalten soll. Sie wirkt der Überdehnung der Gelenkkapsel, -bänder, Sehnen und Nerven entgegen (siehe auch Seite 117).

Die Ergotherapie ist deshalb so besonders wichtig, weil sie die aktive Behandlung gestörter Funktionen möglichst in Beschäftigungen einbaut, die Ihren Neigungen und Interessen entgegenkommen oder sie fördern.

Erfolgserlebnisse in dieser Arbeit – zum Beispiel am Webrahmen oder an der Hobelbank – helfen Ihnen und «verführen» Sie zur täglichen Wiederholung und Übung.

Kreativität

Die Ergotherapie nützt die in jedem Menschen steckende Neigung zum «Schöpferischen»: Sie selbst erklären Ihre Interessen und Neigungen, die dann in entsprechende Übungen eingebaut werden.

So kann beim *Weben* der für den chronischen Polyarthritiker entsprechend zugerichtete Kamm/Knauf das Handgewölbe aufrichten (Abb. 97). Das *Überkopfweben* dehnt den Muskulus pectoralis – eine gute Übung für den Bechterew-Patienten (Abb. 98); zudem ist diese über der Schulterhöhe geleistete Arbeit gut für das Geradehalten der Lendenwirbelsäule.

Töpfern kräftigt die Muskulatur und fördert die Beweglichkeit (Streck- und Spreizübungen), deshalb ist es unter anderem für Fingerpolyarthrosen sehr geeignet. Eine Ausnahme stellt die durch eine Stabilisationsschiene entlastete Daumensattelgelenksarthrose dar: Da Ton sehr schnell hart wird, kann es Scheuerstellen an der Hand geben. *Peddigrohr*, das nach mehrstündigem Einweichen in heißem Wasser sehr flexibel ist, eignet sich zur Verbesserung der Geschicklichkeit und Stabilisierung der Halte- und Bewegungsfunktionen der Hände eines chronischen Polyarthritikers. Die rechte Hand soll den Spitzgriff mit Daumen und Zeigefinger üben. Um zu verhindern, daß das Daumenendgelenk überstreckt wird und zu erzwingen, daß die Fingerendgelenke aktiv gebeugt werden,

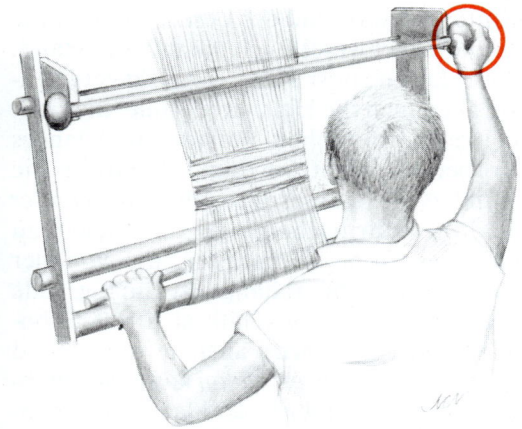

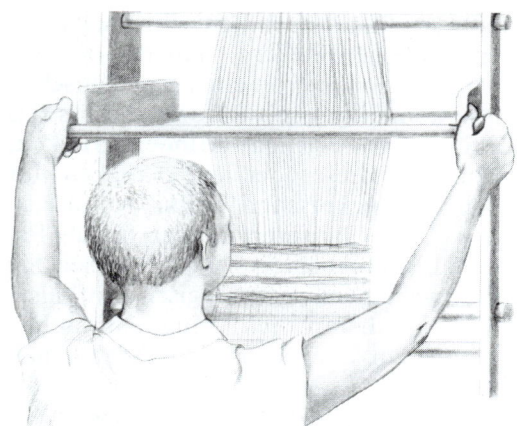

Abb. 97: **Chronische Polyarthritis: Überkopfweben.**
Ein sehr großer Knauf (oranger Kreis) in Form eines Kugelgriffs sorgt – wie hier beim Überkopfweben – für ein gutes und sicheres Arbeiten. Das Quergewölbe der Hand wird unterstützt. Diese Kugelgriffe eignen sich besonders für den chronischen Polyarthritiker.

Abb. 98: **Bechterewsche Krankheit: Überkopfweben.**
Die Schultergelenke werden «trainiert». Streckung und Dehnung der Brustmuskulatur sind in dieser Übung enthalten.

wird eine sogenannte C-Schiene angelegt. Die linke Hand kräftigt die Adduktion (Heranziehung) und Beugung des Zeigefingers (Abb. 99).

Nicht zuletzt spielt die Freude am trotz der Behinderung fertiggestellten Produkt eine große Rolle: Als Beispiel gelte aus meiner Klinik die an Hand- und Fingergelenken schwerst behinderte chronische Polyarthritikerin, die aus Ton reizende kleine Elefanten herstellte, die sich sicherlich in jedem Kunstgewerbegeschäft hätten verkaufen lassen.

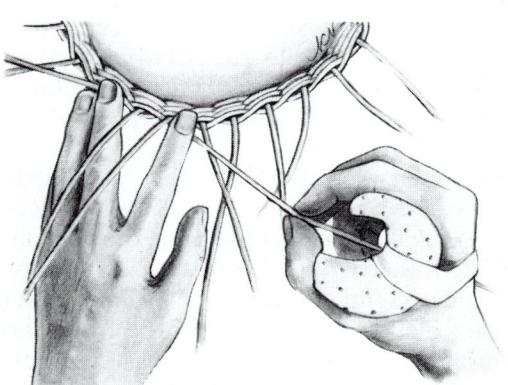

Abb. 99: **Korbflechten mit Peddigrohr.**
Beim Üben mit äußerst flexiblem Peddigrohr wird mit der rechten Hand der Spitzgriff zwischen Daumen und Zeigefinger trainiert. Für die aktive Beugung der Fingerendgelenke sorgt eine sogenannte C-Schiene, die gleichzeitig die Überstreckung des Daumenendgelenks verhindert. Die linke Hand arbeitet «statisch»: Gekräftigt werden die Beugung des Zeigefingers und sein Heranziehen (Adduktion). Wenn das Fingermittelgelenk gestreckt gehalten wird, «arbeitet» man damit gegen eine beginnende Knopflochdeformität.

Gelenk- und Wirbelsäulenschutz

Vielleicht haben Sie schon einmal miterlebt, wie sich ein Mitglied Ihrer Familie oder ein Bekannter hartnäckig weigerte, trotz einer sehr schmerzhaften Hüftgelenksarthrose einen abstützenden/unterstützenden Stock zu benützen, oder wie schwer es einem Menschen fällt, sich in der ersten Zeit an eine Zahnprothese zu gewöhnen: Diese Beispiele zeigen die Problematik des Gelenk- und Wirbelsäulenschutzes und der Funktionshilfen: Einerseits die verständliche Eitelkeit, daß der Kranke nach außen nicht von einer mechanischen Hilfe abhängig sein will, andererseits das Gefühl der eigenen Minderwertigkeit, wenn man diese oder jene Tätigkeit nur noch mit technischen Tricks bewältigen kann. Diese Barrieren müssen Sie als Patient unbedingt überspringen! Lassen Sie sich von einem psychologisch einfühlsamen Ergotherapeuten, einer klinischen Psychologin oder Ihrem Arzt dabei helfen.

Der Gelenkschutz setzt verschiedene Arbeitstechniken ein, die darauf abzielen, Schmerzen, Fehlbelastungen, Überbeanspruchung und Deformation angegriffener Gelenke zu vermeiden. Wenn Sie sich daran gewöhnen, Ihre Gelenke «richtig» zu gebrauchen, tragen Sie selbst dazu bei, die Schmerzen zu lindern und einer Deformierungsgefahr vorzubeugen. Die Summe täglicher gleichartiger, ungünstiger Bewegungen kann den Verlauf Ihrer Krankheit sehr negativ beeinflussen: Der Gelenkschutz muß für Sie deshalb zur Routine werden. Ihr tägliches Leben läßt sich manchmal ohne solche Hilfsmittel (Seiten 167–171) nicht bewältigen:

Jede Gelenkentzündung, aber auch jede schwerere Arthrose eines gewichttragenden Gelenks verleitet Sie dazu, die benachbarten Gelenke zu überlasten. Ein Stock auf der Seite des gesunden Beins leitet einen Teil des Gewichts auf die Hand. So entlastet der Stock sowohl das Knie als auch die Hüfte des kranken Beins.

Gerade dem chronischen Polyarthritiker, aber auch bei anderen entzündlichen Gelenkerkrankungen, die Hand- und Fingergelenke angreifen, schadet jede gewaltsame Belastung. Sie sollten dünne und harte Griffe an Arbeitsgeräten vermeiden und sie durch dicke, rauhe und weiche Griffe ersetzen. Wenn Sie über längere Zeit etwas halten müssen, legen Sie Pausen ein, um Ihre Finger kurz durchzubewegen. Schalten Sie altgewohnte, aber fehlerhafte Bewegungsmuster aus. Als Beispiel: Stützen Sie Ihren Kopf nicht auf die Finger, das fördert die Abweichung der langen Finger zur Elle hin.

Halten Sie während des Lesens die Zeitung oder das (schwere) Buch nicht in der Hand: Sie belasten sonst Hand- und Fingergelenke, aber auch die Halswirbelsäule, die (z. B. bei der chronischen Polyarthritis) langes Vorbeugen nicht verträgt: Benutzen Sie zum Lesen ein Lesestativ. Manche *Schalter* sind für arthritische Finger nicht leicht zu bedienen: Eine Ziehschnur, die von der Zimmerdecke herabhängt, ist günstig. Jede hebelartige *Türklinke* läßt sich mit Ellbogen oder Unterarm anstelle der Hand bewegen. Ein *Tastentelefon* kann viel leichter bedient werden als der klassische Apparat mit Wählscheibe. Sollten Sie in einem Haus mit unterschiedlichen Ebenen wohnen, brauchen Sie ein geeignetes seitliches und ausreichend hohes *Geländer*. Möglichst in jedem Raum brauchen Sie einen *Stuhl*, der für Sie die richtige Höhe hat. Die Sitzfläche Ihres Arbeitsstuhls sollte so hoch

---

Abb. 100a–d: **Hilfen bei täglichen Abläufen: Falsch (linke Spalte) – richtig (rechte Spalte).** ▶

a) *Falsch ist es, mit gebeugten Knien zu liegen (orange) und den Kopf auf die Brust zu drücken. Richtig ist es, auf einer harten Matratze mit einem flachen Kopfkissen im Nacken zu liegen. Die Füße solltem im rechten Winkel gegen ein hartes Kissen gestemmt werden (orange).*

b) *Falsch ist es, das Kinn auf die Hände zu stützen (orange; Belastung von Hand- und Fingergelenken) – richtig ist es, die Hände flach auf den Tisch zu legen (orange).*

c) *Falsch ist es, die Fingergelenke beim Schubladenöffnen zu überlasten – richtig ist es, mit der flachen Hand in den Schubladengriff zu greifen: So werden alle Gelenke geschont.*

d) *Es ist falsch, den Besenstiel mit abgewinkelten Handgelenken zu halten, richtig dagegen ist es, die Hände nahe zusammen mit geraden Handgelenken zu legen: Das Arbeiten mit dem Besenstiel wird dadurch leichter und schmerzfreier.*

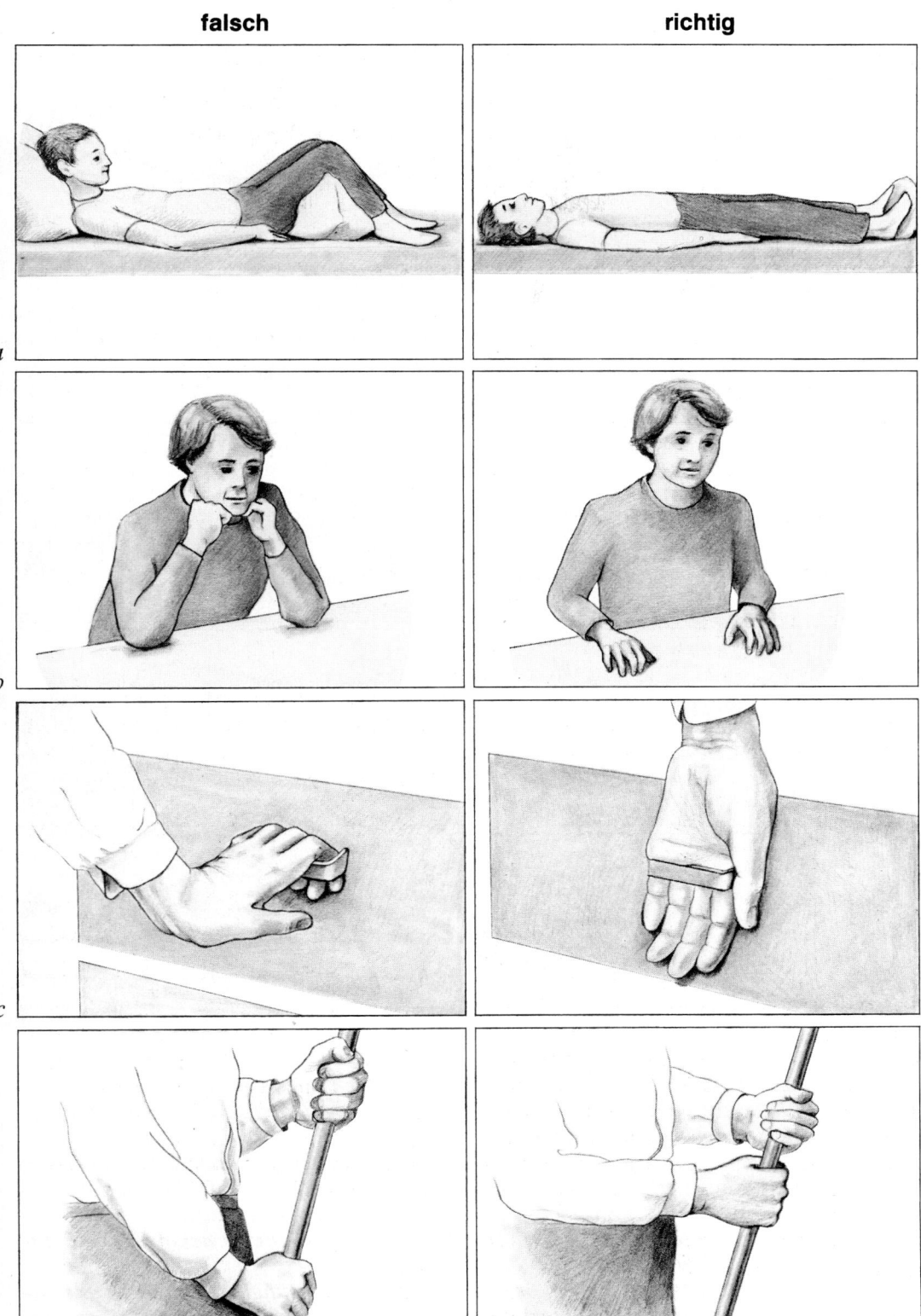

a

b

c

d

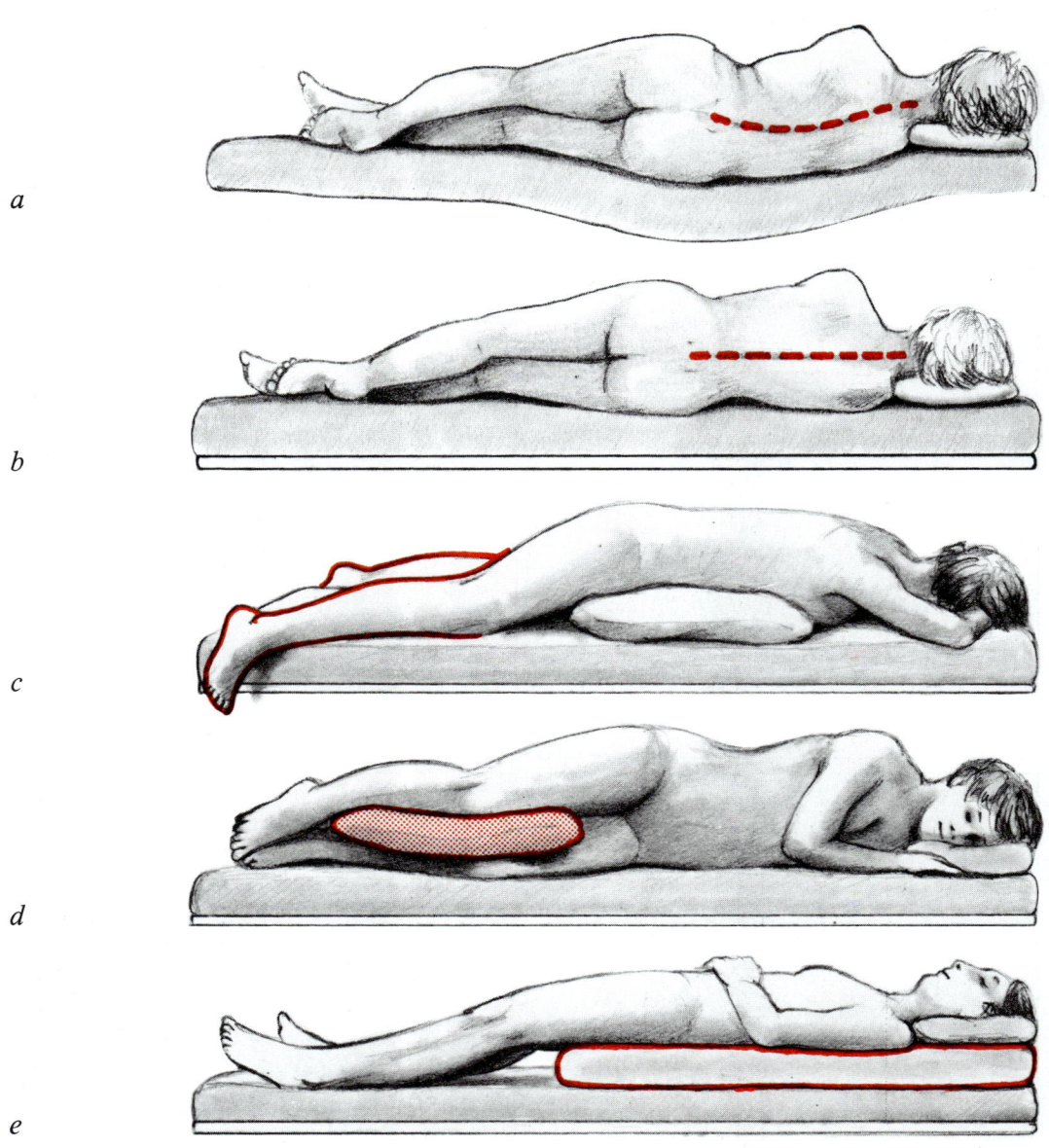

Abb. 101a–e: **Richtiges und falsches Liegen.**

a) Ungünstiges Durchbiegen der Wirbelsäule beim Liegen auf weicher Matratze.

b) Korrekte Lagerung auf harter Unterlage (erreichbar z.B. dadurch, daß unter die Matratze ein Brett geschoben wird; orange).

c) Durch die Bauchlage mit gespreizten Beinen – beide Füße hängen links bzw. rechts vom Bettrand herunter – (orange) kann man einer Einschränkung der Hüftadduktion vorbeugen.

d) In Seitenlage immer ein dickes Kissen (orange) zwischen die Beine nehmen: Die Beine nie gekreuzt übereinanderlegen.

e) Wenn Sie Ihre Hüftgelenke nicht mehr ganz strecken können: Verhindern Sie die Einschränkung der Kniebeugefähigkeit dadurch, daß Sie einen niedrigen Keil (orange) unter Ihre Beine legen.

124

sein, daß Sie die Kniegelenke und auch die leicht gespreizten Hüftgelenke voll strekken können. Im Garten sind Geräte mit langen Stielen zur Arbeitserleichterung nützlich. Unkraut jätet man am besten, wenn man mit möglichst gestrecktem Rükken auf einer Matte kniet.

Da Hausfrauen einen großen Teil ihrer Arbeit in der Küche leisten müssen, *sollen alle Kücheneinrichtungen und Möbel die richtige Höhe haben*:

Wenn Ihr Küchenschrank so hoch hängt, daß Sie die Fächer gerade noch mit den Fingerspitzen erreichen: Steigen Sie lieber auf einen Schemel – es schont Ihren Rükken. Die Höhe des Spültischs und des Kochherds müssen auf schmerzende Hüft- und Kniegelenke und auf den Rücken abgestimmt werden. Schubladen sollen mit der flachen Hand aufgezogen werden. Einen Tellerstoß trägt man am besten auf den flachen Händen – nicht mit den kleinen Fingergelenken. Wenn Sie einen Lappen auswringen müssen, sollten Sie den Wasserhahn zu Hilfe nehmen: Das schont die Handgelenke. Halten Sie einen Besenstiel bitte nie mit abgewinkeltem Handgelenk (Abb. 100a–d). Spezialöffner zum Öffnen von Gläsern und Flaschen sind von unschätzbarem Wert (siehe auch Funktionshilfen Seiten 167–171). Für viele Patienten ist eine Dusche besser geeignet als die das Ein- und Aussteigen erschwerende Badewanne. In der Badewanne soll eine rutschfeste Matte liegen. Die *Höhe Ihres Bettes* spielt eine wesentliche Rolle: Bedenken Sie, welchem Auf und Ab, welchen Hebelwirkungen Lendenwirbelsäule und Hüftgelenke durch das Hinsetzen und Aufstehen bei einem sehr niedrigen Bett ausgesetzt sind! Beugefehlstellungen der Hüften und Kniegelenke können Sie durch die richtige Lagerung vorbeugen: Es ist eine «Todsünde», über längere Zeit mit gebeugtem Knie (Kissen unter der Kniekehle) zu liegen. Sie sollen in Rückenlage mit einem kleinen Kissen unter dem Kopf und mit gestreckten Hüften und Knien ruhen. Noch besser ist die Bauchlage mit gespreizten Beinen: Die Beine sollten links bzw. rechts des Bettes herunterhängen (Abb. 101a–e), die Ge-

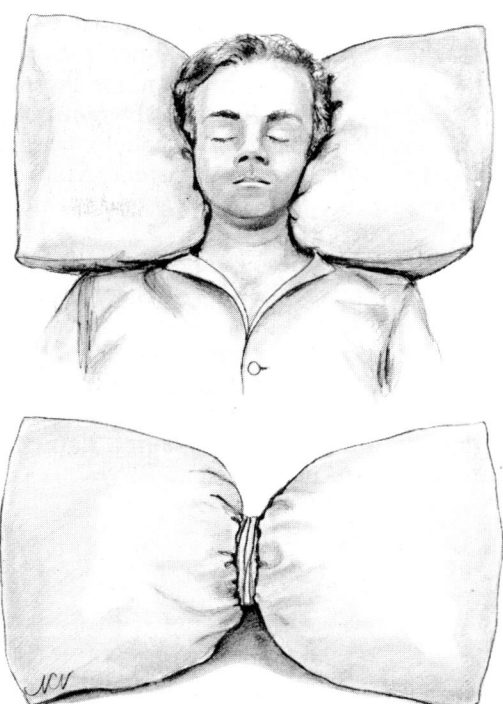

Abb. 102: **Schmetterlingskissen.**

lenke beider Beine werden zusätzlich dabei voll gestreckt. Patienten mit einer Periarthropathia humeroscapularis (Seiten 47, 48) können nachts ihre Schmerzen erleichtern, wenn sie ihren Arm auf ein zusätzliches Kissen legen. Haben Sie Schmerzen im Halswirbelsäulenbereich, hilft es oft, eine Binde um das Kopfkissen zu wickeln, so daß eine charakteristische Schmetterlingsform entsteht (Abb. 102).

Abschließend noch ein kurzes Wort zu Schienen (siehe auch Seite 116). Wir unterscheiden *statische Lagerungsschienen* von *dynamischen Schienen* (Quengeln). Die funktionsgerechte gelenkschonende (z.B. nächtliche) statische Lagerung kann, wenn sie zeitlich begrenzt wird, sinnvoll sein. Diese Schienen beugen auch der Gelenkversteifung (Kontraktur) vor. Während des Tags getragene Arbeitsschienen können Schmerzen und Überbelastung der Gelenke in einer Fehlstellung vermindern. Es ist einfacher, die Versteifung eines Gelenks von vornherein zu verhindern, als sie später dann zu korrigieren: Dynamische Schienen können die Beweglichkeit der Gelenke unterstützen, verlorene Muskelkraft ersetzen oder zu schwache Muskulatur unterstützen.

Natürlich kann diese kurze Liste von Hinweisen den tatsächlich möglichen Gelenk- und Wirbelsäulenschutz in Ihrem privaten und auch beruflichen Bereich nicht abdecken. Sie gilt als Anregung, einmal diese Probleme zu überdenken und sie vielleicht mit Hilfe eines Ergotherapeuten dann zu Ihren Gunsten umzusetzen.

Hilfs- und Funktionsmittel für Gelenke und Wirbelsäule

Sie finden auf den Seiten 161–171 eine Aufstellung von Funktionshilfen, die Ihnen, wenn Ihre Beweglichkeit eingeschränkt ist, den Alltag wesentlich erleichtern können. Lassen Sie sich zuerst von Ihrem Arzt oder von der Beschäftigungstherapeutin, die Sie im Krankenhaus betreut hat, beraten: Die Krankenkassen übernehmen in vielen Fällen die Kosten. In der Regel bekommen Sie alle Funktionshilfen im Orthopädie-Fachhandel. Für die Hilfen, die Sie auch woanders beziehen können, finden Sie Hinweise in Fußnoten.

Hilft/hilft nicht?
Ausserschulische Methoden –
was leisten sie?

Etwa eine Milliarde Mark gaben 1980 chronische Polyarthritiker in den Vereinigten Staaten für ungeprüfte Heilmethoden aus. Viele dieser Methoden stammen aus der «Volksmedizin», viele stützen sich auf rein natürliche Heilmittel. Leider bleiben die Bemühungen der Schulmedizin um den Gelenk- und Wirbelsäulenkranken in Klinik und Praxis nicht selten zunächst erfolglos. Der enttäuschte Patient – oft einen enttäuschten Arzt zurücklassend – geht dann zum Heilpraktiker oder sucht einen Naturheilkundler auf, weicht also aus in den Bereich der sogenannten außerschulischen Methoden.

Wie Christian Barnard, der berühmte Herzchirurg, in seinem Buch «Mit Arthritis leben» schreibt, ist es das erste und wichtigste Anliegen, aus dem großen Angebot den Weizen von der Spreu zu trennen. Es gibt anscheinend ein paar Patienten mit Arthritis und anderen Krankheiten, denen *jede* Behandlung irgendwie hilft, wenn auch meist nur vorübergehend. Diese Patienten erfahren z. B. eine Linderung ihrer Schmerzen, wenn sie Kupferarmbänder tragen – wissenschaftlich unmöglich wirksam. Hilft ihnen die Behandlung wirklich, muß man wohl entweder eine Art «Lourdes»-Wirkung annehmen – der Glaube versetzt ja bekanntlich Berge – oder aber es ist der allen Ärzten und Forschern bekannte «Placeboeffekt», der bei manchen Patienten sogleich auftritt, wenn sie nur irgendein Medikament erhalten. Barnard: «Man kann mit Fug und Recht sagen, daß fast jedes Medikament, das bei irgendeiner anderen Erkrankung geholfen hat, auch bei der Behandlung der chronischen Polyarthritis ausprobiert wurde. Und wenn entweder der Patient oder der Arzt Glauben und Optimismus genug besitzt, werden praktisch immer, wenigstens für einige Zeit, gute Ergebnisse erzielt. Am besten läuft die Sache, wenn starker Glaube sowohl beim Arzt als auch beim Patienten vorhanden ist und der Patient völliges Vertrauen in seinen Arzt hat.»

Ein kleines ABC möglicher Angebote alternativer Medizin zeigt Tab. 7. Es ist wichtig zu wissen, daß sich diese Methoden nicht alle über einen Kamm scheren lassen.

Die *Akupunktur*, eine alte asiatische Methode zur Heilung erkrankter Organe durch Einführung von Edelmetallnadeln in bestimmte Hautstellen, denen die jeweiligen Organe «zugeordnet» sind, wird in moderner Form im Sinn einer Reiztherapie eingesetzt. Anwendungsbereiche sind Schmerzzustände verschiedener Art sowie die Ausschaltung von Schmerzen bei Operationen und Entbindungen. Mit Akupunktur sollten entzündliche Gelenkerkrankungen in aktiven Stadien überhaupt nicht behandelt werden. Es ist erstaunlich, daß Hüftgelenksarthrosen zwar fast gar nicht, Kniegelenksarthrosen dagegen gut auf diese Therapie ansprechen sollen. Arzt und Patient müssen beachten, daß diese Methoden rein symptomatisch wirken, also nur den Schmerz beseitigen, nicht aber die Ursache.

Die *Diät* wird noch auf Seiten 142–145 ausführlich behandelt. Patienten stellen häufig die Frage, ob Schweinefleisch Entzündungen fördere. Es gibt eine Gruppe homöopathisch orientierter Ärzte, die behaupten, daß chronische Erkrankungen nicht abheilen können, wenn der Patient weiter Schweinefleisch ißt. Das ist wissenschaftlich nicht haltbar. Wir wissen nur, daß sich z. B. im Schweinefleisch Grippeviren längere Zeit halten können, im Fleisch anderer Tiere dagegen nicht.

Homöopathische Arzneimittel werden aus Pflanzen und Mineralien gewonnen, die der Mensch schon seit Jahrhunderten zur Heilung von Krankheiten verwendet. Ausgehend vom Gedanken «Similia similibus currentur» (Ähnliches soll mit Ähnlichem ge-

Tab. 7: «Paramedizinisches ABC»

A kupunktur	**N** ußmehl
B ienengift, **B** rennesselsaft	**O** livenöl, andere **Ö** le, auch intraartikulär
C Vitamin	**P** ille, **P** rocain
D iät	**Q** uininderivate
E xtraktion von Zähnen und anderen Herden, Enzyme	**R** habarber
F asten	**S** auerkraut (Saft)
G in, Gelbsucht	**T** ransfusionen: Frischblut oder Schwangerenblut, Teufelskralle
H itze, Heublumen	**U** ltraschall
I nsulininjektionen, Impfstoffe	**V** itamine
J odbäder	**W** acholder
K upferbänder	**X** undbeten
L ourdes-Besuch, Löwenzahn	**Y** oghurt
M uschelextrakte, Murmeltierfett	**Z** inkpräparate

heilt werden) verwendet der Homöopath Substanzen, die genau die Symptome hervorrufen, über die der Patient klagt. Diese Substanzen werden so verdünnt, daß manchmal nur noch Spurenelemente davon im Heilmittel vorhanden sind. Der einzige Weg, durch den sich Erfolgsangaben der Homöopathie beweisen lassen, ist das Experiment: Ein Doppelblindversuch, in dessen Verlauf niemand – weder Ärzte noch Patienten – weiß, welche Person welches Medikament bekommt, muß die Wirksamkeit eines bestimmten Präparats beweisen. Dieser schulmedizinische Beweis steht aber leider noch aus. Der Wert homöopathischer Methoden als brauchbarer, also wenigstens etwas erfolgreicher Therapien bei Gelenk- und Wirbelsäulenerkrankungen ist noch nicht bewiesen. Noch stellt die Homöopathie den ernsthaften Glauben an einen Erfolg mehr in den Vordergrund als die tatsächliche Wirkung.

Immer wieder tragen Patienten *Kupferbänder*. Bedenken Sie bitte: Das zufällige Zusammentreffen einer beschwerdefreien Phase mit dem Beginn des Tragens eines Kupferbands darf natürlich nicht als Wirkung dieses Kupferbands erklärt werden. Es wird auch behauptet, daß über den Schweiß gelöstes Kupfer in den Körper eindringt und deshalb dort wirksam ist: Auf diesem Weg geraten aber nur absolut ungenügende, winzige Spuren von Kupfer in den Körper. Außerdem verursacht die c.P. nach längeren Entzündungsphasen immer einen deutlich erhöhten Kupfergehalt im Blut.

Die *Neuraltherapie* oder auch therapeutische Lokalanästhesie (= örtliche Betäubung) benützt Methoden, die in der Schulmedizin, zum Beispiel im Rahmen örtlich blockierender Betäubung, schon seit langer Zeit eingesetzt werden.

Der Extrakt aus der *grünlippigen Neuseelandmuschel* war in einem Versuch mit vielen Patienten gegenüber einem Placebo, das aus getrocknetem Fisch bestand, nicht wirksamer als diese Scheinsubstanz.

Alle Vermutungen, daß die c.P. eine Mangelkrankheit ist und daß dementsprechend die *Zufuhr von Substanzen* (z.B. Zink, Schwefel, Histidin usw.) die Krankheit bekämpfen könnten, haben sich als nicht haltbar erwiesen. Keine dieser Methoden beeinflußt den Verlauf einer c.P. nachhaltig und entscheidend. So beschreibt ein medizinisches Wörterbuch die «Therapie» mit Vitaminen ironisch so:

Vitamin *A* – gut für die *A*ugen

Vitamin *B* – gegen beißende *B*remsen und Stechmücken

Vitamin *C* – gut gegen alles, wirkt neuerdings auch gegen *C*rebs

Vitamin D – gut für junge *D*ackel und andere Junghunde

Vitamin *E* – gut für die *E*r... (Potenz)

Vitamin *F* – wissen nicht einmal die *F*achleute

Vitamin *G* – *g*ibt es noch nicht.

Die *Phytotherapie* (= Pflanzenheilkunde), die Behandlung mit pflanzlichen Substanzen, wird von der Schulmedizin schon seit langer Zeit mit in ihre Heilmittel einbezogen. Ihre Einordnung in die Bereiche Schulmedizin oder außerschulische Methoden ist letztlich eine Frage der Dosierung. Der Fingerhut (Digitalis) z.B., der in entsprechend hoher Dosierung als wichtiges Herzmittel der Schulmedizin gilt, gehört in sehr niedriger, nur spurenweiser Anwendung, ohne wissenschaftlichen Nachweis eines Erfolgs, zur Phytotherapie. Pflanzliche Therapie (Phytotherapie) leuchtet wegen ihrer «Natürlichkeit» unmittelbar ein. Nur 10% aller Pflanzen sind bisher pharmakologisch genau untersucht worden. Die Gegenüberstellung «reines natürliches Heilmittel – künstlich hergestelltes Heilmittel» birgt aber nur ein Scheinproblem: Viele wertvolle Medikamente der Schulmedizin sind pflanzlicher Herkunft! Als «blutreinigend» werden unter anderem Löwenzahn, die kleine und große Brennessel, Teufelskralle und auch die Birkenblätter beschrieben. Eine nachhaltige Beeinflussung/Besserung aber der c.P. durch ihre Anwendung ist nicht bewiesen worden. Auch die äußerliche Heilpflanzenanwendung «rheumatischer Zustände» hat eine lange Tradition: Heublumensäcke, Arnikawickel werden unter anderem empfohlen.

Pflanzliche Heilmittel schaden dem Menschen nicht, sondern unterstützen seine Gesundheit und helfen gegen kleinere Übel. Gegen ernsthafte Krankheiten aber können sie allein nichts ausrichten.

THX, ein wasserlöslicher Thymusextrakt, wird aus der Thymusdrüse junger gesunder Kälber hergestellt. Der angegebene Anwendungssbereich erfaßt nahezu alle rheumatologischen Krankheitsbilder (!) und darüberhinaus die Allergie, das Asthma, die chronische Bronchitis und den Diabetes mellitus, also Krankheiten von völlig unterschiedlicher Ursache und Entwicklung. Das allein läßt die klinische Wirkung des Präparats THX zweifelhaft erscheinen. Der Gedanke, daß Thymusextrakte sowie weitgehend *gereinigte Thymushormone* das körpereigene Abwehrsystem unterstützen und anregen, hat etwas für sich. Für eine exakte Aussage über die klinische Wirkung von THX bei chronischen Gelenk- und Wirbelsäulenentzündungen sind jedoch kontrollierte Studien und Versuche notwendig, die bisher fehlen.

Keinem mit chronischen Gelenk- und Wirbelsäulenentzündungen und ihren Problemen vertrauten Arzt wird das Verständnis dafür abgehen, keiner wird darüber böse sein, wenn Sie Hilfe suchend auch außerschulische Therapiemethoden versuchen. Nur: Die Verantwortung Ihres Arztes setzt spätestens dann ein, wenn die aggressive Neigung Ihrer Krankheit zum starken Vorwärtsschreiten und zur Zerstörung der Gelenke sichtbar wird. Jeder Ausflug in zurzeit angepriesene, aber unbewiesene Methoden, jeder Gebrauch einer auch nicht einmal durch Ausprobieren gesicherten Substanz und damit also jedes Verzögern einer wirklich eingreifenden Therapie wird dann wegen der ungenutzt vergehenden Zeit zum Verhängnis – die Krankheit kann sich ungehindert weiterentwickeln.

Entscheidend sind also Ausmaß und Zeitdauer Ihres Ausweichens in die geschilderten Methoden: Grenzfälle, langsam verlaufende gutartige Gelenk- und Wirbelsäulenerkrankungen lassen sich durch eine Reihe naturheilkundlicher Verfahren, vielleicht auch diätetisch, zumindest so beeinflussen, daß ihr ohnehin gutartiger Verlauf sich nach außen hin noch gutartiger darstellt.

Diese Art der Erkrankung würde aber auch Ihr Arzt schulmedizinisch medikamentös nur sehr vorsichtig und mild behandeln. Das Abwägen aber zwischen einer schlimm verlaufenden Gelenk- oder Wirbelsäulenentzündung und einem nicht gesicherten Verfahren oder nicht wissenschaftlich bewährten Medikamenten wird ihn aus seiner Zurückhaltung locken. Er muß sich dann dazu durchringen, deutliche Warnungen vor tatsächlich unwirksamen Verfahren (und entsprechen sie noch so sehr dem Zeitgeist) auszusprechen. Er muß auch warnen vor dem rein zufälligen Zusammentreffen einer alternativen Methode mit einer gerade günstigen Phase der Erkrankung – der Patient wird natürlich automatisch die Besserung dem neuen Verfahren zuschreiben. Auch angesichts der Heilkraft der Heilquelle müssen wir immer noch mehr der wissenschaftlichen Analyse als dem Geist der über ihr schwebenden Nymphe vertrauen (Zitat nach Bock).

Fassen wir zusammen: Es ist ein vorrangiges Problem für jeden Patienten mit einer chronischen Gelenk- oder Wirbelsäulenkrankheit, eine zur Schulmedizin alternative Therapie, also eine außerschulische Methode, von abergläubischem Unsinn, Quacksalberei, Sektiererei und Geschäftemacherei zu trennen.

Das fällt bei einer Reihe von Empfehlungen nicht schwer: So werden Sie Metall- und Zinkabsätze an den Schuhen, die Alphatherapie (elektrischer Strom verstärkt die Alphawellen des Gehirns, leitet sie in Impulsgeneratoren, die über und unter den betroffenen Gelenken angebracht sind), eine Mischung von Schwefel und Zitronensaft, Bienenköniginnengelee, Farnkrautextrakt, Olivenölinjektion in das Gelenk usw. ohne Schwierigkeiten als unwirksam erkennen können.

Der allgemeine Stellenwert der alternativen Therapiemethoden ist für den Patienten gering. *Keine Therapieform darf heute noch auf dem Wissensstand des Glaubens ohne Nachweis verharren*, wie immer man zum Wunder steht. Die Anwendung und angebliche Bewährung eines Mittels bereits über die Jahrhunderte hinweg ist kein Beispiel für seine Wirksamkeit, höchstens ein Hinweis auf seine Unschädlichkeit. Diätetik, Homöopathie, Phytotherapie und andere Methoden fördern zwar die Gesundheit und Gesunderhaltung des Menschen in unserer weit von Natürlichkeit und Natur entfernten Zeit. Diese Methoden können jedoch *nicht* das Fortschreiten entzündlicher oder degenerativer Gelenk- und Wirbelsäulenerkrankungen wirksam aufhalten und bekämpfen. Vereinzelt lassen sie sich aber zur kurzfristigen Schmerzbekämpfung (Akupunktur, Neuraltherapie) einsetzen.

Alltagsprobleme des Gelenk- und Wirbelsäulenkranken

Nicht resignieren – aktiv bleiben!

Daß chronisch Gelenk- und Wirbelsäulenkranke und hier vor allem die Patienten mit Gelenkentzündungen unter Verstimmungen oder Depressionen leiden, ist leicht zu erkären: Chronische Schmerzen, ständige Behinderungen im alltäglichen Leben, im Beruf, auch in der Intimsphäre, können Depressionen zunächst hervorrufen und dann vertiefen. Andererseits kann natürlich auch eine Depression den «Teufelskreis»: Schmerz – Muskelspannung – Gelenkschmerzen – Muskelspannung – Depression einleiten. Die überwiegende Zahl der bei Gelenk-, seltener bei Wirbelsäulenkranken auftretenden Verstimmungen entwickelt sich aber als Reaktion auf die geschilderten negativen Zustände, also als *reaktive Depression*. Wer würde nicht, wenn ihn ständige Schmerzen zermürben, hin und wieder verzweifeln oder den Mut ganz verlieren! Wir müssen dagegen kämpfen, daß viele Depressionen auf dem Boden der resignierenden Meinung wachsen, man könne diese Krankheiten ja ohnehin nicht erfolgreich bekämpfen und sei ihnen hilflos ausgesetzt. Das ist – wie wir bisher gesehen haben – falsch.

Machen Sie sich bewußt, daß Sie etwas tun können! Damit beginnt Ihre «Eigentherapie», und Sie werden durch Ihre Aktivität, durch das bewußte Antreten gegen die Krankheit einer fatalen Haltung entgehen: *Sie dürfen nicht alles auf sich zukommen lassen oder überwiegend passiv sein; Sie sollen mitdenken und – handeln und müssen sich zur täglichen Übung aufschwingen.* Wenn Ihnen klar ist, daß Sie Ihrer Krankheit aktiv entgegentreten können, und wenn Sie Ihre eigene Krankheit gegen andere abwägen (Zuckerkrankheit; Angina pectoris; Verlust des Augenlichts), gegen Krankheiten, die sich als gleichschlimm oder noch schlimmer als die eigene einstufen lassen, dann ist der Anfang im Kampf gegen die Niedergeschlagenheit gefunden. Wie wir alle wissen, kann Krankheit menschlich und sozial isolieren, sie kann abhängig machen. Ein durch eine Gelenkerkrankung körperlich behinderter Patient hat leicht das Gefühl, seinen Mitmenschen zur Last zu fallen. Seine Scheu, anderen unbefangen gegenüberzutreten, wächst und isoliert ihn mehr und mehr. Auch hier leiden Polyarthritiker stärker als andere Gelenk- und Wirbelsäulenkranke; allerdings ist der durch eine Coxarthrose im Gehen und damit im Aktionsradius sehr Behinderte dem Arthritiker gleichzusetzen.

Anders reagiert nur im allgemeinen der Bechterewkranke. Diese Patienten zeichnen sich durch ein «sonniges» Gemüt, freundliche Bereitschaft zur Mitarbeit und anscheinend selbst erarbeitete Verhaltensstrategien aus, die sie in aller Regel ihr Leben gut bewältigen lassen. Natürlich gibt es auch hier Ausnahmen: Besonders schnelles und schwer behinderndes Fortschreiten der Krankheit und eine ausgeprägte Gelenkbeteiligung können zu Verstimmungssituationen und Depressionen führen, die denen der chronischen Polyarthritiker ähneln.

Sehr wichtig für den Erkrankten und eine Art rettender Hafen ist seine *Familie*: Reagiert sie hilfsbereit, wachsen ihre Zuwendung und ihr Verständnis für den Kranken, dann wird er seine Schwierigkeiten meistern. Freilich setzt Verständnis das Wissen um Ursachen, Tatsachen und Möglichkeiten voraus. Die Rheumaligen (Seiten 157–167) vermitteln diese Informationen. Sie helfen auch jederzeit alleinstehenden «Rheumatikern» bei der Bewältigung ihrer Schwierigkeiten. Aber auch die Gesellschaft darf sich ihrer entscheidenden Verantwortung nicht entziehen. Sie muß lernen, mit Behinderten und chronisch Kranken zu leben – ohne sie zu isolieren, ohne sie alleinzulassen. Es liegt damit in den Händen des Staates, für Gelenk- und Wirbelsäulenkranke Einrichtungen und Gesetze zu schaffen, die diesen Menschen ein integriertes Leben in der Gemeinschaft ermöglichen.

Hilfen der Informationspsychologie

Information = Motivation! Diese Formel drückt aus, daß Sie gut über Ihre Krankheit informiert sein müssen und sich auch bereitwillig informieren lassen müssen: Zu jedem Informationsgespräch gehören ein Ratgebender und ein Zuhörender.
Welche Anforderungen dürfen Sie an Ihren Arzt stellen? Der Ratgebende darf auf gar keinen Fall nur einen Monolog halten, also das Gespräch ganz allein gestalten, er darf Sie nicht mit unverständlichen Fachausdrücken überschütten oder Sie durch zuviel Information in zu kurzer Zeit überfordern. Er muß kurz und verständlich informieren, sich zunächst mit wenig Information begnügen und Ihnen beiden genügend Zeit zum Dialog lassen. Was können Sie dazu beitragen, daß ein Informationsgespräch für Sie positiv verläuft? Sie müssen nicht nur körperlich in Bewegung bleiben, sondern auch Ihr Gedächtnis und Ihre geistige Aufnahmebereitschaft trainieren. Wenn Sie also ein Gespräch mit Ihrem Arzt oder Ihrer Krankengymnastin hatten – oder auch z.B. nach dem Lesen dieses Buchs – müssen Sie sich fragen, ob Sie die an Sie herangetragene Information richtig verstanden haben und damit nützen können. Ist das nicht der Fall: Sprechen Sie Ihren Arzt, Ihre Krankengymnastin noch

einmal auf eine Erklärung oder Vertiefung der Information an.

Mit Medikamenten leben lernen oder: Die Hürde des Beipackzettels überspringen

Zwischen Ihnen als Patient und dem Arzt entsteht ein Bündnis: *das gemeinsam abgesprochene und akzeptierte Therapieziel.* Sie tragen dazu bei, indem Sie die Tabletten so einnehmen, wie es vereinbart ist, sich notwendigen diagnostischen Maßnahmen unterziehen und Ratschlägen zur Bewegungstherapie, zur Diät und anderen therapeutischen Maßnahmen folgen. Sie müssen zur aktiven, genauen Mitarbeit bereit sein (das ist die sogenannte *Compliance).* Dieses Bündnis bedrohen einige *Störfaktoren* mehr oder minder stark: Etwa 90% aller Patienten lesen den *Beipackzettel* ihrer neuverordneten Medikamente. Ein größerer Teil will wegen der meist mißverstandenen, abschreckenden Mitteilungen, vor allem nach dem Lesen über mögliche Nebenwirkungen, das Mittel nicht mehr einnehmen. Sie müssen wissen, daß fehlende oder ungenau formulierte Informationen in Packungsprospekten straf- oder zivilrechtliche Bedeutung erlangen können (Heilpraktiker dürfen dagegen ohne Gebrauchsinformation arbeiten). Daß diese Information für Sie zum «Horrortrip» geraten kann, liegt an den *Anforderungen, die sie erfüllen* muß. Sie muß zugleich wissenschaftliche *Informationsquelle für den Arzt* und *Auskunft für den Patienten sein sowie die rechtliche Haftungsgrundlage für die pharmazeutischen Hersteller,* die sich deshalb möglichst umfassend bis zu den allerseltensten negativen Wirkungen hin absichern müssen. Sie sollten daher unklare, Sie ängstigende (vielleicht in einem medizinischen Wörterbuch nachgeschlagene) Begriffe unbedingt mit Ihrem Arzt durchsprechen. Dabei können auch *Sprachbarrieren* das eingangs angesprochene Bündnis stören: *«Der alte Arzt spricht Latein, der junge Englisch und der gute Arzt spricht die Sprache des Patienten.»* Nicht zu unterschätzen ist eine weitere Quelle der Verunsicherung: Gerade bei chronischen Krankheiten spielt die *allgemeine Presse* eine wichtige Rolle für die Einstellung des Patienten. Die Presse hat ein Recht auf öffentliche Kritik, aber sie darf keine falschen Informationen geben und sie darf nie falsche Hoffnungen wecken.

Obwohl wir in einem der vorangegangenen Kapitel schon sehr ausführlich Medikamente und ihre Wirkungen besprochen haben (Seiten 73–81), wollen wir doch, weil es uns aus der täglichen Erfahrung als zwingend erscheint, die Probleme der medikamentösen Therapie noch einmal beleuchten. Denn je gründlicher Sie informiert sind, desto nutzbringender und erfolgreicher kann Ihr Arzt die erforderlichen Präparate in der Behandlung einsetzen.

Sie müssen lernen, mit Ihren Medikamenten zu leben, sie in den täglichen Ablauf einzubauen, mit ihren – Gott sei Dank – seltenen Nebenwirkungen vertraut zu werden und, ganz wichtig, die Angst davor zu verlieren.

Das *Beobachten und genaue Registrieren dieser Nebenwirkungen* ist für Sie in zweierlei Hinsicht von Bedeutung:

- Treten Nebenwirkungen im Rahmen einer eingreifenden Basistherapie auf, *sprechen Sie bitte sofort mit Ihrem Arzt*.
- Fast alle Nebenwirkungen lassen sich schon durch das geringe Herabsetzen der Dosis des Medikaments mildern oder sogar beseitigen. Als *informierter Patient* können Sie gemeinsam mit Ihrem Arzt diese unerwünschten Begleiterscheinungen der so wichtigen und unerläßlichen Medikamente abschwächen oder vermeiden. Vielleicht hält es auch Ihr Arzt für richtig, ein anderes, für Sie besser verträgliches Präparat, einzusetzen.

Sexuelle Probleme

Der Begriff Sexualität ist im Sinne von «Freude und Möglichkeit, sexuell aktiv zu sein» zu verstehen. Kulturelle und soziale Normen haben zum Beispiel dem Mann über Jahrhunderte hinweg *die Rolle des «sexuell Aktiven»* zugeschrieben. Schmerzen können den chronisch wirbelsäulen- oder gelenkkranken Mann dazu bringen, seine sexuelle Aktivität einzustellen. Andererseits kann die chronische Polyarthritis auch die *sexuelle Erregung selbst abschwächen oder völlig unterdrücken*.

Der überwiegende Teil der *Frauen* unserer Zeit sieht sich auch heute noch in der *passiven Rolle*. Eine chronische Polyarthritikerin kann alle Initiative und alles Interesse an sexuellen Vorgängen verlieren. Der Ehemann fühlt sich dann zurückgewiesen und frustriert – die Beziehung zwischen beiden wird sich verschlechtern. Immer muß diese Problematik in einem offenen Gespräch beleuchtet werden.

Die Hüftgelenke einer chronischen Polyarthritikerin (oder einer Patientin mit Hüftgelenksarthrose) können versteifen. Die Frau kann dann die Beine nicht mehr spreizen und wird deshalb in manchen Fällen zum Geschlechtsverkehr nicht in der Lage sein, es sei denn, ihr Partner und sie haben gemeinsam eine Stellung gefunden, die für beide akzeptabel ist. Einige dieser Probleme lassen sich durch moderne Operationstechniken, die das Hüftgelenk ersetzen, lösen. Sehr oft können die Patienten nach einer solchen Operation wieder normale sexuelle Beziehungen aufnehmen, auch wenn sie vor der Operation beim Geschlechtsverkehr noch unter Schmerzen gelitten hatten. Ein Morbus Bechterew oder eine chronische Polyarthritis stellen nicht nur an den Erkrankten, sondern vor allem auch *an den Partner große Anforderungen*. Während also vor allem für Frauen die Fähigkeit zur Beugung und Außendrehung der Hüftgelenke in der sexuellen Beziehung wichtig ist, wirken sich Kniegelenksbeschwerden weniger einschneidend aus. Die chronische Polyarthritis verursacht bei Frauen manchmal eine vaginale Trockenheit, eine zusätzliche Komplikation, die nicht als Versagen auf einen sexuellen Reiz gedeutet werden darf.

Was kann der Arzt raten? Der Gelenkkranke muß in der Regel die passive Rolle wählen. Einige Stunden vor dem Verkehr eingenommene Antirheumatika (Seiten 73, 74) lindern Schmerzen. Einige Medikamente vermindern zwar die physische und psychische Qualität sexueller Funktionen, dennoch gehören Medikamente zu den wichtigen Vorbereitungen. Dazu können auch, ähnlich wirkend, feuchte Wärme oder spezielle krankengymnastische Übungen gezählt werden. Auch so einfache Hilfsmittel wie Knieschoner erleichtern manchmal sexuelle Beziehungen. Vaginale Trockenheit läßt sich mit besonderen Präparaten ausgleichen. Wählen Sie die schmerzfreieste Tageszeit für Ihre sexuellen Beziehungen: also nicht frühmorgens (Morgensteifigkeit) oder spät am Abend (Müdigkeit). *Sie müssen diese Vorbereitungen als normale Maßnahmen annehmen und in Ihr Leben einplanen.*

Sehr wichtig sind auch vernünftige Selbsteinschätzung und ein zielstrebig aufgebautes Selbstbewußtsein. Gerade Gelenkerkrankungen entmutigen den Patienten, der leicht glaubt, seine Deformation lasse die geschlechtliche Beziehung einfach nicht mehr zu oder wirke auf den Partner abstoßend. Viele Gelenk- und Wirbelsäulenerkrankungen lassen die psychischen und ästhetischen Nachteile viel größer und bedeutungsvoller erscheinen als die tatsächlichen körperlichen Behinderungen. Es sind also meist des Kranken eigene, oft unnötige Vorbehalte, die in eine Art sexueller Isolierung führen. Dazu beitragen kann die Furcht, sich wegen der körperlichen Behinderung im Intimbereich nicht mehr genügend pflegen zu können.

Es gibt eine Reihe psychotherapeutischer Möglichkeiten und Versuche, die psychischen Hindernisse abzubauen und zu überwinden. Vielleicht reicht es in Ihrem Fall bereits aus, daß Sie in Ihrem *Hausarzt* einen *Gesprächspartner* finden, mit dem Sie über Ihre sexuellen Probleme sprechen können und der Ihnen einen Rat geben kann.

Schwangerschaft und Stillzeit

Viele entzündlich-rheumatische Krankheiten brechen erst bei bereits geschlechtsreifen Patienten aus. Dann entstehen besondere Probleme und Fragen für Frauen:

- Kann ich trotz dieser oder jener Krankheit ein Kind bekommen?
- Wie hoch sind die Risiken für mich und das Kind?
- Wie beeinflußt die Schwangerschaft meinen Krankheitsverlauf?
- Ich werde mit Gold behandelt und habe jetzt erfahren, daß ich schwanger bin: Was soll ich tun?

Der heutige Stand des medizinischen Wissens mündet in den allgemeinen Rat, jede Behandlung zurückzuziehen: Das Abwägen zwischen Risiko und Wirkung – ohnehin Grundlage jeder medizinischen Entscheidung – erhält mit einer Schwangerschaft noch eine weitere schwierige Berechnungsgröße. Wie verhält sich das Risiko für das ungeborene Kind zum therapeutischen Nutzen für die Mutter? Ist die Medikation auch während einer Schwangerschaft lebenswichtig? Überwiegen die Risiken einer ungebremst ablaufenden Krankheit die Nachteile der Therapie für das Kind im Mutterleib? Gibt es risikoreiche und risikoarme Medikamente? Und nicht zuletzt: Ist überhaupt ein Medikament unbedingt nötig?

Zusammenhänge zwischen Hormonen und der Aktivität der chronischen Polyarthritis werden schon lange diskutiert. Auch ist bekannt, daß die Krankheitsaktivität im Verlauf einer Schwangerschaft eher abnimmt, nach der Geburt aber um so wahrscheinlicher verstärkt wieder aufflackert. *60–80% aller chronischen Polyarthritikerinnen können mit einer Besserung rechnen*, der Krankheitsverlauf von etwa 15–20% bleibt unbeeinflußt und der Rest reagiert mit einer Verschlimmerung.

Ende der 60er Jahre wurde versucht, die c.P. mit oralen Kontrazeptiva, die ja im Körper eine Schwangerschaft nachahmen, zu behandeln. Nach heutiger Auffassung gewähren orale Kontrazeptiva einen gewissen schwachen Schutz gegen die c.P. Andererseits werden bisher weder eine Östrogenvorbeugung noch die Therapie mit

Östrogenen empfohlen. *Speziell geburtsbezogene Schwierigkeiten bei chronischen Polyarthritikerinnen gibt es nicht.* Lediglich schwerwiegende Hüftgelenksdeformationen (hauptsächlich bei der juvenilen Form der chronischen Arthritis) erschweren die übliche Geburt in Rückenlage, sind aber kein unüberwindliches Hindernis. Vergessen Sie aber bitte nicht, *daß Mutterschaft eine Aufgabe ist, die sich weit über den zeitlichen Rahmen der Geburt hinausbewegt:* Zu viele Geburten erhöhen vor allem in den folgenden Jahren die allgemeine Belastung einer bereits behinderten c.P.-Mutter.

Im Rahmen des *Morbus Bechterew* gilt leider die für die c.P. übliche hohe Rate beschwerdefreier Schwangerschaften nicht. Nur in 10 bis 20% aller Fälle bessert sich die Krankheit (meist dann, wenn periphere Gelenke beteiligt sind), etwa der gleiche Prozentsatz verschlimmert sich, während die große Mehrheit keinerlei Veränderung zeigt. Selbstverständlich müssen Patientinnen mit Morbus Bechterew stets das erhöhte Risiko einer HLA-B-27-positiven, also rheumatologisch gefährdeten Nachkommenschaft bedenken.

Der *systemische Lupus erythematodes* (SLE) greift meist Patientinnen im gebärfähigen Alter an: Aber nur schwere systemische Erkrankungen, schwere Herz- oder Nierenbeteiligungen sprechen gegen eine Schwangerschaft. Sie verläuft meist unkompliziert, die Krankheit verschlimmert sich nicht und das Neugeborene ist gesund. Mit zwei Risikofaktoren muß eine schwangere SLE-Patientin allerdings rechnen: mit einer gewissen Neigung zum wiederholten Abort und mit einer erhöhten Krankheitsaktivität bei der Wöchnerin. Klassische *nichtkortisonhaltige Antirheumatika* wie die Salicylate (Aspirin), Diclofenac (Voltaren), Ketoprofen (Alrheumun), Ibuprofen (Brufen) und auch die Oxicame (Tilcotil, Felden) wirken auf den Menschen nicht teratogen (= Mißbildungen fördernde Wirkung auf das Kind im Mutterleib). Wenn die Patientin aber schon kortisonfreie Antirheumatika gegen entzündlich-rheumatische Prozesse während der Schwangerschaft einnehmen muß, dann sollte sie jedoch nur Substanzen erhalten, deren *Auswirkung auf das Ungeborene und den mütterlichen Organismus bekannt ist. Die niedrigste, noch wirksame Dosis soll möglichst im Intervall eingenommen werden.* Da die Hemmung der Prostaglandinwirkung* die Geburt verzögern kann und das Blutungsrisiko erhöht, soll die Patientin *im Endstadium der Schwangerschaft auf nichtkortisonhaltige Antirheumatika verzichten.*

Wahrscheinlich wäre es für Mutter und Kind besser, die Schwangere davon zu überzeugen, während der Schwangerschaft das Rauchen und das Trinken alkoholischer Getränke aufzugeben, als aufgeregt über die Gefährlichkeit einzelner kortisonfreier Antirheumatika zu diskutieren.

Die Therapie der c.P. mit *Kortison* kann während der Schwangerschaft meist entfallen. Allerdings gibt es eine Reihe von Patientinnen mit aktiven Bindegewebserkrankungen (systemischer Lupus erythematodes, progressiv-systemische Sklerose), die während der gesamten Schwangerschaft Kortison brauchen. *Für einige von ihnen hängt der glückliche Ausgang einer Schwangerschaft sogar von der Kortisontherapie ab.* In den ersten drei Monaten der Schwangerschaft soll stets die geringste, gerade noch wirksame Dosis verschrieben werden.

Kann man einer Patientin, die während einer *Goldtherapie* (Tabletten, intramuskulär) schwanger wurde, zum Austragen der Schwangerschaft raten? Besteht ein Mißbildungsrisiko für das Kind? Die Literatur gibt gegensätzliche Antworten, denn man weiß nicht, ob das Ungeborene und die Mutter Schaden erleiden. Aus diesem Grund raten die meisten Rheumatologen zum Abbruch der Goldtherapie. Es gibt viele Berichte über chronische Polyarthritikerinnen, die kurz vor oder während ihrer Schwangerschaft Goldsalze erhalten hatten

---

* Prostaglandine = hormonähnliche Stoffe, die entzündungsverstärkend wirken können.

und doch gesunde Kinder auf die Welt brachten. Viele Einzelfälle scheinen zu beweisen, daß mit *Chloroquin (Resochin)* behandelte Schwangere, seien es chronische Polyarthritikerinnen, seien es Patientinnen mit systemischem Lupus erythematodes, gesunde Kinder haben. Obwohl sich bis heute keine teratogene Wirkung nachweisen ließ, sollten jedoch während der Schwangerschaft keine chloroquin- oder hydroxychloroquinhaltigen Medikamente verschrieben werden. *D-Penicillamin (Trolovol, Metalcaptase)* darf wegen seines gesicherten Einflusses auf den Kollagenstoffwechsel und der daraus entstehenden Risiken für das ungeborene Kind während der Schwangerschaft nicht gegeben werden – eine laufende Therapie sollte abgesetzt werden. Die Patientin darf keine *immunmodulierenden Medikamente* während Schwangerschaft und Stillzeit einnehmen, da sie teratogen und giftig auf den Embryo wirken und Aborte begünstigen können.

Viele nichtkortisonhaltige Antirheumatika reichern sich in kleinen und kleinsten Konzentrationen *in der Muttermilch* an: Die meisten können dennoch während der *Stillzeit* unbedenklich gegeben werden. Lediglich die Konzentrationen von Indometacin in der Muttermilch übersteigen die Serumkonzentrationen der Mutter; deshalb ist Indometacin in der Stillzeit nicht erlaubt.

Sowohl die intramuskulär gegebenen Goldsalze als auch das Gold in Tablettenform (z. B. Aureotan; Ridaura) lassen sich in der Muttermilch nachweisen. Beide Medikamente sollten deshalb während der Stillzeit nicht eingenommen werden. Chloroquin/Hydroxychloroquin (Resochin; Quensyl) gelangen nur in kleinsten Mengen in die Muttermilch und können deshalb stillenden Müttern verschrieben werden. Patientinnen, die Zytostatika einnehmen (z. B. Imurek), sollen ihre Kinder nicht stillen.

Zusammenfassend: Nichtkortisonhaltige Antirheumatika sind während der Schwangerschaft bei aktivem Krankheitsgeschehen (z. B. chronische Polyarthritis, systemischer Lupus erythematodes, Morbus Bechterew) vorrangig einzusetzen. In der Krankheit angepaßter, möglichst niedriger Dosis, schädigt Kortison nicht! Bei lebenswichtigen Indikationen, zum Beispiel einer Nierenentzündung im Verlauf des systemischen Lupus erythematodes, ist die Therapie auch mit hohen Kortisondosen ohnehin dringend erforderlich. Langsamwirkende Langzeitmedikamente («Basistherapeutika») dürfen im Verlauf einer Schwangerschaft nicht neu gegeben werden; eine laufende Behandlung muß abgesetzt werden.

«Rheuma» und Beruf:
Die berufliche Rehabilitation entzündlicher rheumatischer Erkrankungen

Die folgenden Ausführungen können und wollen ein intensives Gespräch mit Ihrem (Betriebs-)Arzt, dem Berater der Rheumaliga, dem Sozialarbeiter, dem Berater des Arbeitsamts und der Sozialversicherung, den Kostenträgern für Arbeitsplatzhilfen usw. nicht ersetzen. Genaue Auskünfte über Übergangsgeld, mögliche berufliche Rehabilitation usw. erhalten Sie von darauf spezialisierten Behörden, Selbsthilfeorganisationen usw. (Seiten 153–167). Dennoch: Als Anregung, zum Nachdenken, als Hilfestellung einige grundsätzliche Gedanken zum Thema der beruflichen Rehabilitation von Patienten mit entzündlich-rheumatischen Krankheiten.

Da die meisten an rheumatischen Krankheiten leidenden Patienten vom *Hausarzt* behandelt werden, muß er Ihnen die Möglichkeiten der Rehabilitation anbieten. Im Rahmen einer Anschlußheilbehandlung oder eines stationären Heilverfahrens wird in einer Rehabilitationsklinik ein Therapieplan aufgestellt: Voraussetzung für eine suffiziente Rehabilitation ist die optimale Zusammenarbeit verschiedener Fachrichtungen.

Welche Kräfte bestimmen das Spannungsfeld «chronisch Kranksein – berufliche Rehabilitation – Beruf»? Wir wissen, daß die Krankheit auf jeden Menschen unterschiedlich einwirkt, daß sich jeder Patient

– je nach Schwere der Erkrankung, innerer eigener Einstellung und persönlichen Lebensumständen – unterschiedlich mit ihr auseinandersetzt. Die Arbeit (der Beruf) bestimmt den sozialen Status des Einzelnen und seiner Familie. Abgesehen vom Lebensunterhalt und der Altersversorgung ist die Arbeit *«das Rückgrat des Lebens»* und für viele Menschen die *Möglichkeit zur Selbstverwirklichung.* Chronisch Kranke verlieren ihr Selbstwertgefühl, da sie unter ihrer nachlassenden Leistungsfähigkeit leiden. Sie fürchten, als Behinderte abgewertet zu werden und schlagen mögliche Hilfen deshalb von vornherein aus. Die *frühe berufliche Rehabilitation* kann den resignierenden Patienten auffangen und ihn wieder in das Arbeitsleben einführen.

Hier sind zwei Problemkreise zu unterscheiden: die *Berufsbildung* Jugendlicher und *Berufsförderung* Erwachsener. Die berufliche Eingliederung (Erstausbildung) Jugendlicher ist in erster Linie bei der juvenilen chronischen Arthritis, manchmal beim juvenilen Bechterew zu lösen. Die Probleme stellen sich im Lauf der Behandlung, die ja eine parallel laufende Schulung/Ausbildung voraussetzt. Im Verlauf erweist sich, wozu der Patient körperlich und geistig befähigt ist. Auch muß ihr Arzt bei präarthrotischen und präspondylotischen Zuständen besonders bei jugendlichen Hüfterkrankungen an das spätere Berufsleben denken: Gehören langdauernde Steh- und Gehleistungen dazu, stellen sich Hüftarthrosen mit großer Wahrscheinlichkeit schon im 6. Lebensjahrzehnt ein. Eine Berufsberatung Jugendlicher kann diese Entwicklung hinausschieben.
Die Umschulung Erwachsener erfordert spezielle Überlegungen: Die chronische Polyarthritis zum Beispiel beginnt meist in jungen Jahren, so daß eine entsprechende Berufswahl bereits von Anfang an getroffen werden kann. Entwickelt sie sich erst später, kann nur auf einen körperlich wenig belastenden Beruf umgeschult werden, da oft mit weiteren Verschlechterungen gerechnet werden muß.

Ein Eckpfeiler des Problems «Rheuma – Beruf» ist ganz sicherlich die *Arbeitsmarktlage.* Wir alle wissen, daß sie oft auch für Gesunde sehr schlecht ist und es auch keine ausreichende Teilzeitarbeit gibt. Ab 1990 aber wird ein Mangel an Arbeitskräften bestehen – das bedeutet einen wichtigen Ansporn für eine Umschulung. Eine große Rolle für die berufliche Rehabilitation spielt natürlich auch die Art der Erkrankung: Die chronische Polyarthritis z.B.

verläuft, wie ihr Name sagt, chronisch, sie läßt sich häufig nur schwer beeinflussen und schreitet manchmal mit zunehmenden Funktionsverlusten fort. *Ihr Charakter setzt also Grenzen für eine berufliche Rehabilitation. Der schubweise und lange Verlauf beeinflußt Therapie und Rehabilitationspläne.* Besondere Probleme haben die an c.P. erkrankten Hausfrauen: Krankschreibung hat wenig Sinn; ihr Arbeitsplatz aber, der Haushalt, wird die Kranke überfordern. Sie leidet sehr darunter, wenn sie ihre Rolle als «Mater familiae» nicht mehr wie gewohnt ausfüllen kann.
Für den chronischen Polyarthritiker gilt oft der böse Satz «einmal draußen, immer draußen». Deshalb muß der Patient unbedingt *in der Arbeit bleiben und sich den Arbeitsplatz erhalten.* Von Anfang an, schon in der Akutphase einer Krankheit, ist darauf zu achten, daß «der Patient sich das Arbeiten nicht abgewöhnt». Schulische Maßnahmen in diesen anfänglichen und akuten Phasen sollten immer arbeitstechnischer Art sein. Erstes Ziel muß es sein, dem Patienten den Arbeitsplatz zu erhalten und, wenn es irgendwie geht, *diesen Arbeitsplatz dem Behindertengrad anzupassen.* Das kann durch Umgestalten des Arbeitsplatzes und andere organisatorische Maßnahmen, durch das Werben um Verständnis beim Arbeitgeber, der Personalvertretung oder beim Vertrauensmann der Schwerbehinderten geschehen. *Viel hängt auch von Ihnen ab:* Wollen Sie umgesetzt werden oder unter erleichterten Bedingungen arbeiten? Glauben Sie, daß der Betrieb oder der Staat oder eine andere Organisation einen Ausgleich für Ihre Behinderung schaffen muß? So wichtig auf der einen Seite Rehabilitationsberater (im weitesten Sinn) auch sind: Sie brauchen auch *Eigeninitiative,* Sie müssen Ihren Betrieb und Ihren Arbeitgeber auf das aufmerksam machen, was Sie leisten können und was für Sie gut wäre.
Die Umschulung als extremster Fall der Rehabilitation birgt neben den überwiegenden Vorteilen aber auch Probleme in sich: neuer Arbeitsplatz, neue Kollegen, sich noch einmal auf die Schulbank setzen,

für einen völlig anderen Beruf vielleicht weg von der Familie – alles das ist nicht einfach. Nicht umsonst werden etwa 20% aller eingeleiteten Umschulungen abgebrochen. Immer muß der Sinn einer Umschulung hinterfragt werden. Ist in Ihrem Betrieb die Möglichkeit einer Umschulung gegeben? Bekommen Sie auch wirklich einen Arbeitsplatz, wenn Sie umgeschult worden sind?

Immer und selbstverständlich steht die Rehabilitation als Maßnahme VOR der Rente.

Ein laufendes Rentenverfahren ist in vielen Fällen bereits eine Art Schlußstrich unter Ihrem aktiven Leben. Sehr häufig kommt der Gedanke an eine Rente auch nicht von Ihnen, sondern von anderer Seite (Krankenkasse, manchmal auch Hausarzt). Bedenken Sie, daß die Rente das allerletzte Glied in der sozialen Kette ist.

Fassen wir zusammen: Für Sie sollte weiterhin Ihr alter Arbeitsplatz oder sein Umfeld (zum Beispiel Umsetzung im Betrieb und Anpassen der äußeren Bedingungen des Arbeitsplatzes/oder der Arbeitszeit an Ihre Möglichkeiten) vor der Umschulung und weit vor dem Gedanken an die Rente stehen.

Was kann der Patient selbst tun?

In Bewegung bleiben, Ruhe und Bewegung!

Schon mehrfach in diesem Buch haben wir davon gesprochen, wie wichtig Ihre eigene Einstellung, Ihr Mitarbeiten für den Kampf gegen die Krankheit sind – vom wachen Registrieren Ihrer Beschwerden bis zum Besuch des Arztes, vom pünktlichen Einnehmen der verordneten Medikamente bis zur Beachtung ihrer möglichen Nebenwirkungen, von daheim diszipliniert durchgeführten krankengymnastischen Übungen bis zum allgemeinen und vernünftigen Lebensstil. Auch auf das richtige Liegen und Sitzen, auf eine vernünftige Kleidung und die richtige Art, Sport zu treiben, müssen Sie selbst achten. *Und vergessen Sie nie: in Bewegung bleiben!*
Allgemein überwiegt die falsche Ansicht, gegen Gelenk- und Wirbelsäulenerkrankungen könne man nichts tun. Das Gegenteil ist der Fall. Die Medizin hat eine Fülle neuer Behandlungsformen sowohl auf dem medikamentösen als auch dem operativen Bereich entwickelt. Das rheumatische Fieber beispielsweise läßt sich durch Antibiotika, die Gicht durch entsprechende Ernährung und besondere Medikamente beherrschen. Die Wissenschaft arbeitet weltweit ohne Unterbrechung an der Beantwortung der noch offenstehenden Fragen. Fassen wir in diesem Kapitel noch einmal zusammen, was Sie als verantwortungsbewußter Patient selbst beachten und tun können und müssen:
Wie können Sie überhaupt erkennen, ob Sie eine Arthritis oder eine Arthrose, eine entzündliche oder verschleißbedingte Wirbelsäulenkrankheit haben? Die Unterscheidung ist manchmal schwierig: Die Fingerpolyarthrose (Seite 53) z.B. zeigt zu Beginn schmerzende, an den Fingerendgelenken akut aufschießende, manchmal rote Knötchen. Man könnte diese Arthrose also zunächst durchaus für eine Arthritis halten. Noch einmal ganz kurz zur Erinnerung die Möglichkeiten, *eine Arthritis(-itis bedeutet Entzündung) von der Arthrose(-ose ist die Endsilbe für verschleißbedingte Veränderungen)* zu unterscheiden: In der Regel beginnen entzündliche Gelenkerkrankungen abrupt, selten schleichend. Die Gelenke sind rot, geschwollen, warm und sehr berührungsempfindlich. Die Schwellungen sind weich, der Gelenkschmerz bleibt örtlich begrenzt. Neben Ruhe- und Bewegungsschmerzen können auch langdauernde morgendliche Steifheit und Bewegungseinschränkung der Gelenke nach dem Erwachen bestehen. Die Gelenke brauchen dann eine gewisse Zeit, bis sie «wieder in Gang kommen». Im Gegensatz dazu beginnen Arthrosen (oft bleiben röntgenologisch festgestellte Arthrosen sogar ohne Symptome) meist schleichend. Typisch für die Arthrose sind Anlauf- und Belastungsschmerz. Im Gegensatz zu den entzündlichen morgendlichen Gelenkschmerzen und der Steifheit dauert der Anlaufschmerz selten länger als 15 Minuten.
Einfacher ist die *Unterscheidung zwischen einem Bandscheibenvorfall,* der nicht selten nach einem bestimmten Ereignis (Heben eines Gewichts in bestimmter Haltung) akut eintritt und rasende ausstrahlende Schmerzen verursacht, vom meist *schleichend beginnenden Morbus Bechterew,* der zu Schmerzen der tiefen Lendenwirbelsäule führt und wechselseitig in ein oder beide

Beine bis hin zur Kniekehle ausstrahlt. Frühmorgens – etwa ab 4 Uhr – sind die Schmerzen am schlimmsten.

Wenn Sie auch in eigener Verantwortung sehr viel für sich selbst tun können, müssen Sie sich doch immer wieder fragen, wann der Zeitpunkt für den Arztbesuch gekommen ist. Die Zeit ist da, wenn Sie Ihre vielleicht schon länger andauernde Krankheit noch nicht einordnen können, wenn sie Sie verunsichert, in Angst und Unruhe versetzt – am besten natürlich, noch ehe die Zeichen einer schweren Erkrankung mit deutlicher Funktionseinbuße eines Gelenks und Schwellung, Schmerz oder sogar Fieber aufgetreten sind. Haben Sie sich zur Behandlung entschlossen, dann sollten Sie wirklich eng mit Ihrem Arzt zusammenarbeiten:

Suchen Sie ihn regelmäßig auf und besprechen Sie alle Veränderungen, die Ihnen vielleicht Sorgen machen, vertrauensvoll mit ihm.

Das tägliche Gelenk- und Wirbelsäulentraining

Bleiben Sie in Bewegung, lassen Sie Ihren Körper nicht brachliegen. Sie wissen doch, wie wichtig Gymnastik für die Ernährung des Knorpels und des Knochens ist (Seiten 7, 8) und daß Muskel und Bänder trainiert werden müssen. Diese *tägliche Bewegungstherapie* fördert zusätzlich die Disziplin und das Selbstbewußtsein, das gerade der kranke Mensch sehr braucht. Außerdem wird der Körper weniger gegen Verletzungen anfällig. Die täglich durchgeführte Gymnastik schafft auch ein Muskelkorsett, das der allgemeinen Festigkeit und Funktion des Bewegungsapparats dient. Zwar erklären zum Beispiel oft Hausfrauen, daß sie sich doch schon 8–10 Stunden täglich bewegen. Aber: «Bewegen ist nicht gleich Gymnastik, und Bewegungsabläufe während der täglichen Arbeit zu Hause oder am Arbeitsplatz können schon bestehende Neigungen zur Deformation oder Gelenkabweichung sogar fördern.» Bedenken Sie bitte auch dies: Sie schonen natürlich kran-

ke Gelenke in der Routine des Alltags oft bewußt, noch häufiger aber unbewußt aus Angst vor Schmerzen; so kommt es zu falschen Bewegungsabläufen, zu Fehlhaltungen und damit zu rascherem Krankheitsverlauf. Bevor Sie mit Ihrer Gymnastik wirklich richtig beginnen, ein wichtiger Hinweis:

Was für eine Arthrose vorteilhaft ist, kann für die Arthritis nachteilig sein! Was für ein radikuläres Wirbelsäulensyndrom positiv wirkt, kann im Rahmen des Morbus Bechterew schaden.

Voneinander verschiedene Arthritiden und entzündliche Wirbelsäulenerkrankungen in ihren unterschiedlichen Stadien erfordern unterschiedliche Übungen, die gezielt eingesetzt werden müssen (Seiten 85–105). *Deshalb muß immer der Arzt die Auswahl der Übungen treffen!* In den frühen Stadien der Gelenkentzündungen können für fast alle Erkrankungen gleiche «Bewegungsmuster» verwendet werden. Das Gymnastikprogramm muß dagegen umso individueller zusammengestellt werden, je stärker die Krankheit bereits die Gelenke verändert hat.

Für verschiedene Wirbelsäulenerkrankungen – siehe wieder das Beispiel «Bandscheibenvorfall/Morbus Bechterew» – unterscheiden sich dagegen die Gymnastikprogramme von Anfang an stark. Die Mehrzahl der Arthrosen wiederum läßt sich – obwohl auch hier der Krankheitsverlauf zu berücksichtigen ist – krankengymnastisch einheitlich behandeln.

Die Erfahrung zeigt, daß der Patient krankengymnastische Übungen nicht ausschließlich aus Merkblättern oder von Tonbändern erlernen kann. Außerdem hat sich erwiesen, daß einmalige Anleitungen, ja sogar Übungsprogramme mit einem Umfang von 2 bis 3 Wochen, nicht ausreichen, langzeitige Erfolge durch Gymnastik zu gewährleisten. So sollten Sie nach der Entlassung aus dem Krankenhaus, in dem Sie auch krankengymnastisch behandelt wurden, *in bestimmten Abständen Prüfung und neue Anleitung für Ihre Gymnastik bei einer*

Krankengymnastin suchen und erhalten.
Die Fragen, die Sie für Ihre tägliche Gymnastik daheim stellen müssen, lauten:

- Wann soll ich Gymnastik machen?
- Welche Gymnastik soll ich durchführen?
- Wieviel Gymnastik ist für mich richtig?

Die Frage nach dem *Zeitpunkt* ist oft vom augenblicklichen Zustand der Krankheit abhängig. So wird der Arzt in *hochaktiven Stadien einer entzündlichen Gelenk- oder Wirbelsäulenerkrankung* nur Übungen zum passiven Durchbewegen empfehlen, die jedoch nicht über den beginnenden Schmerz bei der Bewegung hinausführen dürfen. Ein *Bandscheibenvorfall* fordert immer möglichst schmerzfreie Lagerung und absolute Ruhigstellung. Je weniger akut und chronisch die Krankheit ist, umso stärker, also häufiger, muß die aktive Bewegungstherapie einsetzen. Eine Ausnahme erlaubt lediglich die Gicht. Alle anderen Gelenkkranken sollten sich täglich in einem vom Arzt empfohlenen und von der Krankengymnastik vermittelten Ausmaß bewegen. Es ist einleuchtend, daß die Gymnastik *nicht «aus der Kälte heraus»* begonnen werden soll. Die günstigste Voraussetzung für Muskeln und Bänder schafft Wärme (zum Beispiel unmittelbar nach dem Aufstehen morgens aus dem Bett). Gymnastik läßt sich auch gut an ein warmes Bad anschließen.

Die Frage *nach der Art der Gymnastik* kann das Team Arzt/Krankengymnast nur ganz individuell für Ihren Fall beantworten. Wir haben Ihnen eine Auswahl typischer Übungen für die einzelnen Gelenk- und Wirbelsäulenkrankheiten zusammengestellt (Seiten 85–105). Wenn Sie z. B. unter Hüft- oder Kniearthrose leiden, sollten Sie sich kraftsparend bewegen, wenig gehen und kurze Schritte machen. Längeres Stehen und Gehen auf hartem Untergrund wirkt schmerzauslösend. Dreh- und Spreizbewegungen sind zu vermeiden.

Das Problem *«wieviel Gymnastik?»* ist nicht einfach zu lösen. Es gilt der Satz vom gesunden Wechsel zwischen Ruhe und Bewegung. Selbstverständlich darf die Aufforderung zur täglichen Gymnastik nicht gleich als Aufforderung zum Sport mißverstanden werden. Auch hier gilt (Seite 145), daß extremes Verhalten nur schadet. Wieviel sollen und dürfen Sie also üben? Wir empfehlen, mit den Übungen langsam zu beginnen und sie bis zu einem Umfang zu steigern, den Sie für sich als noch erträglich empfinden. Starke Schmerzen und deutliche Ermüdung sind nicht zu überhörende Signale und müssen Ruhepausen einleiten: Sie zu ignorieren, kann die Erkrankung – ein gutes Beispiel ist eine Muskelzerrung – verschlimmern. Schmerz ist allerdings nicht gleich Schmerz; gewisse Schmerzen gehören nun einmal als untrennbare Begleiter zu vielen rheumatischen Gelenk- und Wirbelsäulenerkrankungen. Ihr Arzt wird sich bemühen, sie zu bekämpfen. Das ist von großer Bedeutung für Ihre tägliche Lebensqualität, Ihr Lebensgefühl und auch für die so notwendige Bewegungsfreiheit bei der Bewegungstherapie. Neben Medikamenten (Seiten 73–81), den wesentlichen Mitteln der Schmerzbekämpfung, und operativen Möglichkeiten (Seiten 111–115) können Sie selbst auch einfache Mittel zur Schmerzlinderung einsetzen, so zum Beispiel Wärme (als Wickel) oder Kälte (als Eisbeutel) (Seiten 106–110).

Ruhe oder Bewegung?

Die Frage, wann Sie Ihre *chronische Polyarthritis* absolut ruhigstellen sollen, ist schwierig zu beantworten. Schmerzen des chronischen Polyarthritikers bessern sich meist unter Ruhe. Auch hält oft schon die nur geringe Bewegungsarbeit die aktive Entzündung in einem Gelenk wach. Nach der Bettruhe lassen Gelenkschwellungen und -schmerzen häufig nach, das Gelenk erhält einen besseren Bewegungsspielraum.

Schwellungsrückgang, Schmerzlinderung, Erhaltung einer korrekten Stellung des Gelenks sind also positive Argumente für die Bettruhe während einer chronischen Polyarthritis.

Tab. 8: Todsünden, die die chronische Polyarthritis begünstigen

1. Resignieren
2. Erkrankte Gelenke nicht ausreichend strecken (z. B. Kissen unter dem Kniegelenk)
3. Keine oder die falsche Bewegungstherapie durchführen
4. Die Gelenke extrem überbelasten
5. Mit täglichen, falschen Bewegungsabläufen der c. P. entgegenkommen

Dem stehen natürlich die Argumente des «In Bewegung bleiben» gegenüber. Wir wissen ja: Ruhe fördert die Versteifung, Muskulatur und Knochen werden schwächer und bilden sich zurück.

Bettruhe kann demoralisierend wirken und Depressionen auslösen – gerade wegen der erzwungenen Untätigkeit. Deshalb muß zwischen Bettruhe und Bewegung genau abgewogen werden. Viele chronische Polyarthritikerinnen sind in den täglichen Erziehungs- und Lebensstreß eingespannte Hausfrauen. Das Pflichtgefühl einer Hausfrau ignoriert sehr häufig, daß sich Gelenkschmerzen durch Überanstrengungen verstärken können. Letztlich erkennt nur der oder die Kranke selbst, welches Maß an Aktivität die Schmerzen unnötig verstärkt, also zuviel ist (Tab. 8).

Der *Arthrotiker* muß sich bemühen, die Funktion seiner Gelenke möglichst zu erhalten. Von strikter Ruhigstellung ist also abzuraten: Er sollte alle Gelenke wenigstens ein- bis zweimal pro Tag voll durchbewegen. *Aktivierte Arthrosen* dagegen verlangen in akuten Schmerzphasen vielleicht eine zumindest *teilweise Ruhe*.

Mobilisierung, nicht Ruhe, ist der Schlüssel zur Behandlung des Morbus Bechterew. Es gibt einige wenige Ausnahmen:
– wenn die *obere Halswirbelsäule* miterkrankt ist,
– wenn eine Bandscheibe und die angrenzenden Wirbelkörper entzündlich verändert sind *(Spondylodiszitis)*,
– wenn die Wirbelsäule hochgradig entkalkt ist *(Osteoporose)*.

Der Patient mit einem *Reiter-Syndrom* (Seite 43), das anfangs häufig sehr heftige Schmerzen vor allem in den gewichttragenden Gelenken (Knie-, Sprung- und Zehengelenken) verursacht, braucht oft zur Ent-lastung die Bettruhe. Gewichttragende Gelenke sind in diesen Phasen zu sehr belastet. Beendet sich die akute Phase von selbst oder wird sie durch Medikamente abgekürzt, kann der Patient die Gelenke nach und nach mobilisieren.

Akute Schmerzzustände der Hals- oder Lendenwirbelsäule erfordern nicht selten absolute Ruhe. *Bandscheibenvorfälle* zwingen immer zur speziellen Lagerung in Ruhe, die durch die Entspannung der Muskulatur zum einen die Linderung der Schmerzen, zum anderen eine Normalisierung der geweblichen Situation fördern soll.

«Gesund leben – richtig ernähren»

Durch eine vernünftige und gesunde Lebensführung können Sie zwar meist Ihrem «Rheuma» nicht vorbeugen oder es heilen – das hat sich in der klinischen Erfahrung gezeigt –, aber Sie verbessern Ihre allgemeinen Chancen im Kampf gegen die Krankheit. Die richtige Ernährung gehört untrennbar zum gesunden Lebensstil. Wir leben in einer Zeit der «alternativen Ernährungslehren», denen die Angst vor künstlichen Produkten, Naturzerstörung und -entfremdung gemein ist. Schlagworte dieser Thesen sind «gesund» und *biologisch*». Es ist aber zumindest fraglich, ob es einen unbiologischen Anbau gibt und – was gesunde Ernährung eigentlich bedeutet. Die folgenden Ausführungen sind einem Buch von Glatzel (1984) entnommen:

«Wissenschaftlich orientierte, vergleichende Bestimmungen des Eiweißgehalts von zwei Weizensorten ergaben bei konventionellem und alternativem Anbau keine wichtigen Unterschiede. Auch der Vergleich der mineralisch und der biologisch-dynamisch gedüngten Gemüse hat in langjährigen experimentellen Untersuchungen keine gesicherten Unterschiede hinsichtlich des Nährstoffgehalts erkennen lassen. Intensive Untersuchungen haben keine nennenswerten Unterschiede im Gehalt an Schadstoffen gezeigt. Der einzige Unterschied zwischen biologischen und handelsüblichen Produkten ist der Preis. Außer Frage steht, daß im biologischen Landbau die Erträge geringer als im konventionellen sind. Dagegen lassen sich im Nährstoffgehalt, im Ausmaß des Gehalts an Verunreinigungen und Schadstoffen und ihren Einflüssen auf den tierischen und menschlichen Organismus keine Unterschiede erkennen.

Erfahrungsgemäß kommt eine alte Lehre immer dann wieder an die Oberfläche, wenn die Generation derjenigen, die sie als irrig erkannt haben, abgelöst worden ist durch die nächste Generation, die vom Vergangenem nichts mehr weiß. In der einen Lehre sind Vollkornbrot und angekeimte Getreidekörner unerläßlich für jeden, der gesund bleiben und werden will – in der anderen sind es die basischen Nährstoffe, Vitamine aller Art und Menge, Seefisch und Ölsardinen, Molke, altbackene Brötchen, brauner Zucker und vielerlei Produkte mit der Vorsilbe bio- oder natur-.

Makrobiotische Kost ist in ihren Endstufen eine Mangelkost. Es fehlt ihr an Wasser, hochwertigen Eiweißen, Fett, Vitamin A und Vitamin C, auch an ausreichenden Mengen anderer Vitamine und den meisten elementaren Nährstoffen.

Vegetarismus ist eine Ideologie. Der englische Begriff Vegan bezeichnet Vegetarier, die sich nicht nur rein vegetarisch ernähren, sondern auch einem besonderen Lebensstil folgen. Das Wort «vegetabilis» bedeutet pflanzlich; vegetare heißt beleben, wachsen, treiben. Es hat aber auch die Bedeutung von kümmerlich dahinleben, vegetieren. Eine Sonderform vegetarischer Kost ist die Rohkost im Sinne von Bircher-Benner. Der Gehalt an Nährstoffen der vegetarischen Kost unterscheidet sich von den landesüblichen Kostformen durch Proteinarmut und das Fehlen tierischer Proteine und Fette, durch geringen Gehalt an Eisen, Kochsalz, Vitamin B_{12}, Folsäure und Vitamin D und hohen Gehalt an unverdaulichen Nahrungsbestandteilen (alles von großem Nachteil z.B. für den chronischen Polyarthritiker). Vegetarische Kost versorgt nicht ausreichend mit Kalzium, Eisen und Vitamin D. Wie alle Anhänger von Glaubensbewegungen verhalten sich überzeugte Vegetarier wie Missionare. Sie pflegen keine Urbilder strahlender Gesundheit, Kraft und Fröhlichkeit zu sein. Ihr Ideal ist Mäßigkeit in allen Dingen, Genügsamkeit, Naturverbundenheit mehr im betrachtenden Sinn als im aktiven Einsatz. Für den Vegetarier wird die Freude am Essen wohl mehr zur Befriedigung, einer Idee radikal zu dienen, als zum naiv-sinnlichen Genuß.»

Im Bereich der rheumatischen Gelenk- und Wirbelsäulenerkrankungen haben sich verschiedene, zum Teil gegensätzliche Auffassungen über das Problem «Ernährung» gebildet, zu denen wir Stellung beziehen wollen.

Behauptung: Es gibt keine Ernährung, die rheumatischen Erkrankungen vorbeugt, sie verhindert oder heilt.

Richtig ist: Diese auch in der medizinischen Literatur verbreitete Meinung ist im Kern sicherlich richtig, in der endgültigen Aussage aber ebenso falsch wie gefährlich: Denn sie entmutigt den Gelenk- und Wirbelsäulenkranken und kann ihn deshalb sogar zum nachlässigen und schädigenden Umgang mit seiner täglichen Nahrung verleiten. Für den Patienten wie auch für den Gesunden muß es heißen: Gesund essen und kalorienbewußt leben! Niemand darf sein Normalgewicht überschreiten – besser noch, er sollte sein Idealgewicht (Normgewicht = Zentimeter über einem Meter Körpergröße in Kilogramm; Idealgewicht = Normalgewicht minus 10%) anstreben. Das bedeutet auch, daß die tägliche Nahrung ein ausgewogenes, ein gesundes Gemisch an Eiweiß, Fett und Kohlenhydraten enthalten soll.

Behauptung: Es gibt spezielle Diätformen gegen Gelenkerkrankungen oder Wirbelsäulenkrankheiten, die auch vorbeugend wirksam sind.

Richtig ist: Es gibt keine speziellen Diätformen gegen bestehende Arthritiden und Arthrosen, degenerative oder entzündliche Wirbelsäulenerkrankungen – erst recht auch keine vorbeugenden. Dafür fehlen alle medizinisch-wissenschaftlichen Beweise. Auch die Vorschläge, zu Beginn eines arthritischen Schubs zu fasten oder eine Rohkostdiät einzuhalten (beides kann in Einzelfällen eine Erleichterung verschaffen, die aber nicht anhält), sind noch zu wenig durch eindeutige Erfolge untermauert, als daß sie sich in eine ernsthafte Behandlung einbauen ließen. Das gilt auch für die zuckerfreie Ernährung des Gelenk- und Wirbelsäulenkranken. Außerdem: Wie würde wohl ein im vollen schmerzhaften Schub leidender chronischer Polyarthritiker auf die Aufforderung des Arztes zur dreiwöchigen strengen Rohkost reagieren?

Umgekehrt zeigt die tägliche Erfahrung, daß Gelenkkranke allgemein vor dem Ausbruch ihrer Krankheit ganz normal gegessen hatten. Kaum ein Patient hatte vorher eine bestimmte Art der Nahrung, der man vielleicht den Ausbruch der Krankheit hätte in die «Schuhe schieben können», bevorzugt.

Richtig ist: Diese Behauptung trifft zu. Übergewicht hat eine negative Doppelwirkung: einmal die mechanisch-belastende, zum anderen die metabolische, also die den Stoffwechsel beeinflussende. Zum Beispiel vermindert die Zuckerkrankheit den Stoffwechsel im Knorpel und begünstigt damit die Arthrose. Übergewicht wird nahezu immer durch unseren Essensstil verursacht und gefördert. Nehmen wir ein Beispiel: Ein 1,80 Meter großer Mensch sollte sein Idealgewicht von etwa 72 kg nicht überschreiten. Trägt er jahrelang ein Gewicht von 102 kg (das ist nicht selten, wie Statistiken beweisen), dann bedeutet das ein Übergewicht von 30 kg. Seit Jahren schleppt er also Tag für Tag – und freiwillig – je zwei 15 kg schwere Koffer mit sich herum, ohne sie jemals absetzen zu können! Stellen Sie sich vor, was dieses Gewicht an Mehrbelastung für gewichttragende Gelenke (Knie-, Sprung-, Hüftgelenke) oder die (fehlgehaltene, verschleißende) Wirbelsäule mit sich bringt, wieviel ein Herz für diese 30 kg mehr arbeiten muß, wenn dieser Mensch auch nur eine kleine Treppe hinaufsteigt. Ohne die Verminderung des Gewichts durch Reduktionskost geht es einfach nicht!

Behauptung: Gicht kann mit Diät behandelt werden.

Richtig ist: Die Gicht als Stoffwechselkrankheit läßt sich tatsächlich durch eine gezielte Diät günstig beeinflussen: purinfreie oder zumindest purinarme Kost (Seiten 26, 27). Die Aufforderung zur Gewichtsabnahme gilt auch hier, auch ist Alkohol zu meiden. Jedoch scheint es an der Zeit, mit einigen diätetischen Vorurteilen aufzuräumen: Der Gichtkranke kann kohlensäurehaltiges Wasser trinken; er darf auch Tomaten essen. Der Puringehalt von hellem und rotem Fleisch unterscheidet sich nicht wesentlich. Patienten fragen auch immer wieder nach dem Unterschied zwischen Weiß- und Rotwein: Hier entscheiden Alkohol – und Kaloriengehalt. Kaffee, Tee und Kakao sowie Schokolade sind dem Gichtkranken nicht verboten; die darin enthaltenen Purine werden nicht zur Harnsäure abgebaut. Denken Sie bei Kakao und Schokolade allerdings an den Kaloriengehalt. Der Gichtkranke sollte viel trinken (täglich etwa 2 Liter Flüssigkeit). Diese täglich die Niere durchfließende Menge hilft dem Körper, die Harnsäure besser auszuschleusen.

Wetterfühligkeit? Richtige Kleidung?

Der Arzt erlebt jeden Tag, daß Gelenk- und Wirbelsäulenkranke, gleichgültig ob Arthritiker oder Arthrotiker, über besondere *Wetterfühligkeit* klagen – ein heranziehendes Tiefdrucksystem verschlimmert die Schmerzen und die Steifheit. Es ist jedoch wissenschaftlich gesichert, daß das Wetter weder ursächlich noch auslösend Gelenkkrankheiten verursacht. Im Gegensatz dazu reagiert der die Muskeln, Bänder und Sehnen angreifende Weichteilrheumatismus tatsächlich auf das Wetter und seine Schwankungen (z. B. chronische Unterkühlung).

Warme Kleidung (eine «Wärmepackung») kann bei degenerativen Gelenk- und Wirbelsäulenerkrankungen und beim sogenannten Weichteilrheumatismus (z. B. bei der Periarthropathia humeroscapularis) die medikamentöse und physikalische Behandlung wirksam unterstützen. Warme Kleidung ist auch ungefährlich und problemlos. Was sollen Sie nun anziehen?

Das *Gewebe* muß *folgende Eigenschaften* haben: *Wärmespeicherung* – es muß bei niedriger Umgebungstemperatur Wärme garantieren, ohne bei steigenden Temperaturen die Wärme übermäßig zu stauen –

Luftdurchlässigkeit – Saugkraft zur Aufnahme des Schweißes. Eine generelle Empfehlung für Naturfasern (Wolle, Seide, Baumwolle, Leinen) oder gegen Kunstfasern (Nylon) ist nicht möglich. Nylon kann zwar nicht Wärme speichern und saugt keinen Schweiß auf, dafür können Bakterien und Schimmelpilze hier nicht wachsen. Im Winter Wolle (Wärmespeicher, gute Abdunstung von Feuchtigkeit), im Sommer Baumwolle – das kann Ihnen der Arzt empfehlen. Feuchtigkeit und Durchzug in Wohnung und Haus (auch im Auto) sowie schnelle Temperaturwechsel wirken ungünstig auf schon vorhandene Gelenk- und Wirbelsäulenerkrankungen.

Am Beispiel der *Fingerpolyarthrose* wird offenbar, daß die Kleidung des Patienten durchaus einen – wenn auch kleinen – Einfluß auf Zustand und Verlauf der Erkrankung ausüben kann. Patienten mit Fingerpolyarthrose sollten im Winter immer mit *Handschuhen* ins Freie gehen. Sie sollten übrigens ihre Hände auch nie in allzu kaltes Wasser tauchen, denn sowohl kalte Luft als auch kaltes Wasser verursachen Schmerzen.

Dem *chronischen Polyarthritiker* mit entzündeten Zehengrundgelenken sind *weiche, weite und flache Schuhe,* die die Zehen seitlich nicht drücken, zu empfehlen. Er muß enge und spitze Schuhe, aber auch enge Socken vermeiden.

Sport und Krankheit

Häufig verbietet der Arzt dem «Rheumatiker» Sport allgemein, zumindest aber gewisse Sportarten. Selbstverständlich darf der Patient in *floriden Phasen* mancher *Gelenk- oder Wirbelsäulenentzündungen,* aber auch in *mechanisch akuten Situationen* (Bandscheibenvorfall) für eine bestimmte Zeit überhaupt nicht Sport treiben. Sport hat andererseits – und das muß der Arzt immer bedenken – eine wichtige, entspannende und positive sozialpsychologische Bedeutung: Man denke an das Ehepaar oder die ganze Familie, die gemeinsam einen Sport betreiben.

Ganz allgemein lassen sich *Ausdauersportarten,* die keine akuten Spitzenleistungen von Herz und Kreislauf oder vom Bewegungsapparat verlangen, *empfehlen:* Skilanglauf, Wandern oder Langstreckenlauf. Auch ist Sport für viele Krankheiten des Bewegungsapparats vorteilhaft, solange er nicht als Leistungssport verstanden wird und erkrankte Gelenke oder Wirbelsäulenabschnitte falsch oder überbeansprucht. Grundsätzlich ist Sport nicht mit Krankengymnastik gleichzusetzen! Sport ist schon allein deshalb empfehlenswert, da der Patient über eine Sportart leichter und freudiger «in Bewegung kommt» und im Gegensatz zur täglich verordneten, meist strengen Krankengymnastik den «inneren Schweinehund» leichter überwindet.

Wie beschrieben (Seiten 23, 41, 42) verlangt jede der einzelnen Krankheiten ihre ganz besondere Strategie. Vielen Sportarten andererseits sind spezielle Techniken eigen, die die Behandlung entweder geradezu unterstützen oder aber ihr entgegenwirken. Vor jedem Sport müssen Sie sich fragen:

- Verschlechtert meine Sportart die Krankheit oder arbeitet sie gegen ihren Verlauf?
- Welche Gelenke, welche Wirbelsäulenabschnitte werden bei welcher Sportart wie gebraucht?
- Wie krank/gesund sind meine Gelenke bzw. Wirbelsäule? In welchem Zustand befinden sie sich gerade?
- Wie technisch gut bzw. schlecht beherrsche ich meinen Sport?
  Es gibt Sportarten, in denen sich die für die Krankheit positiven und negativen Bewegungselemente die Waage halten (z.B. Tennis beim Morbus Bechterew; siehe Seite 147). Dann spielt das eigene technische Können eine große Rolle.
- Darf für den Kranken Sport Leistungssport sein? (Antwort: nein!)

Sport und chronische Polyarthritis

Für einen chronischen Polyarthritiker wird es nie eine allgemeine Empfehlung oder

Ablehnung der einen oder anderen Sportart geben können. *Ausschlaggebend sind die jeweils angegriffenen Gelenke und das Stadium Ihrer Erkrankung.*

Tischtennis zum Beispiel: Das Rückhandschmettern führt zu einer Abweichung der langen Finger und auch der Handgelenke hin zur Seite der Elle – und arbeitet damit der Krankheit direkt in die Hände. Für kranke Hüft- oder Kniegelenke bedeutet *Bergwandern* beim Bergaufgehen eine Überlastung der Hüften, beim Bergabgehen der Kniegelenke. Auch das *alpine Skifahren* belastet in der Regel alle gewichttragenden Gelenke und wirkt deshalb ungünstig. *Tennis* hält zwar den ganzen Körper in Bewegung – die den Schläger umfassende Hand wird aber durch den Haltegriff belastet und überstreckt. Das bedeutet für entzündete und deshalb labile Hand- und angrenzende Gelenke zusätzlich ungünstige Druckverhältnisse.

Sind die Gelenke der Arme frei, ist Kegeln und Segeln zu empfehlen. Bei leichterem Befall und frühem Stadium sind *Radfahren* (ohne Widerstand), vielleicht auch *Tennis* (nur auf weichem Sandboden) und *Reiten* möglich. Sind die *gewichttragenden Gelenke gesund*, so eignen sich *Wandern* und *Bergwandern, Jogging* und *Skilanglauf* als Sportarten. *Ohne jede Einschränkung läßt sich Schwimmen empfehlen.*

Nie sollte ein chronischer Polyarthritiker *Ballspiele*, also in aller Regel *Kampfsportarten*, ausüben (z. B. Fußball, Hockey, Squash, Federball). Auch *Surfen* ist meist bereits in frühen Stadien ungünstig und nicht möglich.

Sport und Morbus Bechterew

Gerade für den Morbus Bechterew ist Sport von besonderer Bedeutung. Immerwährende Krankengymnastik ist ja auch die beste Therapie. *Am besten sollte eine Sportart in diese lebenslangen Bewegungsübungen eingegliedert werden.* Ebenso wie bei der c.P. oder anderen Erkrankungen des Bewegungsapparats gilt allerdings auch hier, daß Sport nie Leistungssport werden

darf. Außerdem sind grundsätzlich *Sportarten zu vermeiden, die mit stärkeren Erschütterungen oder ruckartigen Bewegungen einhergehen, die die Verkrümmung (Kyphose) der Brustwirbelsäule fördern oder den vorderen Brustmuskel (M. pectoralis) verkürzend beanspruchen.*

Der *Skilanglauf* mit seinen gleitenden und geschmeidigen Bewegungen ist für den Bechterew-Patienten besonders geeignet. Er dehnt und streckt nicht nur und trainiert die gesamte Muskulatur; Skilanglauf richtet auch die Brustwirbelsäule auf und verstärkt die Krümmung der Lendenwirbelsäule. Die gängige Technik ist der Diagonalgang. Eine etwas anspruchsvollere Technik ist der sogenannte Einschritt, bei dem die Hüftgelenksstrecker die größte Arbeit leisten müssen (Vorsicht: Knie-, Hüftgelenke). Zu zusätzlichen Übungen können die Skistöcke eingesetzt werden, die im Ausfall, beim Diagonalgang oder im Stehen, über den Nacken gelegt, als verlängerter Hebelarm eingesetzt werden und so die Rotation der Wirbelsäule fördern (Abb. 103, Abb. 104).

Sehr günstig ist auch *Schwimmen. Rückenschwimmen ist dem Brustschwimmen vorzuziehen,* da der Brustmuskel während des Rückenschwimmens mehr gedehnt wird, während er beim Brustschwimmen zum Heranziehen der Arme zusammengezogen werden muß. Auch belastet das Brustschwimmen die Halswirbelsäule verstärkt. Kraulen ist zu vermeiden, da es die Kyphosierung der Brustwirbelsäule steigert und die Verkürzung der Pectoralismuskulatur fördert. Zwei wichtige Hinweise zum Schwimmen: Die *Wassertemperatur* spielt bei verschiedenen Krankheiten eine Rolle (höher als 30°C) – und Herumstehen in nassem Badezeug ist immer ungünstig (Muskulatur).

Therapeutisch sehr wertvoll ist auch das *Volleyballspiel.* Bei diesem Spiel wird der Ball in Streckstellung der Wirbelsäule mit gestreckten Armen über das Netz geschlagen. Daneben wird auch die Atemmuskulatur geschult.

Wald- und Streckenläufe sind wegen des guten Atemtrainings vorteilhaft. Wesent-

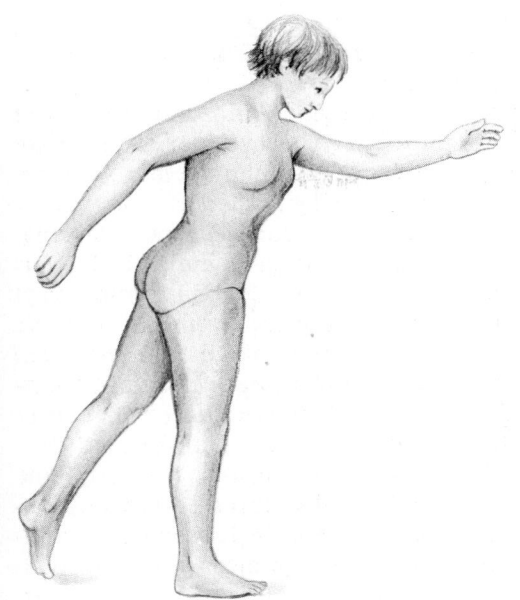

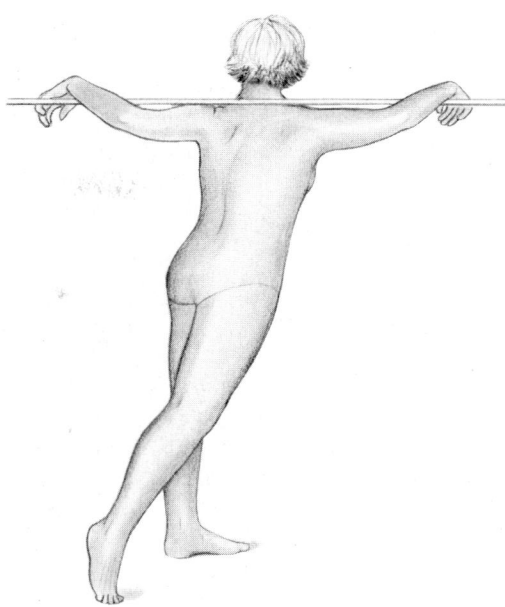

Abb. 103: **Bechterewsche Krankheit: Skilanglauf.**
Beim Diagonalschritt werden betroffene Muskelpartien regelmäßig gedehnt und gestreckt.

Abb. 104: **Bechterewsche Krankheit: Skilanglauf.**
Einsatz des Skistocks zur Übung der Drehbewegung der Lendenwirbelsäule.

lich ist, daß der Patient *ausschließlich in gepolsterten Schuhen und auf weichen Böden* läuft.

Bedingt empfehlenswert ist *Tennis*. Der Patient mit beginnendem Bechterew, noch ohne Wirbelsäulenbeteiligung, kann auf Sandplätzen (!) Tennis spielen. Gerade hier wird deutlich, wie wichtig die Technik eines Sports für eine bestimmte Krankheit sein kann: So holt der richtige Rückhandschlag weit hinter dem Körper aus und ist damit zunächst – die den Tennisarm führenden Brustmuskeln werden zusammengezogen – schädlich. Wird der Rückhandschlag technisch sauber voll durchgezogen, hebt die Dehnung des Brustmuskels den ungünstigen Beginn der gesamten Bewegung auf. Hört die Schlagbewegung dagegen schon etwa in der Mitte auf, bleibt lediglich der Negativanteil dieses Bewegungsablaufs (Abb. 105). Auch muß der Schläger zwischendurch immer wieder

möglichst lose gehalten werden (sonst: Verkrampfung der Muskulatur).

Rudern, Paddeln und *Wasserski* bewegen zwar die Wirbelsäule gut, fördern aber die Krümmung der Brustwirbelsäule und das Nachvornegezogenwerden des Schultergürtels. Zudem begünstigen sie – wie auch das *Reiten* – das beugende Zusammenziehen der Hüftgelenke und sind deshalb schädlich.

Wirbelsäule und Sport

Der *Brustschwimmer* muß die Halswirbelsäule überstrecken und belastet damit eine erkrankte Halswirbelsäule; *Rückenschwimmen* ist deshalb besser. Kopfsprünge verstärken die Krümmung der Lendenwirbelsäule und sind deshalb verboten. Der Patient muß während des *Golfspielens* die Wirbelsäule drehen: Gerade solche Dreh-

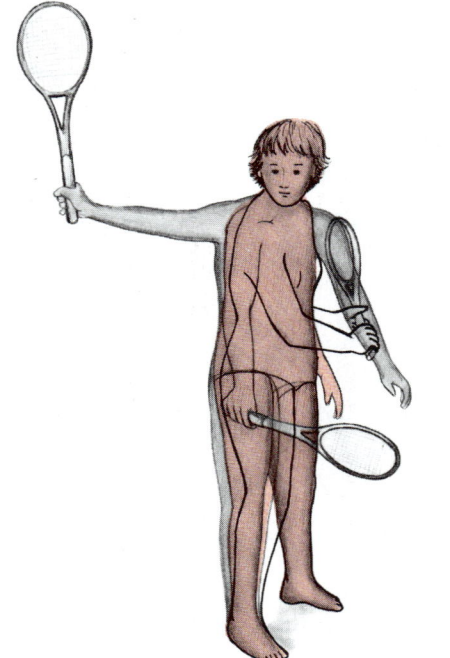

Abb. 105: **Bechterewsche Krankheit: Tennisspielen.**
Beim Rückhandschlag wird die Brustmuskulatur der Seite, die den Schläger führt, verkürzt: Das fördert «die Bechterewsche Strategie». Bei falscher oder nicht ausreichender Technik bleibt der Schläger etwa in der Mitte des gesamten Bewegungsausschlags stehen – die negative Komponente dadurch erhalten. Richtig ist es, den Schläger beim Rückhandschlag ganz nach vorne durchzuführen und dadurch die Brustmuskulatur zu dehnen. Durch richtige Technik gleichen sich Negativ- und Positivanteile dieses Bewegungsablaufs beim Bechterew aus.

bewegungen verursachen häufig Schmerzen. So verbieten Bandscheibenschäden oft *Tennis* oder *Golfspielen*. Bei Bandscheibenschäden und nach Bandscheibenoperationen gibt es besondere strategische Empfehlungen, die die Bewegungsabläufe des ganzen Tags regeln. Sie lassen sich sinngemäß für alle Sportarten anwenden.

Sport und Arthrose – Arthrose und Sport; Hüft- und Kniegelenksarthrosen

Ständig wechselnde Anforderungen regen den Knorpelstoffwechsel der Gelenke an und wirken der Entstehung einer Arthrose eher entgegen. Typisches Beispiel dafür sind Knie- und Sprunggelenke von Langstreckenläufern, die im Lauf ihres Lebens ungefähr an die 200 000 km zurückgelegt haben. *Natürlich können in Gelenken, die durch Sport extrem hohen statischen und dynamischen Belastungen ausgesetzt werden, vorzeitig Arthrosen entstehen*: Turner und Ruderer, Ringer, Judoka und Gewichtheber entwickeln oft frühzeitig eine Schultereckgelenksarthrose. Auch Gelenkverletzungen, die in technischen Disziplinen und Kampfsportarten wie Ballspielsportarten mit hartem Körperkontakt entstehen können, verursachen Arthrose. Frühzeitige Arthrosen der Wirbelsäule entwickeln sich bei Gewichthebern, Turnern, Speerwerfern oder auch bei Trampolinsportlern. Hochspringer, Fußball-, Basketball- und Handballspieler leiden nicht selten unter frühzeitigen Arthrosen der oberen und unteren Sprunggelenke.

Eine oft gestellte Frage lautet: «*Kann ich trotz meiner Arthrose den gewohnten Sport fortsetzen oder kann ich eine neue Sportart, die der verminderten Funktion meiner Gelenke entspricht, erlernen?* Grundsätzlich gilt, daß auch der arthrotisch veränderte Gelenkknorpel durch Diffusion (= durch Bewegung hineinpressen) ernährt wird und deshalb Bewegung (Sport) auch den Knorpelstoffwechsel des Arthrotikers anregt. Man kann daher diese Frage durchaus positiv beantworten. Allerdings sind zwei große Gruppen zu unterscheiden:

– die *Arthrotiker, die seit ihrer Jugend eine Sportart betreiben* und deren Bewegungsabläufe *«fast im Schlaf» beherrschen,* und

– *die, die eine Sportart neu erlernen wollen.*

Die erste Gruppe läßt sich meist nicht von ihrem Sport abbringen, auch wenn medizinische Gründe dagegensprechen. Für die

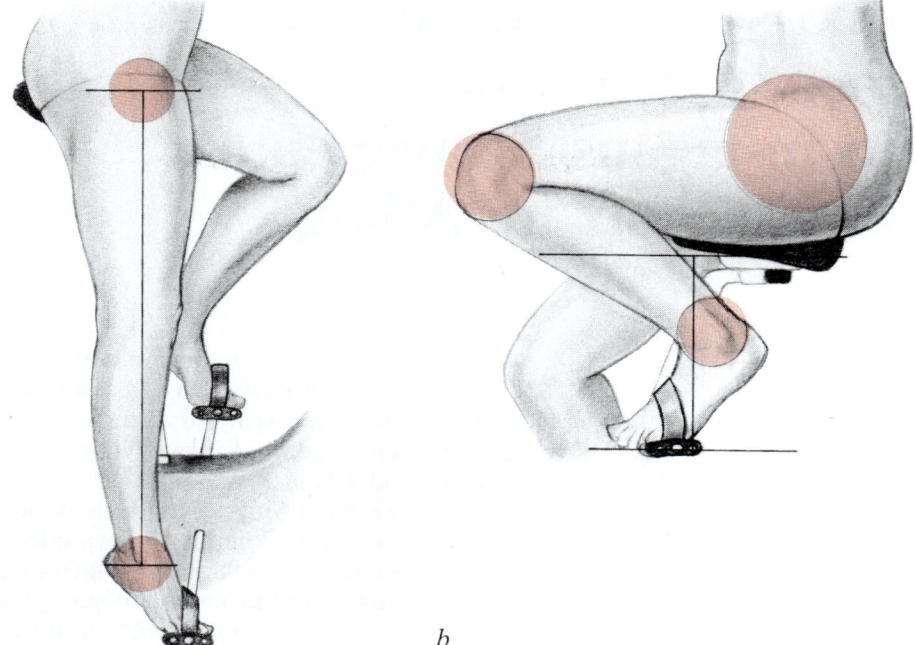

a   b

Abb. 106a, b: **Radfahren.**
a) Maximale Streckung von Hüft- und Sprunggelenken (orange Kreise) sind möglich.
b) Hüft-, Knie- und Sprunggelenke (orange Kreise) sind bei dieser Satteleinstellung maximal gebeugt.

Gruppe, die sich zu einer neuen Sportart entschließt, gilt:

Kampfsportarten wie zum Beispiel die meisten Ballsportarten mit Gegnerkontakt sind schlecht. Ausdauersportarten belasten dagegen ein arthrotisch verändertes Gelenk und auch Herz und Kreislauf gerade richtig. Das gilt vor allem für Langstreckenlauf, Radfahren, Schwimmen, Skilanglauf sowie vielleicht Rudern und Bergsteigen.

Fußball belastet Knie- und Sprunggelenke besonders und ist deshalb für Patienten mit *Knie- und Sprunggelenksarthrosen* nicht möglich. Sportarten auf *harten Böden* (Tischtennis, auch Hartplätze im Tennis) oder mit Dreh-Beharrelementen (Squash, Hockey) sind für *Hüft- und Kniegelenksarthrosen* schmerzhaft und nicht sinnvoll! *Alpines Skifahren* (Stemmposition!) kann für Patienten mit Coxarthrosen, die die geschlossene Skitechnik nicht beherrschen, sehr früh erschwert sein.

Laufen (Joggen) auf weichen (Wald) Böden und *Schwimmen* dagegen lassen sich empfehlen. *Radfahren* in flachem Gelände – am besten ohne Widerstand (Standfahrrad im Wohnzimmer!) – ist für alle gewichttragenden Gelenke ideal: Der Sattel muß so eingestellt werden, daß sich während des Fahrens die Knie- und Sprunggelenke extrem weit nach unten bewegen müssen, um das Pedal voll durchzutreten (Abb. 106a, b).

Folgende Regeln gelten für den Patienten mit Hüftarthrose: Er soll beim Stehen und/oder Laufen *weiche Böden suchen, harte Böden meiden.* Gummisohlen und/oder Luftpolsterschuhe dämpfen die Härte so manchen Bodens. Grundsätzlich: *Bewegung ja – Belastung nein! Kurze Schritte* schonen die Hüftgelenke, *widerstandsfreies Radfahren* ist günstig.

Praktische Tips: Sitzen, liegen, heben, tragen usw. – Tagein-tagaus-Strategien; Gelenkschutz im Alltag

Allgemeines

Die *Wohnverhältnisse* sind für jeden Gelenk- und Wirbelsäulenkranken wichtig: Schädlich ist Feuchtigkeit durch feuchte Wärme oder durch Kondenswasser in der Luft. In Arbeits- und Aufenthaltsräumen sollte die Temperatur zwischen 21 und 23° liegen. In den Schlafräumen genügen 17°. Wir leben in einer Zeit der *Haltungsschäden*. Unsere heutigen bewegungsarmen Lebensgewohnheiten begünstigen natürlich die nachlässige und falsche Körperhaltung. Reihenuntersuchungen an Schulen haben gezeigt, daß leider auch immer mehr Kinder bereits Haltungsschäden erwerben.

Viele, zunächst unwesentlich erscheinende Fehler der täglichen Bewegungen – beim Sitzen, Stehen, Gehen, Liegen, Heben und Tragen – können sich addieren und dann zusammen zur Entstehung mancher Arthrosen, Weichteilrheumatismen oder Wirbelsäulenfehlhaltungen beitragen.

Hausfrauen arbeiten oft über lange Zeit stehend (zum Beispiel stundenlanges Bügeln). Das führt zur Stauung in den Beinen und zur Überbelastung der Gelenke. Sie müssen in der Küche die Höhe des Arbeitsplatzes richtig wählen (zum Beispiel sind Spülbecken häufig zu niedrig). Vielgebrauchte Gegenstände müssen in günstig erreichbarer Höhe untergebracht sein: *Ein schlechtes Beispiel ist ein auf der Erde stehender Kühlschrank*. Ein Staubsauger sollte entsprechend der Körpergröße einen entsprechend langen Stiel haben und muß wie ein Schlitten über den Boden gezogen werden können. Beim Einkauf und beim Tragen von Lasten ist es besser, das Gewicht auf beide Arme zu verteilen. Vorteilhaft ist ein eigener Einkaufswagen zum Ziehen oder Schieben.

Falsches Sitzen kann Gelenk- und Wirbelsäulenkrankheiten fördern oder gar verursachen. Wenn Sie gezwungen sind, lange zu sitzen, versuchen Sie möglichst, ab und zu aufzustehen. Ein *Ruhesessel* muß eine Rückenlehne haben, die die Lendenwirbelsäule durch einen nach vorne gewölbten «Lendenbauch» und die Brustwirbelsäule durch eine leicht nach hinten gewölbte Form unterstützt. *Während des ruhigen Sitzens sollte die Rückenmuskulatur vollständig entspannt sein*. Der Stuhl sollte vorn ca. 39–41 cm hoch sein, gut gepolstert sein (das Gesäß sollte 6–10 cm einsinken können) und eine Sitztiefe zwischen 47 und 48 cm haben. Die Sitzfläche sollte um etwa 20–24° geneigt sein, der Winkel zwischen Sitzfläche und Rückenlehne ca. 105° betragen. Die Höhe von *Arbeitssitzen* muß verstellbar sein. Sie sollen eine Sitzhöhe zwischen 27 und 30 cm unter der Tischoberkante haben (keine Schubladen unter den Arbeitstischen!) sowie auf Sitz- und Rückenlehne leicht gepolstert sein.

Wir sitzen oft und lange Zeit im *Auto*: Dort ist die Muskulatur entspannt, die Wirbelsäule erhält aber – je nach Güte des Autos – Stöße, die weder Gelenke noch Wirbelsäule noch Muskulatur auffangen können. Die Rückenlehne des Autositzes muß sich den normalen Krümmungen unserer Wirbelsäule anpassen und so eingestellt sein, daß wir uns, verkehrsgerecht handelnd, noch entspannen können. Eine härtere Sitzfläche führt zu einer besseren Stellung der Wirbelsäule. Die Oberschenkel sollen fest auf der Sitzunterlage aufliegen, die Kniegelenke in einem Winkel stehen, der eine gute und sichere Bedienung der Pedale erlaubt.

Müssen Sie im *Stehen* arbeiten, dann ist die Höhe Ihres Arbeitsplatzes wichtig. Das Stehpult kann als Ausgleich zwischen sitzender und stehender Tätigkeit dienen. Fast den ganzen Tag lang belasten wir unsere Füße – *gutes Schuhwerk* ist daher wichtig: Weiche und biegsame Schuhsohlen mit federnden Absätzen gleichen harte und unelastische Böden aus (siehe auch Seite 149). Die der Mode unterworfene Absatzhöhe spielt für die Frau eine große Rolle: Über 4 cm hohe Absätze können zu Hammerzehen und Hühneraugen führen. Die falsche Belastung der Beine erzwingt so eine Fehlstellung bzw. Fehlbelastung des Beckens und der Wirbelsäule (Rückenschmerzen!). Der hohe Absatz fördert auch das Hohlkreuz und verursacht so Rückenschmerzen.

Am besten *liegt* man auf einer mittelharten, einteiligen Matratze, die die natürliche Form der Wirbelsäule unterstützt. Ungünstig sind dagegen weiche, die Wirbelsäule zum Durchhängen einladende, mehrteilige Matratzen (Stufenbildung).

Das tägliche falsche *Heben und Tragen von Lasten* kann insgesamt sehr schädigend wirken. Sie müssen jede Last beim Heben möglichst *nahe an den Körper* nehmen. Der *Rücken muß gestreckt* bleiben: Wenn Sie einen Gegenstand aufheben, sollen Sie in die Knie gehen, nicht aber den Rücken krümmen. Dadurch wird die Belastung gleichmäßig verteilt und eine Überbeanspruchung der Wirbelsäule vermieden. Falsch ist auch das seitliche Abdrehen der Wirbelsäule beim Heben von Lasten. *Bitte also immer beachten: Erst heben – dann drehen!* Diese Regel gilt auch für das Absetzen einer Last. Beim Tragen von Lasten dürfen Sie die Wirbelsäule nicht als Ausgleich zur Gegenseite abwinkeln. Sie müssen schwere Gegenstände abwechselnd auf der einen bzw. auf der anderen Seite tragen.

Noch einmal: Starke Belastungen und falsche Bewegungen schmerzen nicht nur, sie überfordern die erkrankten Gelenke und Wirbelsäulenabschnitte und können letztlich zu einem rascheren Fortschreiten der Krankheit beitragen.

Deshalb ist es wichtig, daß Sie *neue Bewegungsabläufe einüben*; das setzt Mitdenken und das genaue Beobachten der eigenen – jetzt noch falschen – Bewegungen voraus. Es ist verständlich, daß alte, seit der Kindheit immer gleich vollzogene Bewegungen zunächst auch dann automatisch weiter ablaufen, wenn sie schmerzhaft sind. Diese eingeschliffenen Muster müssen Sie erkennen und in ständigem Training durch neue ersetzen – durch Bewegungen, die für das erkrankte Gelenk oder die erkrankte Wirbelsäule schonender sind. Natürlich dauert diese Umstellung einige Zeit – haben Sie Geduld, der Erfolg wird Sie belohnen.

So sollten Sie beim Aufstehen von Stuhl oder Sessel die Hände nicht abgeknickt auflegen, sondern flach auf Tisch, Knie oder Oberschenkel aufstützen. Wie schon gesagt – tragen Sie keine schweren Einkaufstaschen oder -körbe, benutzen Sie Einkaufswagen oder Umhängetaschen. Halten Sie eine Tasse nicht nur mit einer Hand, sondern nehmen Sie die zweite Hand zur Unterstützung hinzu; mit einem zwischen Hand und Tasse gelegten Stück Papier oder einem Tuch können Sie die Handinnenfläche vor Hitze schützen. Schenken Sie auch nicht mehr mit einer Hand Getränke aus Kanne oder Flasche aus, unterstützen Sie die Gefäße immer mit der zweiten Hand. Verfahren Sie ebenso bei Pfanne oder Kochtopf – dicke Topflappen tun da gute Dienste. Schubladen sollten auch nicht mit abgeknicktem Handgelenk, sondern immer nur mit gestreckter Hand, die Sie von oben in den Griff hineinschieben, geöffnet werden. Geschirr sollten Sie auf den flachen Händen tragen, nie mit gebogenen Handgelenken in der hergebrachten Weise; beim Rühren den Griff des Rührgeräts – bei gestreckten Handgelenken – so in die Handinnenfläche legen, daß der Handrücken nach unten weist; das ist schonender für die Gelenke. Das Auswringen von Putzlappen können Sie sich erleichtern, indem Sie den Lappen über den Wasserhahn legen und ihn – bei gestreckten Handgelenken – mit beiden Händen in die gleiche Richtung drehen. Auch Brot oder Wurst sollten Sie nie mit abgeknickten Handgelenken schneiden, sondern stets mit gestreckten. Auf alle Schlüssel, auch auf den Autoschlüssel, Schlüsselgriffe aufstecken. Das Schloß zum Öffnen der Autotür auch nicht mit dem Daumen aufdrücken, sondern mit dem Handrücken.

Diese wenigen Beispiele sollen Ihnen zeigen, wie sehr Sie Ihre Gelenke im Alltag schützen können. Sie werden schnell selbst herausfinden, wie Sie sich viele, möglicherweise schmerzhafte Bewegungsabläufe mit etwas Geschick erleichtern können. Außerdem erhalten Sie im Rahmen der Beschäftigungstherapie im Krankenhaus Hinweise auf für Sie wichtige Funktionshilfen (Seiten 167–171), mit denen Sie dann auch gleich üben können. Nutzen Sie diese Hilfsmittel unbedingt auch *zu Hause*.

Bei verschiedenen Krankheitsbildern

Chronische Polyarthritiker benützen oft eine Knierolle – ein schlimmer Lagerungsfehler. Das Strecken des entzündeten Gelenks ist natürlich schmerzhaft und kostet Überwindung. Schiebt der Patient eine Rolle unter dieses Kniegelenk, dann verschafft er sich Erleichterung. *Dieses Wohlgefühl jedoch muß er spätestens beim nächsten Klinikaufenthalt wieder büßen*: Krankengymnast und Patient müssen dann wochenlang hart miteinander arbeiten, um das in der Knierollenbeugung nahezu festgestellte Gelenk wieder gerade zu richten. Noch zwei weitere Hinweise für den chronischen Polyarthritiker: Kaufen Sie möglichst ein Auto, dessen Türschloß Sie von oben mit gebeugter Hand aufmachen können. Wenn Sie in Ihrer Wohnung beim Gehen Stabilisierungshilfen brauchen, richten Sie kein normales, horizontal verlaufendes Geländer ein, sondern einige senkrecht stehende, als Griff- und Zughilfen zu benützende Stangen.

Schon angesprochen wurde, daß die Art der *Matratze* für den Patienten mit *Morbus Bechterew* von großer Bedeutung ist: Geteilte Matratzen führen durch ihre Stufenbildung zu Schmerzen. Häufig schrecken sich Bechterew-Patienten nach ihren *Saunagängen* durch kaltes Wasser ab und nehmen auf diese Art und Weise den positiven, die Muskulatur entspannenden Teil der Sauna weg. Für den Bechterew-Patienten ist Saunen nicht Gefäßtraining, sondern die Möglichkeit, über diese spezielle Form der Überwärmung die Muskulatur zu lockern und die Schmerzen zu reduzieren.

Bei Haltungsschäden der Wirbelsäule achten Sie bitte auf Ihre Haltung: Versuchen Sie immer gerade zu stehen; beugen Sie sich nicht über längere Zeit vor. Sitzen Sie nicht krumm, tragen Sie lieber zwei kleine Eimer als einen großen und vermeiden Sie (siehe Seite 147) Brustschwimmen.

Nach *Bandscheibenoperationen* dürfen Sie schwere Gegenstände nur ganz nahe an Ihrem Körper in die Höhe heben: Der Rücken muß dabei gerade gehalten, Hüft- und Kniegelenke müssen gebeugt werden. Führen Sie bei gebeugtem Rücken keine Dreh- und Hebebewegungen gleichzeitig durch. Heben Sie lieber mehrfach nacheinander kleine Mengen als einmal eine große Last und – benützen Sie zum Heben, wenn es möglich ist, mechanische Hilfen. Setzen Sie sich nicht in Liegestühle und (Seite 147) vermeiden Sie Brustschwimmen.

Soziale Hilfen für Gelenk- und Wirbelsäulenkranke

Wir können Ihnen hier nur eine Übersicht über die in Deutschland möglichen sozialen Hilfen geben; genaue Auskünfte, vor allem über Hilfe in besonderen Fällen, erhalten Sie bei jeder der aufgeführten Institutionen. Außerdem können Ihnen auch die örtlichen Arbeitsgemeinschaften der verschiedenen Rheumaligen (Seiten 157–167) jederzeit beistehen.

Allgemein sind für alle Behandlungsmaßnahmen die *Krankenversicherungen* zuständig. Sie sollten zu einem Mitarbeiter der örtlichen Zweigstelle Ihrer Krankenversicherung Kontakt halten; er kann Ihnen genaue Auskunft geben über mögliche Heilverfahren, eine Haushaltshilfe, Funktionshilfen (Seite 167–171), Anspruch auf Krankengeld usw.

In allen Fragen, die mit einer *Berentung* zusammenhängen, ist der Sozialberater der *Rentenversicherung* für Sie der richtige Gesprächspartner. Auch bei Fragen nach berufsfördernden Maßnahmen wie Eingliederungshilfen, Einarbeitungszuschüssen oder Umschulung hilft der Rentenversicherungsträger den Patienten, die bereits 180 Monate versichert sind oder die Berufs- oder Erwerbsunfähigkeitsrente beziehen; ansonsten ist das örtliche Arbeitsamt als «Außenstelle» der Bundesanstalt für Arbeit zuständig. Jedes *Arbeitsamt* hat eine Rehabilitations- bzw. Schwerbehindertenstelle, die mit Fachberatern auch Berufsberatungen für Behinderte durchführt.

Für die Ausstellung eines *Schwerbehindertenausweises* ist das Versorgungsamt zuständig. Sie sollten sich nicht scheuen, einen Behindertenausweis zu beantragen, wenn Ihr Arzt es rät. Alle Behinderten haben Anspruch auf Feststellung der Behinderung und der Minderung der Erwerbsfähigkeit (MdE) sowie der Feststellung der Voraussetzungen für die Inanspruchnahme von Vergünstigungen durch die zuständige Versorgungsbehörde.

Die Kosten der medizinischen Hilfe für die Patienten ohne Kranken- oder Rentenversicherung übernimmt nach dem Bundessozialhilfegesetz (BSHG) das *Sozialamt*: Anlaufstelle für sie kann auch das *Gesundheitsamt* sein.

Wir haben Ihnen die für Sie wichtigen Institutionen zusammengestellt und aufgeführt, wofür sie im einzelnen zuständig bzw. wozu sie verpflichtet sind, und welche Möglichkeiten sozialer Hilfen sie jeweils bieten.

Wichtige Institutionen

Krankenversicherung

Allgemeine Ortskrankenkasse, Betriebskrankenkasse, Innungskrankenkasse, Seekrankenkasse, Ersatzkassen, Bundesknappschaft, Landwirtschaftliche Krankenkasse.

Zuständigkeiten und Möglichkeiten: Ambulante ärztliche Behandlung, Versorgung mit Arznei-, Verband- und Heilmitteln, Ausstattung mit Körperersatzstücken (orthopädischen und anderen körpernahen Hilfsmitteln) sowie deren eventuelle Änderung, Instandsetzung und Ersatzbeschaffung.

Krankengymnastik, Massagen, physikalische Maßnahmen (Einzelbehandlungen). Krankenhausbehandlung, Krankengeld, häusliche Krankenpflege, Haushaltshilfe,

Reise- und Transportkosten (vorwiegend zu Behandlungen), Kuren, Belastungserprobung und Arbeitstherapie, Beschäftigungstherapie, Behindertensport, orthopädisches Turnen.

Sozialberatung (Schaltstelle auch zu anderen Institutionen – den «Rehabilitationsträgern»). Unter Umständen auch körperferne Hilfsmittel und Gruppengymnastik, Bewegungsbad und ähnliches.

Rentenversicherung

Landesversicherungsanstalt, Bundesversicherungsanstalt für Angestellte, Bundesbahn-Versicherungsanstalt, Seekasse, Bundesknappschaft, Landwirtschaftliche Alterskasse.

Zuständigkeiten und Möglichkeiten: Rehabilitationsmaßnahmen medizinischer und berufsfördernder Art (wenn die Erwerbsfähigkeit gefährdet oder gemindert ist oder wenn die Maßnahmen geeignet sind, die Erwerbsfähigkeit wiederherzustellen bzw. zu bessern). Anspruch auf medizinische Maßnahmen für aktive Pflichtversicherte bei mindestens 6 Kalendermonaten an Pflichtbeiträgen in den letzten zwei Jahren, sonst erst nach 180 Monaten Versicherungszeit sowie in Fällen der Berufsförderung oder bei Rentenbezug wegen Berufs- oder Erwerbsunfähigkeit.

Körperersatzstücke sowie Heil- und Hilfsmittel, falls diese im Rahmen eines Heilverfahrens erforderlich sind.

Berufsfördernde Maßnahmen wie Eingliederungshilfen, Einarbeitungszuschüsse, Umschulung.

Kraftfahrzeughilfe, Rentenzahlungen.

Fachberatungsdienst für Rehabilitation (Schaltstelle auch zu anderen Institutionen).

Die Gesundheitsämter, die Bundesanstalt für Arbeit sowie die Versorgungs- und Sozialämter sind in besonderen Fällen zuständig; aus der Aufzählung ihrer Zuständigkeiten und Möglichkeiten können Sie ersehen, ob Ihnen diese Institutionen weiterhelfen.

Bundesanstalt für Arbeit, Arbeitsämter

Zuständigkeiten und Möglichkeiten: Arbeitsvermittlung und Berufsberatung Behinderter.

Berufsfördernde Leistungen zur Rehabilitation, wenn die Rentenversicherung nicht in Anspruch genommen werden kann.

Leistungen bei Arbeitslosigkeit.

Kraftfahrzeughilfe.

Fachdienste: Arbeitsmediziner, Psychologen, Arbeitsingenieure. Rehabilitations- bzw. Schwerbehindertenstelle (Schaltstelle auch zu anderen Institutionen).

Gesundheitsämter (staatlich, manchmal auch kommunal)

Zuständigkeiten und Möglichkeiten: Beratung bei persönlichen und familiären Problemen.

Beratung über den Umgang mit Behörden.

Beratung über gesetzlich geregelte Hilfen, zum Beispiel Pflegegeld, Wohngeld, Schwerbehindertenausweis.

Beratung bei der Beschaffung orthopädischer Hilfsmittel und von Funktionshilfen (Seite 167–171) einschließlich der Kostenregelung.

Beratung über karitative Hilfen und Hilfen privater Initiativen, zum Beispiel ambulante Pflegedienste, Erholung.

Beratung über Angebote bei der Bewältigung sozialer Isolation. Beratung über Möglichkeiten der Heimunterbringung.

Versorgungsämter (sie unterstehen den Länderregierungen)

Zuständigkeiten und Möglichkeiten: Ausstellung von Behindertenausweisen.

Feststellung des Grades der Erwerbsminderung.

Feststellung der Bedürftigkeit hinsichtlich Vergünstigungen bei der Beförderung im Nahverkehr.

Feststellung der Bedürftigkeit hinsichtlich Rundfunk- und Fernsehgebühren (MdE = Minderung der Erwerbsfähigkeit von mehr als 80%, wenn wegen der Behinderung eine ständige Bindung an die Wohnung gegeben und die Teilnahme an öffentlichen Veranstaltungen nicht möglich ist).

Sozialämter (kommunal):

Zuständigkeiten und Möglichkeiten: Medizinische Hilfe bei nicht bestehender Kranken- und Rentenversicherung.
Gewährung von Sozialhilfe, sofern keine anderweitige Absicherung besteht.
Bezahlung von Hilfsmitteln, die von anderer Seite nicht übernommen werden.
Realisierung der Vergünstigungen hinsichtlich der Beförderung im Nahverkehr, Rundfunk- und Fernsehgebühren usw. nach Feststellung durch das Versorgungsamt.
Gewährung von Hilfe zur Weiterführung des Haushalts.
Gewährung von Pflegehilfe.
Eingliederungshilfe für Behinderte.

Wenn es auch wichtigstes Ziel und Aufgabe der Ärzte ist, den Patienten vor der Erkrankung und ihren Schäden zu bewahren, so klafft dennoch auch heute noch zwischen Wille und Erfolg häufig eine große Lücke: Vielen Gelenk- und Wirbelsäulenkranken bleibt die körperliche Behinderung oder ihre drohende Gefahr nicht erspart. Alle medizinischen und auch die ergänzenden Maßnahmen müssen darauf ausgerichtet werden, diese Gruppe von Patienten auf Dauer in Arbeit, Beruf und Gesellschaft wieder einzugliedern, zu rehabilitieren (§1 des Rehabilitationsangleichungsgesetzes).

Auskunft über die Möglichkeiten einer Rehabilitation erteilen:

– die Bundesanstalt für Arbeit mit den Landesarbeitsämtern und den Arbeitsämtern,
– die Träger der Rentenversicherung,
– die Träger der gesetzlichen Krankenversicherung,
– die Träger der gesetzlichen Unfallversicherung: gewerbliche Berufsgenossenschaften, Landwirtschaftliche Berufsgenossenschaften, Seeberufsgenossenschaften, Gemeindeunfallversicherungsverbände, Feuerwehrunfallversicherungskassen, Ausführungsbehörde für Unfallversicherung des Bundes, der Länder und der Gemeinden,
– die Träger der Sozialhilfe wie Versicherungsämter, Ortsbehörden für Arbeits- und Angestelltenversicherungen in Baden-Württemberg, die Gesundheitsämter;
– die Träger der sozialen Entschädigung bei Gesundheitsschäden wie Landesversorgungsämter, Versorgungsämter, Hauptfürsorgestellen,
– besonders gekennzeichnete Dienststellen der Kriegsopfer- und Behindertenverbände sowie Verbände der freien Wohlfahrtspflege.

Auch die Wiedereingliederung in Arbeit, Beruf und Gesellschaft läßt sich am schnellsten erreichen, wenn Sie ausreichend informiert sind. Vergessen Sie nicht: Eine Brücke zu allen aufgezählten Institutionen kann Ihnen die Deutsche Rheuma-Liga schlagen.

Die Rheuma-Ligen

Die Rheuma-Ligen der Schweiz, Österreichs und Deutschlands haben es sich zur Aufgabe gemacht, den Kampf gegen rheumatische Erkrankungen zu unterstützen, den Rheumakranken aufzuklären, ihn zu beraten und ihm zu helfen. Darüberhinaus bemühen sie sich um das gezielte Zusammenarbeiten der verschiedenen Organisationen zum Nutzen des Rheumapatienten. Die Basis der (deutschen) Rheuma-Liga, dem Patienten am nächsten und für ihn am leichtesten zu erreichen, stellen die örtlichen Arbeitsgemeinschaften dar. Übergeordnet sind Landesverbände, denen wiederum ein Bundesverband vorgesetzt ist. (Die Adressen finden Sie ab Seite 157).
Die Rheuma-Ligen können Lebenshilfe für viele Probleme vermitteln – vor allem durch diese Arbeitsgemeinschaften. Um Ihnen einen kleinen Überblick zu geben, hier eine Aufstellung ihrer möglichen Leistungen:
– Aufklärung über «Rheuma» und Beantwortung aller Patientenfragen zu rheu-

matischen Erkrankungen (keine medizinische Beratung!).
- Sozial- und Berufsberatung sowie Beratung bei berufsfördernden Maßnahmen (Eingliederungshilfen, Einarbeitungszuschüsse, Umschulung).
- Informationen über Kostenübernahme für medizinische Hilfe bei fehlender Kranken- und Rentenversicherung (Bundessozialhilfegesetz, Hilfen durch Sozialamt oder Gesundheitsamt).
- Vermittlung von örtlichen Möglichkeiten der notwendigen Behandlungsmaßnahmen: Krankengymnastik, physikalische Therapie, Ergotherapie, Funktionshilfen, Bewegungstherapie. Hilfen zur Lebensführung und Ratschläge für Diät.
- Informationen über den Behindertenausweis.
- Tips für steuerliche Vergünstigungen (Kraftfahrzeugsteuer, außergewöhnliche Belastungen) und Erleichterungen im Straßenverkehr (Parkmöglichkeiten, verbilligte Fahrten in öffentlichen Verkehrsmitteln) sowie für Befreiung von Rundfunk-, Fernseh-, Telefongebühren.
- Auskunft über häusliche Krankenpflege, Haushaltshilfen, «Essen auf Rädern», Nachbarschaftshilfe; eventuell Vermittlung.
- Hilfen bei der Organisation von Fahrgelegenheiten bzw. Mitfahrgelegenheiten (Weg zum Arbeitsplatz, Besuch kultureller Veranstaltungen).
- Rat bei notwendigen Veränderungen in der Wohnung und Wohnungswechsel.
- Kennenlernen gleich Kranker; Erfahrungsaustausch!
- Rat und Hilfe bei weiteren sozialen Problemen.

Am wichtigsten sind wohl zwei Schwerpunkte, die wir noch einmal herausstellen möchten:

- Unsere sozial gut versorgten und organisierten Bundesländer bieten viele Hilfen für den Einzelnen an – sie werden oft nur aus Unkenntnis nicht genutzt. Die Rheuma-Liga kann Ihnen helfen, diese Hilfen auszuschöpfen.

- Durch die Arbeitsgemeinschaften ist Hilfe möglich geworden, die sich direkt im täglichen Leben des Patienten auswirkt.

Sie finden also bei den örtlichen Arbeitsgemeinschaften der Rheuma-Liga Hilfe für Probleme unterschiedlichster Art. Ihr Berater kann, das ist verständlich, nicht Experte auf allen Gebieten sein; er wird Ihnen aber selbstverständlich zuhören, Sie beraten und Sie, wenn er selbst nicht weiterhelfen kann, an die für Sie jeweils richtige staatliche Stelle verweisen oder für Sie telefonisch dort die erbetenen Auskünfte einholen.

Auch sich helfen zu lassen ist nicht einfach. Der erste Schritt, der Kontakt mit einer Arbeitsgemeinschaft, fällt oft schwer. Die Rheuma-Ligen sind Interessenverbände aller Rheumakranken – also Ihre Vertretung, gleichgültig ob Sie dort Mitglied sind oder nicht. Die Selbstverständlichkeit, mit der die Mitarbeiter der Arbeitsgemeinschaften täglich die Interessen von Rheumakranken wahrnehmen, sollte Ihnen Mut machen, ebenso selbstverständlich um Vermittlung, um Hilfe und Unterstützung zu bitten. Die Rheuma-Ligen wurden auch für Sie ins Leben gerufen, nutzen Sie also Ihre Möglichkeiten.

Deutsche Vereinigung Morbus Bechterew e.V.

Wie auch in der Schweiz gibt es in Deutschland eine Vereinigung der Bechterew-Kranken, die Selbsthilfeorganisation «Deutsche Vereinigung Morbus Bechterew e.V.». Sie vertritt die Interessen ihrer Mitglieder gegenüber der Gesellschaft und dem Sozialgesetzgeber, fördert die Zusammenarbeit mit Ärzten und Therapeuten, trägt zur Verbesserung der körperlichen und seelischen Gesundheit, der Arbeits- und Erwerbsfähigkeit ihrer Mitglieder bei und stellt Informationen über medizinische, sozial- und versicherungsrechtliche Fragen zur Verfügung. Anschriften der Landesverbände, der Therapiegruppen und Kontaktadressen finden Sie auf Seite 157–167.

Anschriftenverzeichnisse

Anschriften der Deutschen Rheuma-Liga

Landesverbände der Deutschen Rheuma-Liga

Deutsche Rheuma-Liga Bundesverband e.V.,
Rheinallee 69, 5300 Bonn 2, Tel. (0228) 35 54 25
DRL Landesverband Baden-Württemberg e.V.,
Kaiserstraße 16, 7520 Bruchsal,
Tel. (07251) 10 30 39
DRL Landesverband Bayern e.V., Landsberger
Straße 20/1, 8000 München 2, Tel. (089) 50 76 70
DRL Landesverband Berlin e.V., Am Kleinen
Wannsee 5 (Immanuel-Krankenhaus),
1000 Berlin 39, Tel. (030) 8 00 72 13
DRL Landesverband Bremen e.V.,
Bürgermeister-Smidt-Straße 95, 2800 Bremen 1,
Tel. (0421) 17 61-4 29
DRL Landesverband Hamburg e.V., Friedrichsberger
Straße 60, Hs 11, 2000 Hamburg 76,
Tel. (040) 2 00 51 70
DRL Landesverband Hessen e.V., Rheumaklinik 2,
Leibnizstraße 23, 6200 Wiesbaden,
Tel. (0 61 21) 57 51 00-1
DRL Landesverband Niedersachsen e.V.,
Stammestraße 34, 3000 Hannover 91,
Tel. (05 11) 23 11 33
DRL Landesverband Nordrhein-Westfalen e.V.,
Kirchfeldstraße 149, 4000 Düsseldorf,
Tel. (02 11) 38 01 23 46
DRL Landesverband Rheinland-Pfalz e.V.,
Kurhausstraße 23, 6550 Bad Kreuznach,
Tel. (06 71) 3 53 80
DRL Landesverband Saar e.V., Schmollerstraße 2b,
6600 Saarbrücken 3, Tel. (06 81) 3 32 71
DRL Landesverband Schleswig-Holstein e.V.,
Flämische Straße 6–10, 2300 Kiel 1,
Tel. (04 31) 9 56 77
DRL Arbeitskreise Eltern rheumakranker Kinder,
Sekretariat beim Bundesverband, Rheinallee 69,
5300 Bonn 2, Tel. (02 28) 35 54 25
Deutsche Vereinigung Morbus Bechterew e.V.,
Adam-Lang-Straße 19, 8720 Schweinfurt,
Tel. (0 97 21) 2 20 33

Örtliche Arbeitsgemeinschaften und Beratungsstellen der Deutschen Rheuma-Liga

(Nach Bundesländern und Arbeitsgemeinschaften
alphabetisch unterteilt)

Baden-Württemberg

AG Aalen, Wiener Str. 6,
(z. H. d. Gesundheitszentrums), 7080 Aalen 1
AG Baden-Baden, Augustaplatz 8, (H. d. Kurgastes),
7570 Baden-Baden
AG Bad Buchau-Biberach, Federseeklinik,
7952 Bad Buchau
AG Bad Mergentheim, Poststr. 8
(DAK Bez. Gesch. Stelle), 6990 Bad Mergentheim
AG Bad Rappenau, Salinenstr. 45
(Haus d. Gesundheit), 6927 Bad Rappenau
AG Bad Waldsee, Steinacher Str. 70 (Schloss-
park-Kl.), 7967 Bad Waldsee
AG Bad Wimpfen, Osterbergstr. 16,
7107 Bad Wimpfen
AG Bruchsal, Bahnhofstr. 12–14 (AOK-Haus),
7520 Bruchsal
AG Calw, Lederstr. 29–31 (AOK-Haus), 7260 Calw
AG Emmendingen, Bergerstr. 2 (AOK-Haus),
7830 Emmendingen
AG Münsingen/Bad Urach, Marktplatz 1 (LVA),
7420 Münsingen
AG Freiburg, Franziskanerstr. 11 (IKK),
7800 Freiburg
AG Freudenstadt, Herzog-Eugen-Str. 26 (AOK),
7290 Freudenstadt
AG Heidelberg, Rohrbacher Str. 3 (LVA),
6900 Heidelberg
AG Kreis Heidenheim, Wilhelmstr. 114 (AOK),
7920 Heidenheim
AG Heilbronn, Innsbrucker Str. 12 (IKK),
7100 Heilbronn
AG Hohenlohekreis, (Im Haus der AOK),
7118 Künzelsau
AG Karlsruhe, Gartenstr. 14–16 (AOK),
7500 Karlsruhe
AG Konstanz, Inselgasse 30 (AOK), 7750 Konstanz
AG Lahr-Wolfach, Obere Torstr. 12 (AOK),
7630 Lahr

AG Lörrach, Baumgartherstr. 7 (AOK),
7850 Lörrach
AG Ludwigsburg, Gottlob-Moltstr. 1
(Im Haus der AOK/LVA), 7140 Ludwigsburg
AG Mannheim, Renzstr. 11–13 (AOK),
6800 Mannheim
AG Neckar-Odenwald, Lachenstr. 21,
6962 Adelsheim
AG Offenburg, Wasserstr. 17 (IKK), 7600 Offenburg
AG Pforzheim, Zerrennerstr. 49 (AOK),
7530 Pforzheim
AG Rastatt, Lyzeumstr. 23 (AOK), 7550 Rastatt
AG Reutlingen, Konrad-Adenauer-Str. 21 (IKK),
7410 Reutlingen
AG Rottweil, Hochturmgasse 3 (i. H. d. IKK),
7210 Rottweil
AG Schwäbisch Gmünd, Leutzestr. 53 (IKK),
7070 Schwäbisch Gmünd
AG Schwäbisch Hall, Unterlimpurger Str. 12/1
(AOK), 7170 Schwäbisch Hall
AG Schwarzwald-Baar-Kreis, Schwenniger Str. 1
(AOK), 7730 VS-Villingen
AG Sigmaringen, Antonstr. 9 (LVA),
7480 Sigmaringen
AG Sinsheim, Werderstr. 1 (AOK), 6920 Sinsheim
AG Stuttgart, Breitscheidstr. 20 (AOK),
7000 Stuttgart
AG Tübingen, Poststr. 12 (AOK), 7400 Tübingen
AG Tuttlingen, Weimarstr. 25 (AOK),
7200 Tuttlingen
AG Ulm, Schwanberger Str. 14 (AOK), 7900 Ulm
AG Waldshut-Tiengen, Am Rheinfels 2 (AOK),
7890 Waldshut-Tiengen
AG Altkreis Wangen, Im Haus der AOK,
7988 Wangen
AG Weingarten, Ringstr. 19, 7504 Weingarten
Herrn E. Schilling, Belchenstr. 25,
7834 Herbolzheim

Bayern

AG Amberg, Schwindstr. 10, 8450 Amberg
AG Aschaffenburg, Laurentinusstr. 12,
8750 Aschaffenburg
AG Augsburg, Allgäuer Str. 35, 8900 Augsburg 22
AG Bad Kissingen, Im Premes 18,
8730 Bad Kissingen
AG Bad Neustadt, Weinbergstr. 21,
8740 Bad Neustadt
AG Bad Tölz-Wolfratshausen, Herderstr. 6
(Alpensanatorium), 8170 Bad Tölz
AG Bad Wörishofen, Ahornweg 5,
8939 Bad Wörishofen
AG Bamberg, Küchelstr. 2, 8600 Bamberg
AG Bayreuth, Bahnhofstr. 15, 8580 Bayreuth
AG Berchtesgadener Land, Salzburger Str. 10
(AOK), 8230 Bad Reichenhall
AG Dillingen, Ludwigstr. 13, 8881 Blindheim
AG Endorf, Farmerland 10, 8207 Endorf
AG Erlangen, Wellerstädter Hauptstr. 44,
8423 Baiersdorf

AG Freyung, Abteistr. 14, 8393 Freyung
AG Fürth, Steubenstr. 44, 8510 Fürth
AG Fichtelgebirge/Marktredwitz, Rembrandtstr. 11,
8590 Marktredwitz
AG Gunzenhausen, Lerchenstr. 29,
8820 Gunzenhausen
AG Günzburg-Krumbach, Kreiskrankenhaus,
8873 Ichenhausen
AG Hof, Luitpoldstr. 25, 8670 Hof
AG Ingolstadt, Osnabrücker Str. 22, 8070 Ingolstadt
AG Kempten, Schützenstr. 4, 8960 Kempten
AG Kitzingen, Pfalzstr. 9, 8700 Würzburg
AG Kreis Miltenberg, Georg-Stang-Ring 10a,
8762 Amorbach
AG Landshut, Adamweg 1, 8300 Landshut
AG Lauf, Am Rudolfshof 5, 8560 Lauf
AG Marktheidenfels, Steinfelder Str. 19,
8771 Urspringen
AG München, Schellingstr. 114 (bei Hirschbichler),
8000 München 40
AG Neumarkt, Erikaweg 13, 8430 Neumarkt
AG Nürnberg, Marienstr. 27, 8500 Nürnberg 1
AG Oberallgäu, Burgberger Str. 38, 8976 Blaichach
AG Passau-Land, Paracelsusstr. 1, 8397 Bad Füssing
AG Passau-Stadt, Hochsteinstr. 1, 8390 Passau
AG Regensburg, Schulstr. 28, 8401 Alteglofsheim
AG Rosenheim, Speckbacher Leitern 19,
8201 Achenmühle
AG Schwandorf, Dachelhofer Str. 46,
8460 Schwandorf
AG Schweinfurt, Rhönstr. 6, 8721 Poppenhausen
AG Straubing, Uhlandstr. 17, 8440 Straubing
AG Tirschenreuth, Peterangerstr. 1,
8593 Tirschenreuth
AG Wasserburg, Zainingerstr. 7, 8090 Wasserburg
AG Weiden, Frühlingstr. 9, 8480 Weiden
AG Werdenfels, Kircheckgasse 5,
8108 Oberammergau
AG Würzburg, Zu-Rhein-Str. 7, 8700 Würzburg

Berlin/Bremen

AG Berlin, Am Kleinen Wannsee 5,
Immanuel-Krankenhaus, 1000 Berlin 39
Beratungsstelle Berlin, z. Hd. Frau Baltzer,
Kaiserin-Augusta-Allee 40, 1000 Berlin 10
AG Bremerhaven, Herrn Dr. Wrede, Chefarzt der
II. Abt. der Orth. Klinik «Seepark»,
2857 Langen-Debstedt
AG Eltern rheumakranker Kinder, z. Hd. Frau Gisela
Lemm, Schefferweg 4, 1000 Berlin 46

Hessen

AG Alsfeld, Volkmarstr. 13, 6320 Alsfeld
AG Bad Nauheim, Gutenbergstr. 2,
6350 Bad Nauheim
AG Bad Orb, Fr. G. Kauder, Im Assmusgarten,
6480 Wächtersbach
AG Bergstraße/Bensheim, Hauptstr. 39,
6140 Bensheim

AG Darmstadt, Neckarstr. 7–9 (AOK),
6100 Darmstadt
AG Eschwege, (z. H. Fr. Ludwig), Alte Str. 4
3448 Ringgan-Datteroder
AG Frankfurt, Lönsweg 11, 6000 Frankfurt Main 71
AG Flughafen Frankfurt, 6000 Frankfurt/Main 75
AG Gießen, Kopbacher Weg 29a, 6300 Gießen
AG Hanau, Röhnstr. 27,
6454 Bruchköbel-Oberissigheim
AG Kassel, Nürnberger Str. 171, 3500 Kassel
AG Langen, Fr. S. Esders, Weißdornweg 39,
6070 Langen
AG Lauterbach, Bahnhofstr. 62 (AOK),
6420 Lauterbach
AG Marburg, Rollwiesenweg 1 (AOK
Marburg-Biedenkopf), 3550 Marburg a. d. Lahn
AG Taunusstein, Eddersbacher Berg 1,
6204 Taunusstein 4
AG Wächtersbach, Im Aßmußgarten 6,
6480 Wächtersbach 1
AG Wiesbaden, Kirchbachstr. 44,
Versöhnungsgemeinde, 6200 Wiesbaden
AG Mörfelden-Walldorf, Daimlerstr. 9b,
6082 Mörfelden-Walldorf
AG Offenbach, Fritz-Remy-Str. 13, 6050 Offenbach
BSt. Gelnhausen, Schulstr. 7 (z. H. d. AOK),
6460 Gelnhausen
BSt. Schlüchtern, Fuldaer Str. 17 (H. d. AOK),
6490 Schlüchtern

Niedersachsen

AG Alfeld, Winzenburger Str. 24 (Fr. I. Meier),
3220 Alfeld
AG Ankum-Bersenbrück, Rüsdorf
(z. H. Herrn Lange), 4559 Gehrde
AG Aurich (Herrn J. Fritzsche), Graf-Etnno-Str. 28,
2960 Aurich 1
AG Bad Bentheim, Fichtenstr. 8, 4444 Bentheim
AG Bad Harzburg, Sonnenweg 39,
3388 Bad Harzburg
AG Bad Laer, Bielefelder Str. 4 (z. H. Fr. Kuemeyer),
4518 Bad Laer
AG Bad Lauterberg, Heikenbergstr. 14
(Fr. V. Fricke), 3422 Bad Lauterberg
AG Bad Nenndorf, Poststr. 4, 2052 Bad Nenndorf
AG Bad Pyrmont, Casparistr. 26 (z. H. Fr. Böhner),
3280 Bad Pyrmont
AG Bassum, Nienstedt 4, 2830 Bassum 1
AG Brake, Poggenburger Str. 14 (AOK), 2880 Brake
AG Bramsche, Ostlandstr. 36, 4550 Bramsche 4
AG Braunlage/Harz, Schlesierweg 15,
3389 Braunlage
AG Braunschweig, Bültenweg 60 (Fr. U. Wiegmann),
3300 Braunschweig
AG Bremervörde, Rhalandsweg 21
(z. H. Herrn Körner), 2740 Bremervörde
AG Bückeburg, Ziegeleiweg 3 (Fr. Lisa Schulz),
3063 Obernkirchen
AG Burgdorf, Heutrifft 14 (z. H. Fr. Buchholz),
3167 Burgdorf-Schillerslage

AG Buxtehude, Vaßmerstraße (AOK-Haus),
2150 Buxtehude
AG Celle, Mendelssohnstr. 13 (Fr. H. Lammering),
3100 Celle
AG Emstek, Antoniusstr. 8
(z. H. Herrn Wedemeyer), 4593 Emstek
AG Cuxhaven, Brahmstr. 36 (z. H. Herrn Kurse),
2190 Cuxhaven
AG Diepholz, Michaelisweg 2 (Frau Schild),
2840 Diepholz
AG Dinklage, Bünne 59 (Fr. Helma Macke),
2843 Dinklage
AG Duderstadt, Steintor 45 (z. H. Fr. Wehres),
3428 Duderstadt
AG Einbeck, Beverstr. 5 (Herrn Dr. M. Okrassa),
3352 Einbeck
AG Emden, H.-Reimers-Str. 3 (Fr. Ute Kürschner),
2970 Emden
AG Fürstenau, Kirchstr. 9 (Fr. G. Steinke),
4557 Fürstenau
AG Gifhorn, Tempelhofer Str. 5 (Fr. J. Körtge),
3170 Gifhorn
AG Friesoythe, Sidelsbergerstr. 34b
(Fr. B. Feldmann), 2908 Friesoythe
AG Goslar, Köppelsbeck 11 (Fr. I. Kammann),
3380 Goslar
AG Göttingen, Am Sölenborn 4–6
(z. H. Fr. Fanderey), 3400 Göttingen
AG Hameln, Hinterm Flecken 20
(z. H. Herrn Freyer), 3258 Aerzen 1
AG Hankensbüttel, Erbkampsweg 37
(Fr. M. Nitsch), 3122 Hankensbüttel
AG Hannover, Kollenrodtstr. 62 (z. H. Frau Fischer),
3000 Hannover
AG Helmstedt, Helmstedter Str. 8
(Fr. Helga Scholz), 3334 Süpplingen
AG Herzberg, Göttinger Str. 9 (Herr Kirschke),
3420 Herberg
AG Hildesheim, Schützenallee 55/57
(AOK/Herrn J. Sydow), 3200 Hildesheim
AG Holzminden, Stettiner Str. 4 (z. H. Fr. Hell),
3450 Holzminden
AG Hoya/Weser, Hornbergstr. 72 (Fr. K. Schnidler),
3071 Wietzen
AG Jever/Schortens, Bremer Str. 3
(z. H. Fr. Sannemann), 2948 Schortens 1
AG Königslutter, Am Pastorenkamp 9
(z. H. Fr. Münsterteicher), 3308 Königslutter
AG Leer, Görlitzer Hof 2 (Fr. Helga Janssen),
2950 Leer/Ostfriesland
AG Lingen, Am Wall-Süd 16a (Fr. M. Odendahl),
4450 Lingen (Ems)
AG Lüchow, Im Winkel 9 (z. H. Fr. Kabelitz),
3130 Lüchow 1
AG Lüneburg, Barckhausenstr. 112
(Herrn G. Blunck), 2120 Lüneburg
AG Melle, Lindath 66 (Herrn G. Pfeiffer),
4520 Melle 1
AG Meppen, Robert-Koch-Ring 69
(z. H. Fr. Schäpker), 4470 Meppen
AG Neustadt a. Rübenberge,, Lindenstr. 73,
3057 Neustadt 1

AG **Nienburg,** Moosriethe 22, 3070 Nienburg/Weser
AG Nordhorn, Karlsbader Str. 11, 4460 Nordhorn
AG **Northeim,** Oberes Tor 19, 3410 Northeim
AG **Norden,** Grosse Mühlenstr. 58, 2980 Norden 1
AG **Oldenburg,** Braker Chaussee 245 B
(z. H. Herrn Rodenberg), 2902 Rastede 1
AG **Osnabrück,** Schopmeyerstr. 12, 4500 Osnabrück
AG **Osterholz-Scharmbeck,** Am weißen Sande 17,
2860 Osterholz-Scharmbeck
AG **Osterode/Harz,** Osterode/Harz, Falkenweg 8
AG **Papenburg,** Am Vosseberg 16, 2990 Papenburg
AG **Peine,** Lehmkuhlenweg 19, 3155 Edemissen 7
AG **Quakenbrück,** Schiphorst 20 a,
(z. H. Herrn Pfau), 4570 Quakenbrück
AG **Rastede,** Pirolstr. 4 (z. H. Frau Kraft),
2902 Rastede 2
AG **Rinteln,** Kurt-Schumacher-Str. 10
(z. H. Herrn Simeit), 3260 Rinteln
AG **Salzgitter,** Fuhsestr. 25, 3320 Salzgitter 1
AG **Schüttorf,** Kiefernweg 12 (z. H. Frau Vetter),
4442 Salzbergen
AG **Seesen,** Gänsepforte 4 (z. H. Herrn Arnsberger),
3370 Seesen
AG **Soltau,** Am Sandberg 18, 3040 Soltau
AG **Stade,** Talstr. 4a, 2160 Stade
AG **Stolzenau,** Unter den Friedenseichen 1
(z. H. Fr. Witte), 3078 Stolzenau
AG **Syke,** Am Otternberg 4, 2808 Syke
AG **Uelzen,** Birkenkamp 14, 3114 Wrestedt
AG **Varel/Krs.** Friesland, Moltkestr. 6, 2930 Varel
AG **Vechta,** Marschstr. 19 (z. H. Frau Stolle),
2848 Vechta
AG **Walsrode,** Ziegelweg 6, 3030 Walsrode 1
AG **Wilhelmshaven,** Virchowstr. 8 (DPWV),
2940 Wilhelmshaven
AG **Landkr. Wittmund/Esens,** Alter Schulweg 1,
Am Rathaus 2 (AOK), 2943 Werdum
AG **Wolfenbüttel,** Im Weidenkamp 8a,
3340 Wolfenbüttel
AG **Wolfsburg,** Feuerbachring 30, 3180 Wolfsburg
AG **Zeven,** Frau Dr, Detering, Gartenstr. 9,
2730 Zeven

Nordrhein-Westfalen

AG **Aachen,** Benediktinerstr. 39,
(Personalwohnheim der Rheumaklinik),
5100 Aachen
AG **Bad Oeynhausen,** Charlottenplatz 1–3 (AOK),
4970 Bad Oeyenhausen
AG **Bielefeld,** Leharstr. 22 E, 4800 Bielefeld 1
AG **Bochum,** Uhlandstr. 30–34 (AOK),
4630 Bochum 1
AG **Bonn (im Haus der AOK),** Heisterbacherhofstr. 4
(z. H. Herrn Nettersheim), 5300 Bonn 1
AG **Kreis Borken (Bocholt),** Hohenstaufenstr. 12
(AOK), 4290 Bocholt
AG **Bottrop,** Blumenstr. 7 (AOK), 4250 Bottrop
AG **Dinslaken,** Klarastr. 49 (z. H. Frau Reets),
4220 Dinslaken

AG **Dortmund,** Königswall 25–27 (AOK),
4600 Dortmund
AG **Duisburg,** Zugspitzstr. 28, 4100 Duisburg 28
AG **Dürden/Jülich,** Brandenberger Weg 3,
5165 Hürtgenwald-Hürtgen
AG **Düsseldorf,** LVA Rheinprovinz, Königsallee 71,
4000 Düsseldorf 1
AG **Emmerich-Kleve,** St. Willibrod Spital,
4240 Emmerich
AG **Ennepe-Ruhr-Kreis,** Marktgrafenstr. 1,
5830 Schwelm
AG **Essen,** Brückstr. 93–95 (Kath. Krankenhaus),
4300 Essen-Werden
AG **Essen,** von-Fraunhofer-Str. 6
(z. H. Frau L. Warnecke), 5620 Velbert 1
AG **Euskirchen,** Berliner Straße 2
(im Haus der AOK), 5350 Euskirchen
AG **Gelsenkirchen,** Maelostr. 8 (Haus der AOK),
4660 Gelsenkirchen-Buer
AG **Grevenbroich,** Bahnhofsvorplatz 7
(im Haus der LVA), 4048 Grevenbroich 1
AG **Gütersloh,** Dr.-Kranefuß-Str. 3
(im Haus der AOK), 4830 Gütersloh 1
AG **Gummersbach,** Moltkestr. 18
(im Haus der AOK), 5270 Gummersbach 1
AG **Hagen,** Am Wiedey 2–4 (im Haus der AOK),
5800 Hagen
AG **Hamm,** Bismarckstr. 27 (im Haus der AOK),
4700 Hamm 1
AG **Herford,** Kurfürstenstr. 3–7
(im Haus der AOK), 4900 Herford
AG **Herne,** Hauptstr. 89, 4690 Herne 2
AG **Hilden,** Feldstr. 5–7 (im Haus der AOK),
4010 Hilden)
AG **Hochsauerlandkreis,** Jahnstr. 5 (AOK),
5760 Arnsberg 2
AG **Höxter,** Roonstr. 14 (im Haus der AOK),
3470 Höxter 1
AG **Erftkreis-Hürth,** Luxemburgerstr. 321–325,
5030 Hürth
AG **Iserlohn,** Hans-Böckler-Str. 55
(im Haus der IKK), 5860 Iserlohn
AG **Kall-Schleiden,** Weißdornweg 36, 5370 Kall
AG **Köln,** Riehler Str. 17
(Herrn Dr. med. J. M. Fitzek), 5000 Köln 1
AG **Köln,** Am Rosengarten 27
(Fr. Elfriede Bihsmann), 5000 Köln 30
AG **Krefeld,** Friedrichstr. 27–29 (im Haus der AOK),
4150 Krefeld
AG **Lippe,** Bismarckstr. 28 (im Haus der IKK),
4920 Lemgo
AG **Leverkusen,** Charlottenburger Str. 69,
5090 Leverkusen 1
AG **Lübbecke,** Bahnhofstr. 6 (im Haus der AOK),
4990 Lübbecke
AG **Lüdenscheid,** Knapper Str. 5
(im Haus der AOK), 5880 Lüdenscheid
AG **Mettmann,** Neanderstr. 18
(AOK-Gesundheitszentrum), 4020 Mettmann
AG **Minden,** Lindenstr. 33 (im Haus der AOK),
4950 Minden/Westf.
AG **Moers,** Repelener Str. 33, 4130 Moers 1

AG Monheim/Langenfeld, Jahnstr. 45,
4018 Langenfeld
AG Mönchengladbach, Hauptstr. 162–168
(im Haus der AOK), 4050 Mönchengladbach 2
AG Mühlheim/Ruhr, Am Tüschenwald 5,
4176 Sonsbeck 2
AG Münster, Bergstr. 74, 4400 Münster
AG Neuss, Oberstr. 33, 4040 Neuss
AG Oberhausen/Rhl, 4200 Oberhausen 11
AG Olpe, Winterbergstr. 19 (im Haus der AOK),
5960 Olpe
AG Paderborn, Rathenaustr. 22, 4790 Paderborn
AG Radevormwald, Grabenstr. 6 (AOK),
5608 Radevormwald
AG Ratingen, Gorch-Fock-Str. 3, 4030 Ratingen 1
AG Recklinghausen, Westerholter Weg 82 (AOK),
4350 Recklinghausen
AG Remscheid-Lennep, Hindenburgstr. 13–15
(AOK), 5630 Remscheid
AG Rhein.-Berg.-Kreis, Bensberger Str. 76 (AOK),
5060 Bergisch-Gladbach
AG Siegburg, Theodor-Heuss-Str. 1, 5200 Siegburg
AG Siegen, Frankfurter Str. 2 (AOK), 5900 Siegen
AG Solingen, Kölner Str. 49 51 (AOK),
5650 Solingen 1
AG Unna, Hertinger Str. 45 (VHS), 4750 Unna
AG Viersen, Burgstr. 12 (AOK), 4152 Kempen 1
AG Waltrop, Am Moselbach 1 (AOK), 4355 Waltrop
AG Wesel, Ritterstr. 19, 4230 Wesel
AG Wuppertal, Herzkamperstr. 3
(im Haus der AOK), 5600 Wuppertal 2
AG Xanten, Schornstr. 9 (BEK), 4232 Xanten
AG Rhein-Sieg-Kreis, Theodor-Heuss-Str. 1
(im Haus der AOK), 5200 Siegburg
AG Rhein-Sieg-Kreis, Lochner Str. 2,
5210 Troisdorf-Eschmar
AG Nelbert, Südring 174, 5628 Heiligenhaus
AG Kreis Warendorf-Beckum, Einsteinstr. 2–4
(im Haus der AOK), 4720 Beckum
LVA-Westfalen, Gesundheitsabt., Gartenstr. 149,
4400 Münster

Anhang Nordrhein-Westfalen

BSt. Arnsberg, Bahnhofstr. 35 (im Haus der AOK),
5760 Arnsberg 1
BSt. Erkelenz, H.-J.-Gormann-Str. 10
(im Haus der AOK), 5140 Erkelenz
BSt. Goch, Kirchhofstr. 1 (im Haus der LVA),
4180 Goch
BSt. Heinsberg, Geilenkirchener Str. 2
(im Haus der AOK), 5138 Heinsberg
BSt. Hückeswagen (im Haus der AOK),
5609 Hückeswagen
BSt. Jülich, Promenadenstr. 1–3
(im Haus der AOK), 5170 Jülich
BSt. Marsberg, Hauptstr. 50 (im Haus der AOK),
3538 Marsberg
BSt. Monschau, Laufenstr. 47 (im Haus der AOK),
5108 Monschau

BSt. Nettetal-Lobberich, v.-Bocholtz-Str. 17
(im Haus der AOK), 4054 Nettetal
BSt. Schleiden (im Haus der AOK), 5372 Schleiden
BSt. Schmallenberg, Valentinstr. 2
(im Haus der AOK), 5948 Schmallenberg
BSt. Stolberg, Birkengangstr. 3 (im Haus der LVA),
5190 Stolberg
BSt. Sundern, Lockweg 2 (im Haus der AOK),
5768 Sundern
BSt. Waldbröl, Hochstr. 23 (im Haus der LVA),
5220 Waldbröl
BSt. Winterberg, Hagenstr. 19 (im Haus der AOK),
5788 Winterberg

Rheinland-Pfalz

AG Altenkirchen, Dieperzbergweg 10,
5230 Altenkirchen
AG Andernach, Krufter Str. 7, 5470 Andernach
AG Bad Breisig, Am Schönblick 31,
5484 Bad Breisig
AG Bad Dürkheim, z. der Eselsweide 8,
6706 Wachenheim
AG Bad Kreuznach, Brückes 30,
6550 Bad Kreuznach
AG Bad Marienberg, Hauptstr. 19 (Herrn D. Wolf),
5439 Gmünden
AG Bad Neuenahr, Am Johannisberg 83,
5483 Bad Neuenahr-Ahrweiler
AG Bernkastel-Kues, Im Altenwald 34,
5550 Bernkastel-Kues
AG Betzdorf, Koblenz-Olper-Str. 36,
5242 Kirchen-Wehbach
AG Bingen, Saarlandstr. 53, 6530 Bingen
AG Birkenfeld/Nahe, Am Weiherdamm 2,
6588 Birkenfeld
AG Bitburg, Kyllburger Str. 18, 5521 Neidenbach
AG Cochem, Brückenstraße, 5591 Ernst
AG Daun, Auf dem Weiher 9, 5568 Daun
AG Gerolstein, Lindenstr. 28a, 5530 Gerolstein
AG Hunsrück, Birkenstr. 4, 5448 Laubach
AG Idar-Oberstein, Jahnstr. 1a, 6580 Idar-Oberstein
AG Jünkerath, Kölner Str. 43 (AOK),
5532 Jünkerath
AG Stadt- u. Landkreis, Kaiserslautern,
Hauptstr. 20, 6756 Otterbach 1
AG Kirn, An der Mühle 39, 6570 Kirn
AG Kirchheimbolanden/Eisenberg,
Franz-Käth-Str. 1, 6719 Bolanden
AG Koblenz, Brenderweg 137, 5400 Koblenz
AG Landstuhl, Kaiserstr. 7 (AOK), 6790 Landstuhl
AG Ludwigshafen, Pommernstr. 32,
6700 Ludwigshafen
AG Mainz, Diether-von-Isenburg-Str. 13,
6500 Mainz 1
AG Mayen, Solostr. 17, 5440 Mayen
AG Montabaur, Höhenweg 5, 5431 Heiligenroth
AG Neustadt, Königsberg 20 (Fr. L. Bittig),
6730 Neustadt/Weinstr.
AG Neuwied, Bergstr. 9, 5451 Melsbach
AG Pirmasens, Luitpoldstr. 13, 6780 Pirmasens

AG Prüm, Ellweratherstr. 16, 5541 Rommersheim
AG Südpfalz, Brotäckerstr. 3, 6741 Steinweiler
AG Trier, Balthasar-Naumann-Str. 30, 5500 Trier
AG Wittlich, Am Rauen 3, 5561 Salmtal
AG Worms, Brandenburgerstr. 3, 6520 Worms
AG Zweibrücken, Messerschmittstr. 5,
6660 Zweibrücken
AG Speyer, Im Vogelsang 69, 6720 Speyer

Saar

AG Homburg/St. Ingbert, Oberbexbacherstr. 28,
6652 Bexbach
AG Neunkirchen, Am Maikesselkopf 5,
6680 Neunkirchen-Wellesweiler
AG Saarbrücken, Hallbergstr. 9, 6600 Saarbrücken
AG Saarlouis, Erlenweg 7, 6639 Rehlingen
AG Weiskirchen, Im Besen (Herrn W. Berwanger),
6649 Weiskirchen

Schleswig-Holstein

AG Kreis Stormarn/Ahrensburg, Herrn Dr. med.
Petersen, Kreisgesundheitsamt, 2060 Bad Oldesloe
AG Bad Bramstedt, Falkenweg 3, 2357 Bad
Bramstedt
AG Bad Segeberg, An der Trave 55,
2360 Bad Segeberg
AG Dithmarschen, Herrn Dr. med. Behm,
Gesundheitsamt, 2240 Heide
AG Eckernförde, Holzschicht 18,
2335 Damp-Vogelsang-Grünholz
AG Elmshorn, Im Wiesengrund 3,
2200 Kl.-Nordende-Post Elmshorn
AG Eutin, Elisabethkrankenhaus, 2420 Eutin
AG Flensburg, Buchauweg 8, 2391 Schafflund
AG Geesthacht, Geesthachter Str. 22,
2045 Geesthacht
AG Husum, Ludwig-Nissen-Str. 34, 2250 Husum
AG Itzehoe, Karlstr. 5, 2210 Itzehoe
AG Kappeln-Land, Ostseeklinik, 2335 Damp 2000
AG Kiel, Zastrowstr. 2, 2300 Kiel 1
AG Lübeck, Kronsforder Allee 2–6 (LVA),
2400 Lübeck
AG Neumünster, Rudolf-Weißmann-Str. 13–15
(AOK)
AG Oberau, Daisenbergerstr. 1 (Herrn H. Steffny),
8106 Oberau
AG Ostholstein/Oldenburg, Kreiskrankenhaus,
2440 Oldenburg
AG Pinneberg, Leuschnerstr. 19, 2080 Pinneberg
AG Kreis Plön, Wilhelmstr. 7 (AOK), 2320 Plön
AG Ratzeburg, Röpersweg 2, 2418 Ratzeburg
AG Rendsburg, Friedrich-Voss-Platz 19,
2370 Rendsburg
AG Schleswig, Chemnitzstr. 17, 2380 Schleswig
AG St. Peter-Ording, Badallee 38,
2252 St. Peter-Ording
AG Wedel, Tinsdaler Weg 96, 2000 Wedel
Schleswig-Holstein e.V., – Modellzentrale –,
Melanchthonstr. 31

Anschriften der Landesverbände; der Therapiegruppen und Kontaktadressen der Deutschen Vereinigung Morbus Bechterew

Landesverbände

Landesverband Baden-Württemberg, Holger Luhm,
Friedrichsberg 36, 7000 Stuttgart 80, Tel.
0711/71 39 22
Landesverband Bayern, Prof. Dr. Ernst Feldtkeller,
Michaeliburgstr. 15, 8000 München, Tel.
089/49 33 76
Landesverband Berlin, Claus Hacker, Saatwinkler
Damm 357, 1000 Berlin 20, Tel. 030/33 416 95
Landesverband Nordrhein-Westfalen, Horst Gottaut,
Am Hierespfädchen 15, 5170 Jülich 8, Tel.
02461/8716
Landesverband Saar, Gerhard Brehm,
Neukircherstr. 10, 6688 Illingen 6, Tel.
06825/43 911

Therapiegruppen

Die aufgeführten Adressen sind in folgender
Reihenfolge von der Deutschen Vereinigung Morbus
Bechterew e.V. übernommen worden.
B = Bewegungsbad
G = Gymnastik
S = Schwimmen
V = Volleyball
T = Treffen
Ort und Zeit der Maßnahmen können bei den
Gruppensprechern telefonisch erfragt werden!

Aachen, Frings Willi, Jülicher Str. 43, 5100 Aachen
(GT)
Alsfeld, Tschorn H. G., Liebigstr. 23, 6320 Alsfeld 1,
Tel. (0 66 31) 1 80 34 (GBT)
Amberg, Miheilowitsch Birgit, Uhlandstr. 13,
8450 Amberg, Tel. (0 96 21) 2 30 48 (B)
Augsburg, Dr. Lukascyk Gerhard, Schlesierstr. 36,
8903 Bobingen 1, Tel. (0 82 34) 34 93 (GBT)
Bad Bentheim, Schmid, B., Weddiger Weg 4,
4444 Bad Bentheim, Tel. (0 59 22) 39 95 (G)
Bad Berleburg, Saatz, H. B., Hochstr. 27, 5920 Bad
Berleburg, Tel. (0 27 51) 34 50 (GBT)
Bad Iburg, van Doggenaar, H. C., Königsberger
Str. 19, 4543 Lienen, Tel. (0 54 83) 80 26 (GSBT)
Bad Laasphe, Heimes Marita, Unterer
Krautgarten 1, 5928 Bad Laasphe 7, Tel. (0 27 52)
61 54 (G)
Bad Nauheim, Müller, E., Schlesienring 25,
6361 Niddatal 1, Tel. (0 60 34) 33 03 (GT)
Bad Rothenfelde, Koch Arthur, Iburger Str. 5,
4518 Bad Laer, Tel. (0 54 24) 88 53 (GTSV)
Bad Salzuflen, Stolpmann H. J., Am alten Land 47,
4902 Bad Salzuflen 5, Tel. (0 52 22) 7 02 74 (GBT)

Balingen, Lohr Ewald, Hag 3, 7463 Rosenfeld, Tel. (0 74 28) 7 31 (B)

Bamberg, Schindler Ernst, Kloster-Langheim-Str. 28, 8600 Bamberg, Tel. (09 51) 1 24 08 (GBT)

Bergisch-Gladbach, Volbach W., Paffrather Str. 18, 5060 Berg.-Gladbach 2, Tel. (0 22 02) 3 58 34 (GS)

Berlin, Hacker C., Saatwinkler Damm 357, 1000 Berlin 20, Tel. (0 30) 3 34 16 95 (BGT)

Betzdorf, Herwig K. H., Burgstr. 17, 5240 Betzdorf/Sieg, Tel. (0 27 41) 2 74 45 (GBT)

Blieskastel, Hurth R., Im Obereck 1 A, 6653 Bliesk.-Ballweiler, Tel. (0 68 42) 5 25 46

Bochum, Schellenberg W., Bergener Str. 103, 4630 Bochum 4, Tel. (02 34) 85 23 96 (GSBT)

Bonn, Richarz F.J., Südstr. 11, 5303 Bornheim-Roisdorf, Tel. (0 22 22) 46 25 (GT)

Bremerhaven, Freyer Rolf, Lübecker Str. 12, 2850 Bremerhaven, Tel. (04 71) 3 33 72 (GSB)

Brüggen, Schmitz Rolf, Brachter Str. 26, 4057 Brüggen 1, Tel. (0 21 63) 63 12 (BG)

Buchholz/ND., Ferdinand Gudrun, Drosselweg 23, 2110 Buchholz, Tel. (0 41 81) 3 12 18 (GSBT)

Bünde, Hüffmeier D., Ringstr. 100, 4980 Bünde, Tel. (0 52 23) 6 37 19

Buxtehude, Weber Ernst, Iltisweg 1, 2150 Buxtehude, Tel. (0 41 61) 8 45 88 (GS)

Celle, Koch Klaus H., Rolandstr. 19, 3100 Celle, Tel. (0 51 41) 3 57 66 (G)

Coburg, Vetter Helmut, Dammüllersweg 33, 8634 Rodach, Tel. (0 95 64) 6 30 (GSBT)

Dachau, Häge-Placzek Monika, Josef-Effner-Str. 14, 8060 Dachau, Tel. (0 81 31) 8 22 63 (G)

Darmstadt, Eller Ingrid, Im Harras 13b, 6100 Darmstadt, Tel. (0 61 51) 8 13 77 (GBT)

Detmold, Stolpmann H.J., Am alten Land 47, 4902 Bad Salzuflen, Tel. (0 52 22) 7 02 74 (GBT)

Dieburg, Hein Georg, Am Rinkenbühl 116, 6110 Dieburg, Tel. (0 60 71) 2 37 05 (GB)

Dortmund, Eisenhuth P., Max-Brod-Str. 29, 4600 Dortmund 14, Tel. (02 31) 23 00 44 (GBT)

Duisburg, Plange K. H., Auf dem Horst 3, 4200 Oberhausen 12, Tel. (02 08) 86 11 69 (GBST)

Düren, Gottaut Horst, Am Hierespfädchen 15, 5170 Jülich 8, Tel. (0 24 61) 87 16 (GT)

Düsseldorf I, Weber H.J., Innbrucker Str. 1, 4019 Monheim-Baumberg, Tel. (0 21 73) 6 62 44 (GT)

Düsseldorf II, Gast Dieter, Lichtenbroicher Weg 61, 4000 Düsseldorf, Tel. (02 11) 41 14 00 (G)

Emmendingen, Kaben Uwe, Im Oberwald 26, 7831 Riegel, Tel. (0 76 42) 56 10 (GBTS)

Emmerich, v. d. Bogard M., Horionstr. 23a, 4194 Bedburg-Hau 1, Tel. (0 28 21) 62 07 (GBT)

Emsdetten, Dornschneider H., Matth.-Claudius-Str. 36, 4407 Emsdetten, Tel. (0 25 72) 54 51 (G)

Ennepetal, Hansen Helga, Rosendahler Str. 96, 5820 Gevelsberg, Tel. (0 23 32) 1 09 93 (GBT)

Essen, Schmidt A., Ruhrallee 26, 4300 Essen, Tel. (02 01) 26 10 83 (GTV)

Esslingen, Fuchs J., Krummenackerstr. 185, 7300 Esslingen, Tel. (07 11) 3 70 01 13 (GBT)

Fellbach, Nohr Hans, Obere Waiblinger Str. 183, 7000 Stuttgart 50, Tel. (07 11) 52 73 73 (G)

Frankfurt, Jahncke Gertraud, Fürstenbergstr. 27, 6000 Frankfurt, Tel. (0 69) 55 87 73 (BGT)

Frankfurt, Filmverleih: Dumke Hubert, Daimlerstr. 6, 6457 Maintal 1, Tel. (0 61 81) 49 12 33

Freiburg, Müller Joh., Günterstalstr. 25, 7800 Freiburg, Tel. (07 61) 70 03 39 (GSB)

Freising, Betz Peter, Untere Hauptstr. 9, 8050 Freising, Tel. (0 81 61) 48 27 (BT)

Friedberg, Müller E., Schlesienring 25, 6361 Niddatal 1, Tel. (0 60 34) 33 03 (GT)

Fulda, Gath H., Rhönbergstr. 16, 6415 Petersberg, Tel. (06 61) 6 74 61 (GT)

Fürth/Nürnberg, Kühnel Emil, Ahornstr. 25, 8501 Feucht 1, Tel. (0 91 28) 21 51 (GST)

Geldern, Grammel H., Weberstr. 30, 4174 Issum 2, Tel. (0 28 35) 58 09 (GBT)

Gelsenkirchen, Prinz H., Märkische Str. 36, 4650 Gelsenkirchen, Tel. (02 09) 87 61 88 (GBT)

Gevelsberg, Hansen Helga, Rosendahler Str. 96, 5820 Gevelsberg, Tel. (0 23 32) 1 09 93 (GBT)

Giessen, Peter-Daum Friederike, An der Seemühle 7, 6301 Wettenberg 1, Tel. (06 41) 8 29 90 (GT)

Gladbeck, Hentschel G., Taunusstr. 96a, 4390 Gladbeck, Tel. (0 20 43) 3 92 52 (BT)

Göttingen, Schmidt A., Eisenbahnstr. 3, 3400 Göttingen, Tel. (05 51) 7 70 18 34 (GT)

Gummersbach, Maat R., Hohefuhrweg 35, 5270 Gummersb.-Berghausen, Tel. (0 22 66) 73 70 (GBT)

Hagen, Koszinski Dagmar, Lycker Str. 6, 5800 Hagen 1, Tel. (0 23 31) 30 59 99 (GBT)

Hamburg, Persson Jans, Hohe Weide 19, 2000 Hamburg 20, Tel. (0 40), 4 20 63 86 GBT)

Hameln, Grüllich, H. P., Deister Str. 82–84, 3250 Hameln 1, Tel. (0 51 51) 1 50 86 (GS)

Hamm, Lange Horst, Humburgstr. 10, 4700 Hamm 3, Tel. (0 23 81) 46 66 86 (GBT)

Hanau, Özarpat Renate, Georg-Wolff-Str. 13, 6450 Hanau, Tel. (0 61 81) 2 23 99 (GSBT)

Hannover, Meyer Ingeborg, Angerstr. 93, 3000 Hannover 72, Tel. (05 11) 52 67 95 (GBS)

Harsewinkel, Kohler A., Breslauer Str. 16, 4834 Harsewinkel, Tel. (0 52 47) 29 32 (G)

Hattingen, Blum Georg, Mausegatt 5, 4320 Hattingen, Tel. (0 23 24) 8 02 27 (G)

Heidelberg, Dr. Juschka H. G., Bergheimer Str. 1a, 6900 Heidelberg, Tel. (0 62 21) 2 56 02 (G)

Heidenheim, Buttkus G., Silcherstr. 38, 7921 Hermaringen, Tel. (0 73 22) 76 41 (G)

Heilbronn, Schlenker J., Paracelsusstr. 17, 7100 Heilbronn, Tel. (0 71 31) 7 76 49 (G)

Helmstedt, Schneider Bärbel, Schützenwall 11, 3330 Helmstedt, Tel. (0 53 51) 3 17 16 (GBT)

Herdecke, Kress Lothar, Weg zum Poethen 99, 5804 Herdecke, Tel. (0 23 30) 7 09 36 (GBT)

Herford, Stolpmann, H.J., Am alten Land 47, 4902 Bad Salzuflen 5, Tel. (0 52 22) 7 02 74 (GBT)

Herne, Dobrowolski B. W., W.-Bälz-Str. 93,
4690 Herne 1, Tel. (0 23 23) 45 23 26 (GBT)
Höxter, Westphal L., Schlesische Str. 79,
3470 Höxter 1, Tel. (0 52 71) 3 45 10 (GBT)
Ibbenbüren, Pieper Petra, Schillerstr. 12,
4530 Ibbenbüren, Tel. (0 54 51) 27 41 (G)
Ingolstadt, Seitz Wolfgang, Blücherstr. 43,
8070 Ingolstadt, Tel. (08 41) 7 16 63 (GSBTV)
Iserlohn, Pühl J. W., Anemonenweg 3,
5860 Iserlohn, Tel. (0 23 71) 3 02 99 (G)
Jülich, Gottlaut H., Am Hierespfädchen 15,
5170 Jülich, Tel. (0 24 61) 87 16 (GT)
Karlsruhe, Krieger Stefan, Scheffelstr. 46a,
7500 Karlsruhe 1, Tel. (07 21) 84 17 83 (GS)
Kassel, Frass W., M.-Schnabrich-Str. 17,
3500 Kassel-Oberzw., Tel. (05 61) 49 31 85 (GTS)
Ketsch, Pister Heinrich, Gladiolenweg 2,
6834 Ketsch, Tel. (0 62 02) 6 14 79 (BGT)
Kleve, Kempers Rudolf, Saalstr. 40, 4190 Kleve 1,
Tel. (0 28 21) 4 87 80 (GBT)
Koblenz, Hauptmann Jürgen, Urbarer Str. 12,
5414 Vallendar, Tel. (02 61) 6 08 51 (GT)
Köln-Mitte, Kaster Erich, Franz-Hitze-Str. 1,
5000 Köln 1, Tel. (02 21) 52 42 81 (GBSTV)
Köln-Porz, Dunkel Wolfgang, Schmittgasse 41,
5000 Köln 90, Tel. (0 22 03) 8 11 47 (GBSTV)
Korbach, Horn Hannelore, Fröbelstr. 4,
3540 Kobach, Tel. (0 56 31) 6 34 23 (GT)
Kornwestheim Stgt., Knoblauch Alwin, Rosenstr. 12,
7014 Kornwestheim, Tel. (0 71 54) 31 76 (GS)
Kreuznach Bad, Karl-Aschoff-Klinik,
Kaiser-Wilhelm-Str. 9–11, B-Kr., Tel. (06 71) 24 71
(GB)
Kriftel/Main-Taunus-Kreis, Bär Hermann,
Robert-Schumann-Ring 75, 6239 Kriftel, Tel.
(0 61 92) 4 46 04 (GBT)
Landau/Pfalz, Schneider Inge, Landeckstr. 15,
6740 Landau 14, Tel. (0 63 41) 8 18 28 (GB)
Landshut, Volkmann Julia, Nik-Alex-Mair-Str. 8,
8300 Landshut, Tel. (08 71) 8 99 44 (GBT)
Leonberg, Mikus Hans, Robert-Bosch-Str. 2,
7253 Renningen, Tel. (0 71 59) 83 72 (GBS)
Leverkusen, Römer Lieselotte, Rathenaustr. 221,
5090 Leverkusen 1, Tel. (02 14) 4 84 43 (BS)
Lienen/Bad Iburg, van Doggenaar H. C.,
Königsbergstr. 19, 4543 Lienen, Tel. (0 54 83) 80 26
(GSBT)
Limburg, Müller Adolf, Röntgenstr. 1,
6250 Limburg 1, Tel. (0 64 31) 4 40 05 (GT)
Lörrach, Adam Peter, Im Schlattgarten 12,
7852 Binzen, Tel. (0 76 21) 5 48 52 (GB)
Lübeck, Störmann Marie Luise, Hirschgrund 6,
2401 Groß-Grönau, Tel. (0 45 09) 13 06 (BG)
Lüdenscheid, Malten Eckhart, Harlingerstr. 13a,
5880 Lüdenscheid, Tel. (0 23 51) 2 93 48 (GST)
Ludwigsburg, Horlacher E., Lerchenweg 15,
7120 Bietigheim-Bissingen, Tel. (0 71 42) 5 39 43
(GS)
Ludwigshafen, Meliset Manfred, Friesenstr. 22,
6700 Ludwigshafen, Tel. (06 21) 69 26 66 (BGT)
Lüneburg, Federn Heinrich, Bilmer Str. 22,
2120 Lüneburg, Tel. (0 41 31) 5 34 71 (GT)

Lünen, Dissel Richard, Im Dorfe 31,
4600 Dortmund-Brechten, Tel. (02 31) 80 28 81
(GBT)
Mainz, Kochinke L. M., Wallstr. 53, 6500 Mainz,
Tel. (0 61 31) 38 35 05 (GT)
Mannheim, Rattray James, Moltkestr. 13,
6800 Mannheim, Tel. (06 21) 44 72 31 (B)
Marburg, Frühauf Theo, Cappelerstr. 136,
3550 Marburg, Tel. (0 64 21) 4 34 39 (BGT)
Metzingen, Vahlpahl Monika, Olgastr. 1,
7430 Metzingen, Tel. (0 71 23) 24 06 (G)
Minden, Hansing Brigitte, Krahenbrink 5,
4952 Porta-Westfalica, Tel. (05 71) 7 49 63 (G)
Möhringen/Stgt., Herrmann W., Gg.-Schurr-Str. 42,
7024 Filderstadt 1, Tel. (0 71 58) 6 11 51 (GBT)
Mülheim, Plange K. H., Auf dem Horst 3,
4200 Oberhausen 12, Tel. (02 08) 86 11 69
(GBST)
München, Klimsch Wolfgang, Lindenschmitstr. 35,
8000 München 70, Tel. (0 89) 76 80 47 (BGTV)
Münster, Hawighorst Sigrid, Herrenstr. 5,
4403 Sender, Tel. (0 25 97) 86 36 (GT)
Neumarkt, Pfund Dieter, Postfach 440 126,
8500 Nürnberg 44, Tel. (09 11) 45 52 09 (GST)
Neuwied, Bienkowski Joachim, Am Steg 1,
Neuwied 13, Tel. (0 26 31) 5 33 92 (GT)
Norderstedt, Klemm Harmut, Rüsternweg 9,
2000 Norderstedt, Tel. (0 40) 5 25 16 52 (GST)
Northeim, Goenster-Rosenberg V., Häuserstr. 3–4,
3410 Northeim 1, Tel. (0 55 51) 6 15 31 (BGT)
Nürnberg, Kühnel Emil, Ahornstr. 25,
8501 Feucht 1, Tel. (0 91 28) 21 51 (GST)
Oberammergau, Müller Wolfram, Kistenkopf-Str. 1,
8116 Eschenlohe, Tel. (0 88 24) 7 72 (GBT)
Oberhausen, Plange K. H., Auf dem Horst 3,
4200 Oberhausen 12, Tel. (02 08) 86 11 69 (GBST)
Oldenburg, Möller Klaus, Butjadinger Str. 344,
2900 Oldenburg, Tel. (04 41) 3 93 10 (G)
Ortenaukreis, Karotsch R., Westendstr. 14,
7631 Meissenheim 2, Tel. (0 78 24) 9 56 (GBT)
Osnabrück, Heithecker Sieglinde, Voxtruperstr. 36,
4500 Osnabrück, Tel. (05 41) 58 69 40 (GBT)
Paderborn, Karrasch W. D., Gartenstr. 9, 4799
Borchen-Paderborn, Tel.(0 52 51) 3 86 62 (GBT)
Pforzheim, Würtemberger A., Reutweg 12,
7534 Birkenfeld, Tel. (0 72 31) 4 85 25 (G)
Remscheid, Heumann W,, Kippdorfstr. 34,
5630 Remscheid, Tel. (0 21 91) 2 61 42 (GB)
Reutlingen, Heller-Braun Irmgard, Fuchshaldeweg 53,
7410 Reutlingen, Tel. (0 71 21) 1 73 76 (G)
Rheine, Termöllen C., Stadtbergstr. 94, 4440 Rheine,
Tel. (0 59 71) 7 00 51 (GBTV)
Rosenheim, Bertram Marlies, Leitzachstr. 2,
8200 Rosenheim, Tel. (0 80 31) 6 86 38 (BGT)
Saarbrücken, Brehm G., Neunkircher Str. 10,
6688 Illingen 6, Tel. (0 68 25) 4 39 11 (GT)
St. Wendel, Fritsch S., Schillerstr. 15, 6697 Nohfelden,
Tel. (0 68 52) 61 27 (GT)
Siegen, Klawitter W., Rüdersdorfer Str. 34,
5901 Wilnsdorf, Tel. (0 27 39) 21 77 (GT)
Sindelfingen, Schramm H., Waldenbucher Str. 13,
7030 Böblingen, Tel. (0 70 31) 27 42 62 (GBS)

Sinsheim, Klemm D., Bauberg 30, 6921 Ittlingen, Tel. (0 72 66) 16 68 (BG)

Solingen, Schmitt Theo, Hügelstr. 7, 5650 Solingen 19, Tel. (0 21 22) 33 54 17 (BGT)

Schwäbisch-Gmünd, Demmerer Agathe, Zum Böchelsberg 24, 7070 Schw.-Gmünd-Z., Tel. (0 71 71) 8 93 50 (GS)

Schweinfurt, Koch Erwin, Unfinden 80, 8729 Königsberg/Bayern, Tel. (0 95 25) 15 55 (GST)

Schwelm, Hansen Helga, Rosendahler Str. 96, 5820 Gevelsberg, Tel. (0 23 32) 1 09 93 (GBT)

Schwerte, Blank J., Heidestr. 115a, 5840 Schwerte, Tel. (0 23 04) 48 00 (G)

Straubing, Masur Peter, Mitterharthausen 58d, 8441 Feldkirchen, Tel. (0 94 20) 3 40 (GST)

Stgt.-Fellbach, Nohr Hans, Obere Waiblinger Str. 138, 7000 Stuttgart, Tel. (07 11) 52 73 73 (G)

Stgt.-Kornwestheim, Knoblauch A., Rosenstr. 12, 7014 Kornwestheim, Tel. (0 71 54) 31 76 (GS)

Stgt.-Mitte, Schulz Gabriele, Humboldtstr. 3, Mörike-Heim, 7000 Stgt.-Mitte, Tel. (07 11) 60 28 27 (G)

Stgt.-Möhringen, Herrman W., Gg-Schutt-Str. 42, 7024 Filderstadt 1, Tel. (0 71 58) 6 11 51 (GBT)

Uelzen, Zielke Bruno, Parkstr. 25, 3110 Uelzen, Tel. (05 81) 48 73 (G)

Ulm, Kirschenhofer G., Wiesentalstr. 44, 7913 Senden 1, Tel. (0 73 07) (49 06 (G)

Vill.-Furtwangen, Gumtow Friedrich, Haldenweg 7, 7742 St. Georgen, Tel. (0 77 24) 47 96 (GT)

Völklingen, Theobald Chr., Hohenzollernstr. 40, 6620 Völklingen, Tel. (0 68 98) 29 46 08 (GBT)

Vreden, Tenspolde E., Kolpingstr. 23, 4426 Vreden, Tel. (0 25 64) 3 33 85 (SB)

Warendorf, Markmann H., Markt 10, 4410 Warendorf, Tel. (0 25 81) 73 10 (GST)

Weinheim, Bausch Marlene, Am Langenmorgen 16, 6947 Laudenbach, Tel. (0 62 01) 4 11 98 (B)

Werne, Degener F., Capeller Str. 106 A, 4712 Werne, Tel. (0 23 89) 5 95 08 (G)

Werra-Meissner, Liese Jürgen, Großalmeroder Str. 22, 3432 Großalm, Tel. (0 56 04) 8 12 81 (GS)

Wesel, Nicolai Karin, Grünstr. 79, 4230 Wesel 1, Tel. (02 81) 6 24 12 (GBT)

Wiesbaden, Ehrfurt Ursula, Wichernstr. 6, 6200 Wiesbaden-Bierstadt, Tel. (0 61 21) 50 35 43 (GBTV)

Wilhelmshaven, Kornatzki K., Freiligrathstr. 247, 2940 Wilhelmshaven, Tel. (0 44 21) 6 90 64 (G)

Witten, Gabelt Hannelore, Andr.-Blesken-Str. 11, 5810 Witten 4, Tel. (0 23 02) 3 02 92 (GBT)

Wolfsburg, Trodtfeld Eve-Maria, Suhlgarten 13, 3180 Wolfsburg 1, Tel. (0 53 61) 1 75 47 (GBT)

Wuppertal, Osterthun Heide, Freudenberger Str. 43, 5600 Wuppertal 1, Tel. (02 02) 43 44 72 (GBT)

Kontaktadressen

Oberursel, Tober Martina, Damaschkestr. 18, 6370 Oberursel 1, Tel. (0 61 71) 35 76

Passau, Kellberger Franz, Kapellenweg 2, 8359 Rainding, Tel. (0 85 42) 6 31

Recklinghausen, Kress Lothar, Weg zum Poethen 99, 5804 Herdecke, Tel. (0 23 30) 7 09 36

Rheingau-Taunus, Post Walter, Schulstr. 19, 6229 Walluf 2, Tel. (0 61 23) 7 28 95

Saarlouis, Jungmann Joh., Hauptstr. 260a, 6635 Schwallbach, Tel. (0 68 34) 5 17 23

Seesen, Arnsberger Diethard, Gänsepforte 4, 3370 Seesen, Tel. (0 53 81) 26 34

Velbert, Loskarn Willi, Mohnweg 33, 5628 Heiligenhaus, Tel. (0 20 54) 41 39

Verden/Aller, Prof. Dr. Varacha B., Josefstr. 1, 2810 Verden, Tel. (0 42 31) 8 34 00

Wesseling, Hörner K. E., Kastanienweg 48, 5047 Wesseling, Tel. (0 22 36) 72 32 11

Wetzlar, Peter-Daum Friederike, An der Seemühle 7, 6301 Wettenberg 1, Tel. (06 41) 8 29 90

Würzburg, Kneitz Walter, An den Röthen 72, 8700 Würzburg, Tel. (09 31) 9 44 49 (GT)

Therapiegruppen in Vorbereitung – Kontaktadressen

Aschaffenburg, König Manfred, Pfaffengasse 16, 8750 Aschaffenburg, Tel. (0 60 21) 1 21 36

Bad Kissingen, Reusch Otto, Blumenstr. 18, 8781 Gräfendorf, Tel. (0 93 57) 10 00

Bad Münstereifel, Schäfer Monika, Ahrweilerstr. 30, 5358 Münstereifel, Tel. (0 22 53) 68 03

Bielefeld, Ostmann Herbert, Am Stadtring 38, 4800 Bielefeld 14, Tel. (05 21) 41 12 82

Bramsche, Dr. Sonneck, Joh-Strauß-Str. 10, 4550 Bramsche, Tel. (0 54 61) 30 96

Castrop-Rauxel, Kreß Lothar, Weg zum Poethen 99, 5804 Herdecke, Tel. (0 23 30) 7 09 36

Donauwörth, Weigel Günther, Thomas-Mann-Str. 10, 8851 Tapfheim, Tel. (0 90 04) 5 55

Friedrichshafen, Schmid A., Sudeten-Landstr. 7, 7778 Markdorf, Tel. (0 75 44) 20 63

Göppingen, Benesch H., Ulmenweg 10, 7321 Albershausen, Tel. (0 71 61) 3 77 63

Groß-Gerau, Hammer Anton, Drognoler Str. 19, 6080 Groß-Gerau, Tel. (0 61 52) 5 81 07

Heiligenhaus, Loskarn Willi, Mohnweg 33, 5628 Heiligenhaus, Tel. (0 20 54) 41 39

Hof, Urban Peter, Faunapark 18, 8670 Hof, Tel. (0 92 81) 9 51 48

Kempten, Lange Karlheinz, Schraudolphstr. 1, 8960 Kempten, Tel. (08 31) 2 31 06

Kiel, Jeroch Heinz, Diesterweg 4, 2300 Kiel 1, Tel. (04 31) 68 81 36

Konstanz, Kleber Ulrich, Feuersteinstr. 55, Haus 11, 7752 Reichenau, Tel. (0 75 31) 7 48 94
Krefeld, Franke Andreas, AOK, Friedrichstr. 27–29, 4150 Krefeld 1, Tel. (0 21 51) 8 56–12 57
Leer/Ostfriesland, Ubbens Heinrich, Alter Sandweg 3, 2955 Boen, Tel. (0 49 03) 2 92

Lüdinghausen, Althaus Franz, Werdenerstr. 9, 4710 Lüdinghausen, Tel. (0 25 91) 65 93
Melle, Riemann Elke, Johann-Uttinger-Str. 4, 4520 Melle 1
Mönchengladbach, Pohlen H., Rheydterstr. 187, 4050 Mönchengladbach, Tel. (0 21 61) 18 39 58

Anschriften der Schweizerischen Rheuma-Liga

Zentralsekretariat

Schweizerische Rheumaliga, Renggerstraße 71, 8038 Zürich, Tel. 01/482 56 00

Beratungsstellen, Arbeitsgemeinschaften, Rechtsdienste

Beratungsstellen der kantonalen Rheumaligen

Aargauische Rheumaliga
5000 Aarau, Bachmattweg 18, Tel. 064/22 81 44
5400 Baden, Badstraße 33, Tel. 056/22 23 35
4310 Rheinfelden, Solbadklink, Salinenstraße, Tel. 061/87 15 46
Appenzellische Rheumaliga beider Rhoden
9050 Appenzell, Blumenrainweg 3, Tel. 071/87 28 45
9100 Herisau, Buchenstraße 2, Tel. 071/51 34 90
Rheumaliga beider Basel
4051 Basel, Leonhardsgraben 40, Tel. 061/25 33 80
Bernische Rheumaliga
3012 Bern, Neufeldstraße 5, Tel. 031/24 26 66
2502 Biel, Hallerstraße 8, Tel. 032/23 10 33
3400 Burgdorf 1, Poststraße 10, Postfach, Tel. 034/22 06 44
4900 Langenthal, Bützbergstrasse 23, Tel. 061/23 10 70
3700 Spiez, Oberlandstraße 6, Tel. 033/54 55 71
3860 Meiringen, Gemeindehaus, Tel. 036/71 32 52
Ligue fribourgeoise contre le rhumatisme
1700 Fribourg, Bd de Pérolles 8, Tel. 037/22 27 47
Ligue genevoise contre le rhumatisme
1203 Genève, Rue Lamartine 27, Tel. 022/45 62 89
Rheumaliga Glarus
8750 Glarus, Schulerhaus, Tel. 058/61 34 89
Bündnerische Rheumaliga
7000 Chur, Alexanderstraße 16, Tel. 081/22 44 38
7524 Zuoz, Via Albanas, Chesa Andina, Tel. 082/715 95

Ligue jurassienne contre le rhumatisme
2800 Delémont, Rue des Moulins 12, Tel. 066/22 20 70
Rheumaliga Luzern und Unterwalden
6000 Luzern 6, Postfach, Friedenstraße 4, Tel. 041/51 63 03
Ligue neuchâteloise contre le rhumatisme
2000 Neuchâtel, 2, ruelle Mayor, Tel. 038/25 33 88
2300 La Chaux-de-Fonds, rue du Marché 4, Tel. 039/28 83 28
St. Gallische Rheumaliga
9000 St. Gallen, Poststraße 23, Tel. 071/22 00 55
7320 Sargans, Bahnhofstraße 6, Tel. 085/2 55 45
7310 Bad Ragaz, L. Nigg, Medizinische Abteilung der Thermalbäder, Tel. 085/9 01 61
9630 Wattwil, Grünaustraße 7, Tel. 074/7 34 77
8730 Uznach, Städtchen 19, Tel. 055/72 11 18
Rheumaliga Schaffhausen
8200 Schaffhausen, Vordersteig 2, Tel. 053/5 17 33
Rheumaliga Solothurn
4500 Solothurn, Zuchwilerstraße 41, Tel. 065/22 35 36
Briefadresse: Postfach 540, 4501 Solothurn
4600 Olten, Jurastraße 18, Tel. 062/32 31 70
4226 Breitenbach, Friedhofstraße 2, Tel. 061/80 36 77
Rheumaliga Uri-Schwyz
6440 Brunnen, Parkstrasse 1, Tel. 043/31 11 93
Thurgauische Rheumaliga
8500 Frauenfeld, Oberstadtstraße 4, Tel. 054/21 71 28
Lega ticinese per la lotta contro il reumatismo
6500 Bellinzona, Viale Portone 2, Tel. 092/25 82 55
6600 Locarno, Via Orelli 29, Tel. 093/31 42 85
6900 Lugano, Via Besso 41, Tel. 091/56 84 40
Ligue vaudoise contre le rhumatisme
1007 Lausanne, 12, avenue de Provence, Tel. 021/25 99 71
Walliser Rheumaliga
3954 Leukerbad, Rheumaklinik, Sozialdienst, Tel. 072/62 51 11
Rheumaliga des Kantons Zug
6300 Zug, Baarerstraße 91, Tel. 042/21 81 31
Rheumaliga des Kantons Zürich
8005 Zürich, Röntgenstraße 16, Tel. 01/362 33 36
8400 Winterthur, Metzggasse 2, Tel. 052/22 16 18
8620 Wetzikon, Gemeinschaftszentrum «Drei Linden», Bahnhofstraße 73, Tel. 01/930 46 34

Arbeitsgemeinschaften

Arbeitsgemeinschaft Schweizerische Kranken- und Invaliden-Selbsthilfeorganisationen (ASKIO), Effingerstraße 55, 3008 Bern, Tel. 031/25 65 57
Schweizerische Arbeitsgemeinschaft zur Eingliederung Behinderter (SAEB), Bürglistraße 11, 8002 Zürich, Tel. 01/201 58 26
Schweizerische Arbeitsgemeinschaft für Körperbehinderte (SAK), c/o Pro Infirmis, Feldeggstraße 71, 8032 Zürich, Tel. 01/251 05 31
Exma, Schweizerische Hilfsmittel-Ausstellung, Werkhofstraße 6, 4702 Oensingen, Tel. 062/76 27 67
Schweizerische Arbeitsgemeinschaft Hilfsmittelberatung für Behinderte und Betagte, Neugrundstraße 1, 8620 Wetzikon, Tel. 01/9 32 38 32

Schweizerische Polyarthritiker-Vereinigung Patientenselbsthilfeorganisation). Sekretariat: Postfach 385, 8957 Spreitenbach, Tel. 056/71 31 46
Schweizerische Vereinigung Das Band, Gryphenhübeliweg 40, 3006 Bern, Tel. 031/44 11 38
Schweizerische Vereinigung Morbus Bechterew Sekretariat: Röntgenstrasse 22, 8005 Zürich, Tel. 01/44 78 66
Kurslisten für Gymnastik- und Schwimmkurse sowie Volleyball sind beim Sekretariat zu beziehen.

Rechtsdienste für Behinderte

Zürich: Bürglistrasse 11, 8002 Zürich, Tel. 01/201 58 27, (Montag–Freitag 8.00–12.00 Uhr)

Anschriften der Österreichischen Rheumaliga

Österreichische Rheumaliga, Bundesgeschäftsstelle, 1190 Wien, Gunoldstraße 14, Tel. 36 75 98
Landesgeschäftsstelle für Oberösterreich, Grieskirchnerstraße 43, A-4701 Bad Schallerbach, Tel. 072 49 20 71.

Landesgeschäftsstelle für Steiermark, Odilienweg 10–12, A-8010 Graz, Tel. 03 16 32 5 70.
Landesgeschäftsstelle für Tirol, ist seit Ende Oktober 1986 geschlossen, wird aber demnächst an einem anderen Ort wieder eröffnet.

Funktionshilfen und herstellende Firmen

Bezeichnung des Geräts/Werkzeugs	Hilfsmittel für	Beschreibung der Funktion
Spezialscheren	Hände	Selbstöffnende Griffe, extrem leicht.
Spezial-Eßbesteck mit auswechselbaren Griffen unterschiedlicher Stärke	Hände	Durch die auswechselbaren Griffe ist eine individuelle Anpassung an die Hand möglich; sie sind leicht – zum Schneiden wird wenig Kraft benötigt.
Ultraleichte Bestecke mit Fingerraste (Messer mit Hebelwirkung!)	Hände	Alle Besteckteile sind extrem leicht, das Messer mit Hebelwirkung ermöglicht das Schneiden mit einem Minimum an Kraftaufwand.
Besteckhalter	Hände	Klemmbügel mit Haltevorrichtung, für Löffel und Gabel.
Nagelbürste mit Saugnäpfen	Hände	Ermöglicht das Bürsten der Hände, ohne die Bürste halten zu müssen.
Nagelfeilplatte mit Saugnäpfen	Hände	Ermöglicht das Feilen der Fingernägel, ohne die Nagelfeile halten zu müssen.

Bezeichnung des Geräts/Werkzeugs	Hilfsmittel für	Beschreibung der Funktion
Nagelschere	Hände	Die Schenkel der Schere sind federnd miteinander verbunden, dadurch leicht zu handhaben.
Knopfverschluß-Schließer	Hände	Der Knopf wird mit Hilfe einer Metallschlinge (2 Schlingengrößen für unterschiedliche Knopfgrößen) durch das Knopfloch gezogen.
Becher-Handgriff	Hände	Einsatzring mit Griff für fast alle Trinkglasgrößen.
Feststehender Kartoffelschäler	Hände	Feststehender Halter für ein Schälmesser in Arbeitshöhe zum Schälen von Kartoffeln, Obst, Gemüse.
Kartoffelschäler[2]	Hände	Zweischenkliges Schälmesser für Kartoffeln und Obst.
Rotierender Zwiebelschneider, «Zyliss»[2]	Hände	Selbsttätig rotierendes Stahlmesser in einer Plastikglocke zum Zerkleinern von Gemüse, Obst, Nüssen usw.
Elektrischer Zwiebelschneider, «Moulinex»[3]	Hände	Zerkleinern von Gemüse, Obst, Nüsse usw.
Kartoffelschabbürste	Hände	Die Bürste ist mit Hilfe von Saugnäpfen auf glatter Unterlage zu befestigen, 2 Dorne am Rand der Bürste ermöglichen das Ausstechen schadhafter Stellen.
Haushaltschere für die linke Hand[4]	die linke Hand	Schere zum linkshändigen Schneiden (Länge 18,5 cm).
Kombi-Spülbürste	Hände	Halterung, in die Teller- und Gläserbürsten eingeschoben werden können; an fast allen Wasserarmaturen anzubringen.
Dosenöffner. «Rote Clara» Nilsjohan[2]	Hände	Dosenöffner als Wandgerät mit Festhaltevorrichtung für Dosen.
Wasserhahn Typ «Hebelmischer»[5]	Hände	Mit der Hebelbewegung des Wasserhahns lassen sich gleichzeitig Wassermenge und -temperatur einstellen. Das Auf- und Zudrehen fällt weg: der Hebel kann mit dem ganzen Arm betätigt werden.
Flaschenöffner für Kronenkorken mit Magnet, «Tommi» (Nilsjohan)[2]	Hände	Flasche kann beim Öffnen mit beiden Händen gleichzeitig festgehalten werden.
Gläseröffner[2]	Hände	Gläseröffner, zu befestigen an der Unterseite von Regalbrettern o. ä., zum Öffnen von Gläsern mit 2–9 cm Schraubdeckeldurchmesser.

Bezeichnung des Geräts/Werkzeugs	Hilfsmittel für	Beschreibung der Funktion
Elektrischer Dosenöffner[3]	Hände	Dose kann beim Öffnen mit beiden Händen gleichzeitig festgehalten werden.
Schraubdeckelzange[2]	Hände	Zange zum leichten Aufschrauben und Abheben von Deckeln (4–8 cm Durchmesser und zum Aufdrehen von Schraubverschlüssen) (2–3 cm Durchmesser).
Schraubdeckelzange «Monopol»[2]	Hände	Zangenartiges Gerät mit verlängertem Hebelarm zum Öffnen von Deckeln. Durchmesser 4–8 cm.
Topfhaken	Hände	Metalldrahtbügel, der, über den Wasserhahn gehängt, den Topfgriff hält.
Frühstücksbrett[2]	Hände	Brett, mit Schraubzwinge am Tischrand zu befestigen, ausgestattet mit 4 Stahlstiften und einer Gabel zum Festhalten der Nahrungsmittel.
Flex-Straw[2]	Hände	Biegbarer Trinkhalm zum Einmalgebrauch.
Wasserhahnöffner[2]	Hände	Hahn-Greifer mit verlängertem Hebelarm.
Türgriffverlängerer	Hände	Langer Zusatzgriff, am Türgriff zu befestigen, ermöglicht das Öffnen einer Tür mit Unterarm oder Ellenbogen.
Schlüssel-Hilfe[2]	Hände	Hilfe beim Öffnen von Schlössern; der verstärkte Griff ermöglicht gute Griffsicherheit und das Öffnen mit beiden Händen.
Nicht-Rutsch-Unterlage	Hände	Spezialunterlage für die Tischplatte – darauf gestellte Gegenstände können nicht wegrutschen.
Lenkradknopf «K-L»[6]	Hände	Drehbarer, am Lenkrad sicher zu befestigender Kunststoffknopf als Lenkhilfe (55 mm Durchmesser).
Ellenbogenschoner aus Schaffell	Ellenbogen, Unterarm	Wärmespender und Polsterung; Schutz bei langem Liegen.
Fersenschoner aus Schaffell	Füße	Wärmespender und Polsterung; Schutz bei langem Liegen.
Kombiroller[2]	Schulter, Arme, Hände, Hüfte, Knie	Große Tasche an Gestell mit Rädern, in der Höhe verstellbar. Trag-Hilfe.
Anziehstab	Hände, Ellenbogen, Schulter	44 cm langes Rohr mit Schlaufe und Haken zum selbständigen Aus- und Anziehen.

Bezeichnung des Geräts/Werkzeugs	Hilfsmittel für	Beschreibung der Funktion
Klettenverschluß	Hände	Klettenverschluß anstelle von Knöpfen und Reißverschlüssen.
Schuhanzieher	Hüfte, Knie	75 cm langer Schuhanzieher mit Stahlfeder zwischen Schuhlöffel und Stiel.
Strumpfanzieher[1]	Hände, Hüfte, Knie	Elastischer Strumpfanzieher mit Zugbändern.
Toilettensitzerhöhung	Hüfte, Knie	Toilettensitz mit Deckel, Sitzhöhe und Sitzneigung verstellbar.
Toilettensitzerhöhung mit Armlehnen	Hüfte, Knie	Toilettensitz mit Deckel und gepolsterten Armlehnen, Sitzhöhe und Sitzneigung verstellbar.
Spezial-Nachtgeschirr für Frauen	Hüfte, Knie	Becken für Frauen, zum Wasserlassen im Stehen.
Stützgestell für die Toilette (mit Armlehnen)	Hüfte, Knie, Hände	In der Höhe verstellbare Stütze, die über jedes Toilettenbecken gestellt werden kann.
Badewannen-Sicherheitsmatte		Matte mit Saugnäpfen als Badewanneneinlage.
Badekragen		Wird wie ein Rettungsring um den Hals gelegt, verhindert das Untertauchen mit dem Kopf.
Badewannensitz zum Einhängen	Hüfte, Knie	Ermöglicht Duschen und Waschen im Sitzen, für jede moderne Badewanne geeignet.
Sicherheitsgriff für Einbau-Badewannen	Hände	Der Griff wird über den vorderen Badewannenrand geschoben, bietet sicheren Halt.
Duschhocker		Erleichterung beim Duschen, standfest. Bei höherer Sitzhöhe Hilfsmittel für Hüfte und Knie.
Lappenhalter	Hüfte, Knie	Halter für Waschlappen, erleichtert das Waschen der Beine und Füße.
Zehenputzer	Hüfte, Knie	Mit verlängertem Stiel, zum Reinigen der Zehen.
Kehrgarnitur	Hüfte, Knie	Schaufel und Besen mit verlängerten Stielen (Länge 72 cm).
Helfende Hand	Hände, Ellenbogen, Schulter, Hüfte, Knie	Greifgerät mit langem Stiel und Magnet; faltbar.

Bezeichnung des Geräts/Werkzeugs	Hilfsmittel für	Beschreibung der Funktion
Helfende Hand, Modell A	Hüfte, Knie, Füße, Hände, Schulter	Stahlrohr-Greifzange mit Griff, 80 cm lang, etwa 300 g schwer; die Zange schließt sich auf Handdruck, mit Haftmagnet.
Helfende Hand, Modell D	Hüfte, Knie, Füße, Hände, Schulter	Aluminiumzange mit 71 cm langem Stiel, pistolenförmigem Griff, Haftmagnet. Der Stiel ist zusammenklappbar.
Tischklammer für Stöcke		Kombi-Klemmhalter für die Tischkante, Spreizbreite 3,6 cm, zum Festhalten von Stock oder Krücke; auch für zwei Stöcke.
Strickleiter	Hüfte, Knie, Füße, Hände	1,20 m lange Strickleiter mit 6 Holzsprossen, überall anzubringen.
Pendelsitz	Hüfte, Knie, Füße	Pendelsitz zur Standunterstützung mit festem, plastikbezogenem, rundem Kissen als Sitz, Höhe in 6 Stufen von 60-85 cm verstellbar.
Arthrodesenstuhl	Hüfte, Knie	Gepolsterter Drehstuhl mit abnehmbaren Armlehnen; Sitzhöhe, Beinauflage und Lehnen sind verstellbar.
Sitzkissen,	Hüfte, Knie	Schaumgummi-Sitzkissen mit Ausbuchtung für die Beinauflage, Größe 45-35-5 cm. Für Träger von Stützapparaten.
Katapultsitz	Hüfte, Knie	Kipp-Polster (42–42 cm) als Aufsteh-Hilfe, in 6 Modellen lieferbar: für das Körpergewicht bis 55 kg, bis 65 kg, bis 75 kg, bis 85 kg, bis 95 kg, bis 105 kg.
Spezialtisch «Variette» (Bremshey)[7]		Zusammenklappbarer, höhenverstellbarer (65–100 cm) Spezialtisch mit Stahlrohrgestell, Tischfläche (40×65 cm) kipp- und schwenkbar.
Prismenbrille	Bettlägrige	Zum lesen im Liegen geeignet, kann zusammen mit einer anderen Brille getragen werden.
Würzburger Bettlesegerät	Bettlägrige	Stahlrohrrahmen mit neigbarer Kunststoffscheibe auf fahrbarem Gestell, stufenlos verstellbar in Höhe von 64–110 cm.

[1] auch in ergotherapeutischen Abteilungen von Krankenhäusern
[2] Haushaltswaren-Fachgeschäfte
[3] Elektro-Fachhandel
[4] Stahlwaren-Fachhandel
[5] Sanitärer Fachhandel
[6] Fachhandel für Autozubehör
[7] Möbelfachhandel

Bücher und andere Informationen, die Ihnen weiterhelfen

Bücher

Albrecht, H.J.: *Morbus Bechterew (Spondylarthritis)*, G. Fischer-Verlag, Stuttgart, ca. 1983. Etwa 80 Seiten (Reihe: Ärztliche Ratschläge)

Barnard, C.: *Mit Arthritis leben.* Scherz-Verlag, Bern/München 1984.

Cotta, A.: *Der Mensch ist so jung wie seine Gelenke.* Piper, München/Zürich 1979

Josenhans, G.: *Wirbelsäulenerkrankungen* (Schriftenreihe für Rheumakranke; Aesopusverlag)

Josenhans, G., Miehle, W.: *Außerschulische Methoden bei rheumatischen Erkrankungen* (Verlag für Medizin).

Mathies, H.: *Rheuma – ein Lehrbuch für den Patienten.* Gustav-Fischer-Verlag. Stuttgart/New York 1979

Oldenkott, P.: *Ärztlicher Rat für Patienten mit Bandscheibenschäden.* Thieme, Stuttgart 1977

Ott, R.: *Entzündliche Wirbelsäulenversteifung, ankylosierende Spondylitis – Bechterewsche Krankheit* (Schriftenreihe für Rheumakranke, Aesopus-Verlag)

Reinhardt, B.: *Die stündliche Bewegungspause.* Dauer- und falsches Sitzen macht krank. Hippokrates-Ratgeber 1983

Sparty, L.: *Rheuma-Buch.* Reha-Verlag, Bonn 1986

Zeitschriften

Bechterew-Brief, Mitteilungsblatt der Deutschen Vereinigung Morbus Bechterew, Bergtheim, Nr. 1, 1980ff

Mobil. Das Rheumamagazin, Organ der Deutschen Rheuma-Liga e.V. Verlag für Medizin E. Fischer, Heidelberg.

Kassetten mit krankengymnastischen Übungen

Chronische Polyarthritis – Kassette mit Broschüre (Albrecht; Verlag für Medizin)

Arthrosen – Kassette mit Broschüre (Albrecht; Verlag für Medizin)

Morbus Bechterew – Kassette mit Broschüre (Albrecht; Verlag für Medizin)

Erklärung von Abkürzungen und lateinischen Fachausdrücken

Abduktion: Wegführen (z. B. des Armes) vom Körper

Adduktion: Heranführen (z. B. des Armes) an den Körper

Adrenokortikotropes Hormon: Hormon, das die Nebennierenrinde zur Kortisonproduktion anregt

akut: plötzlich auftretend

Allergie: veränderte, oft krankmachende Reaktion des Körpers auf Stoffe, die er als fremd ansieht, Überempfindlichkeit auf Fremdstoffe, die durch Einatmung, über den Magendarmkanal, über die Haut, durch Spritzen in den Körper gelangen

Amyloid: bei langanhaltenden Entzündungen entstehendes Eiweiß

Antigen: artfremder Eiweißstoff, der nach Aufnahme in den Körper die Bildung von Antikörpern verursacht

Antikörper: Reaktionsprodukt der Körperzellen auf einen Antigenreiz

Antistreptolysintiter (ASL): Menge eines Stoffes, der gegen das Gift von Streptokokken (= Bakterien) gebildet wird

Anulus fibrosus: äußerer Faserring der Bandscheibe

Arthralgien: Gelenkschmerzen

Arthritis: Gelenkentzündung

Arthrodese: Gelenkversteifung

Arthrographie: Darstellung des Gelenkinneren mit Kontrastmittel

Arthrose: Gelenkverschleiß

Arthroskopie: Gelenkspiegelung

Asymmetrie: Seitenverschiedenheit, Ungleichheit

Atlantoaxiale Dislokation: Lageveränderung und Instabilität zwischen 1. und 2. Halswirbelkörper

Atlas: 1. Halswirbelkörper

Atrophie: Verkümmerung (z. B. der Muskulatur)

Autoimmunkrankheit: durch körpereigene Stoffe ausgelöste Reaktion des Körpers, die zur Bildung von Antikörpern führt

Axis: 2. Halswirbel

Bewegungssegment: Bandscheibe mit den angrenzenden Wirbeln, dazugehörigen kleinen Wirbelgelenken, Wirbellöchern, dem Abschnitt des Wirbelkanals, den Weichteilen (Rückenmark, Nervenwurzeln, Gefäße, Muskeln, Bänder) in diesem Bereich

BKS: Blutkörperchensenkungsgeschwindigkeit; die Geschwindigkeit, mit der sinkfähige Blutbestandteile in einer Stunde sinken

Bursa: Schleimbeutel

Chemonukleolyse: enzymatische Auflösung/Volumenreduktion von vorgefallenem Bandscheibengewebe

Chondrose: Bandscheibenverschleiß

Chromosomen: für Vererbungsvorgänge wichtige Bestandteile des Bluts

chronische Polyarthritis: langwierig andauernde Entzündung vieler Gelenke

Colchicum autumnale: Herbstzeitlose

Compliance: Deckungsgleichheit von ärztlichem Planen und patientlichem Handeln

C-reaktives Protein: bei Entzündungen auftretende Eiweißkörper im Blut

Chymopapain: Enzym, das zur Chemonukleolyse verwendet wird

Degeneration: Verschleiß, Abnutzung, Alterung

dermatogen: auf die Haut bezogen

Desoxyribonukleinsäure (DNS): Grundtyp der Nukleinsäuren

Diabetes mellitus: Zuckerkrankheit

Diaphragma: Zwerchfell

Diffusion: Stoffwechselvorgang, der sich nur durch ein Durchdringen und Mischen von Flüssigkeiten oder Gasen (z. B. Sauerstoff) ohne Gefäße abspielt und z. B. für die Ernährung des Knorpels sehr wichtig ist

Dislokation: Lageveränderung

Disposition, genetische: erbliche Veranlagung

dominante Vererbung: überdeckende Erbanlage

Dysplasie: Fehlanlage

Elektromyographie: Verfahren, die Aktionsströme der Muskeln zu diagnostischen Zwecken graphisch darzustellen

Endoprothese: Gelenkersatz

Enzyme: Von tierischen und pflanzlichen Zellen gebildete Eiweißkörper, die regelnd in Stoffwechselvorgänge eingreifen und deren normaler Bestand Voraussetzung ist für den normalen Ablauf derselben

Epidemiologie: Lehre von Entstehung und Verbreitung von Krankheiten

Epistropheus: 2. Halswirbelkörper (=Axis)

Ergotherapie: Ergon = Arbeit; Therapie = Behandlung: Beschäftigungstherapie

Erythem: Hautrötung

Extension: Streckung

Focus: Herd

Funktion: Verrichtung, Leistung, Fähigkeit

Galvanisation: Anwendung galvanischen (niederfrequenten) Stroms

Gammaglobuline: spezielle Eiweißgruppe im Blut (zur Abwehr)

Gen: Erbanlage

Hämatokrit: Anteil der roten Blutkörperchen relativ zum Plasma

Hämochromatose: Eisenspeicherkrankheit

Hemilaminektomie: teilweise Entfernung eines oder mehrerer Dornfortsätze und angrenzender Wirbelbogenanteile zur Freilegung des Rückenmarks

HLA: Humanes Leukozytenantigen

Homöopathie: Heilsystem, dessen Hauptprinzip dem Kranken nur solche (äußerst verdünnte) Mittel gibt, die bei gesunden Menschen ähnliche Erscheinungen hervorrufen wie die der zu bekämpfenden Krankheiten

Hormone: körpereigene Wirkstoffe, von bestimmten Drüsen oder Zellgeweben gebildet (z. B. Schild-, Bauchspeichel-, Hirnanhangsdrüse), die bestimmte Stoffwechselvorgänge in bestimmten Organen steuern

Hyperurikämie: hohe Harnsäure im Blut

idiopathisch: selbständig, ursprünglich

Immunkomplexe: Antigen-/Antikörperprodukte

Immunmodulation: Veränderung des körpereigenen Abwehrsystems

Immunsuppression: Unterdrückung des körpereigenen Abwehrsystems

Immunstimulation: Stimulierung des körpereigenen Abwehrsystems

Interferon: körpereigener Stoff, der besonders über antivirale Eigenschaften verfügt

Ischias, Ischialgien: Schmerzen, die im Ausbreitungsgebiet des Hauptnervs des Beines, des Ischias, entstehen. Die Wurzeln des Nervus ischiaticus entspringen im Bereich der Lendenwirbelsäule. Schmerzen werden durch Druck (Bandscheibenvorfall) oder Entzündung ausgelöst. Diese Schmerzen halten sich an das Ausbreitungsgebiet des Nervs.

isometrisch: die gleiche Längenausdehnung beibehalten

Isotope: Elemente gleicher Ordnungszahl, aber unterschiedlicher Radioaktivität

isoton: von gleichbleibendem Druck

Karpaltunnel: anatomische Rinne zwischen den Handwurzelknochen

kausal: ursächlich

Kollagen: Gerüsteiweißkörper des Bindegewebes

Kollagenose: entzündliche Krankheit des Bindegewebes

Komplement: Entzündungsvermittler

Kompression: Zusammendrücken

Kontrazeptiva («die Pille»): Schwangerschaftsverhütungsmittel

Koordination: Zusammenspiel, harmonisches Zusammenwirken, geordnete Bewegung

Kortikalis: Knochenleiste

Kyphose: nach hinten verstärkte Krümmung der Wirbelsäule

Laminektomie: Entfernung eines oder mehrerer Dornfortsätze und angrenzender Wirbelbogenanteile zur Freilegung des Rückenmarks

Leukozyten: weiße Blutkörperchen

Lordose: Biegung der Wirbelsäule nach

vorne im Hals- und Lendenbereich von seitlich gesehen (Hyperlordose = verstärkte Biegung = Hohlkreuz)

lumbal: auf die Lendenwirbelsäule bezogen

Monarthritis: Entzündung eines Gelenks

Myelographie: Einspritzen von Kontrastmittel in den Rückenmarkkanal

Musculus pectoralis: vorderer Brustmuskel

Nukleus pulposus: Gallertkern der Bandscheibe

Orthese: Kunstwort: Zusammensetzung von *orth*opädischer Prot*hese*

Osteoporose: Knochenweichheit durch Schwund der gesamten Knochensubstanz meist im Alter, ein komplexes, teilweise noch nicht geklärtes Krankheitsgeschehen

Paraprotein: körperfremdes Eiweiß im Blut

Periarthropathia humeroscapularis (P.hs.): Erkrankung des Weichteilmantels der Schulter

peripher: fern vom Körperstamm

periphere Gelenke: körperferne, vom Stamm entfernte Gelenke (z. B. Hand- und Fingergelenke)

physiologisch: normal, der Gesundheit entsprechend

Phytotherapie: Pflanzenheilkunde

Placebo: Scheinmedikament

Plasma: von Zellen freier Blutbestandteil

Plasmapherese: Methode zur Entfernung von Antigenen oder Antigenantikörperkomplexen aus dem Blut

Podagra: Gichtanfall im Großzehengrundgelenk

Polyarthritis: Gelenkentzündung in mehreren Gelenken

Polymyalgia rheumatica: entzündliche Erkrankung, die mit Muskelschmerzen im Becken und Schultergürtelbereich einhergeht

posterolateral: seitlich hinten

Präarthrose: zur Arthrose disponierende knöcherne Konstellation

primär: von Anfang an

Prolaps: Vorfall

Protein: Eiweiß

Proteoglykan: Bestandteil des Knorpels

Protrusio: Vorwölbung

Psoriasis: Schuppenflechte

radikulär: auf eine Nervenwurzel bezogen

Rehabilitation: Wiederherstellung

Remission: schmerzfreie Phase

Resektion: Herausschneiden (z. B. eines Knochenteils)

Retropatellarthrose: Arthrose im Kniegelenk, hinter der Kniescheibe

rezessiv: überdeckt, überdeckbar

Rheumafaktor: Eiweiß, das z. B. bei der chronischen Polyarthritis häufig im Blut zu finden ist

Risikofaktor: zu einer Krankheit disponierender Zustand

Segment: Abschnitt, Ausschnitt, Teil einer Gliederung, Unterteiltes

sekundär: nachfolgend

Sensibilitätsstörung: Empfindungsfähigkeitsstörung

slow-virus-infection: schleichende, langsame Virusinfektion

Spondylarthrose: Arthrose der kleinen Zwischenwirbelgelenke

Spondylitis: Wirbelkörperentzündung

Spondylitis ankylosans (Sp.a.): Bechterewsche Krankheit

Spondylodiszitis: Entzündung von Bandscheibe und Wirbelkörper

Spondylolisthesis: Wirbelgleiten

Spondylose: degenerative Wirbelkörperveränderung

Spondylosis hyperostotica: Zuckergußwirbelsäule

Spondylosis deformans: Wirbelsäulenverschleiß

Spongiosa: innere Knochenstruktur

subkutan: unter der Haut

Subluxation: Verschiebung, Instabilität

Symptom: typisches Krankheitsmerkmal, -anzeichen

symptomatische Arthritis: Gelenkentzündung, die im Rahmen einer ursprünglich nicht den Bewegungsapparat betreffenden Krankheit auftritt

Syndesmophyt: typische Verknöcherung beim Bechterew

Syndrom: Zusammentreffen verschiedener Symptome, die für eine bestimmte Krankheit kennzeichnend sind

Synovia: Gelenkschmiere

Synovialis: Gelenkinnenhaut

Synovialektomie: Entfernung der Gelenkinnenhaut

Synoviorthese: unblutige Verödung der Gelenkinnenhaut durch chemische oder radioaktive Substanzen

Systemische Erkrankung: Krankheit, die den ganzen Körper erfasst

Systemischer Lupus erythematodes: Schmetterlingskrankheit

Szintigraphie: Szintilla = der Funke; Methode mit Isotopen, einen vermehrten Knochenstoffwechsel zu objektivieren

teratogen: Mißbildungen fördernd

Tomogramm: schichtweise Röntgenaufnahme

Tophi: Knoten

Trauma: Verletzung

Traktion: Zug

UVA/UVB: spezielle Anteile des Sonnenlichts

Wirbelsäulensegment: Wirbelsäulenabschnitt

Nachwort an die Ärzte unter den Lesern

Sehr verehrte Kolleginnen,
sehr geehrte Kollegen,
dieser Ratgeber steht unter dem absichtlich häufig wiederholten Doppelmotto:
- *In Bewegung bleiben*
- *Bessere Information –*
  bessere Zusammenarbeit.

Diese beiden Voraussetzungen für eine erfolgreiche Behandlung lassen sich zusammen erarbeiten. Ihre, die ärztliche Aufgabe, ist die psychische Führung der oft lebenslang chronisch Gelenk- und Wirbelsäulenkranken: Diese Patienten müssen vor Resignation, Entmutigung und Passivität bewahrt werden; darüberhinaus haben sie Anspruch auf Hilfe auf allen Ebenen – medizinischen, sozialen und zwischenmenschlichen.

Es gibt für den Patienten zwei Wege, zum Spezialisten in eigener Sache zu werden: Den «Do it yourself-Weg», der mit vielen Einbahnstraßen, Sackgassen und Irrpfaden versehen ist, und den mit ärztlichen Wegweisern beschilderten geraden Weg. Nicht selten wird der Vorwurf der mangelnden Zeit an uns Ärzte gerichtet – wir wissen es: lange Wartezeiten in den Wartezimmern, kurze Gespräche im Ordinationszimmer.

Uns bleibt das Problem der nicht ausreichenden Zeit. Hier möchte dieses Buch den Patienten und auch Ihnen helfen. Es soll Hand in Hand mit dem Arzt informieren und motivieren. Nur eine nicht versiegende Information und das dauernde Bewußtmachen der medizinischen Probleme motivieren den Patienten zu der notwendigen Zusammenarbeit mit seinem Arzt und zur Eigenaktivität.

Die Behauptung, wir könnten gegen die Krankheit nur wenig ausrichten, möchte ich nicht gelten lassen. Uns sind heute doch sehr viel mehr medizinische Möglichkeiten gegen Gelenk- und Wirbelsäulenrheuma in die Hand gegeben als früher. Gemeinsam müssen der Arzt, der Patient und die Rheuma-Liga den Kampf gegen die aus chronischem Kranksein resultierenden Schwierigkeiten bestreiten. Je besser es Ihnen gelingt, Ihren Patienten zu informieren und zu motivieren, desto eher können Sie mit einem verstehenden, nicht resignierenden Patienten rechnen, der auf allen Gebieten, vor allen Dingen dem so wichtigen der Bewegungstherapie, verläßlich mitarbeiten wird.

Wolfgang Miehle

Index